ここまでわかった
燃える褐色脂肪の不思議

編集　北海道大学名誉教授　斉藤　昌之
　　　杏林大学教授　　　　大野　秀樹

NAP Limited

■著者一覧（執筆順）

斉藤　昌之	北海道大学名誉教授
小笠原準悦	杏林大学医学部衛生学公衆衛生学教室
井澤　鉄也	同志社大学スポーツ健康科学部
大野　秀樹	杏林大学医学部衛生学公衆衛生学教室
岡松　優子	北海道大学大学院獣医学研究科生化学教室
佐伯久美子	独立行政法人国立国際医療研究センター研究所疾患制御研究部
木崎　節子	杏林大学医学部衛生学公衆衛生学教室
佐藤　章悟	杏林大学医学部衛生学公衆衛生学教室
大河原知水	兵庫医療大学薬学部生化学教室
中村　和弘	京都大学生命科学系キャリアパス形成ユニット
櫻井　拓也	杏林大学医学部衛生学公衆衛生学教室
石橋　義永	杏林大学医学部衛生学公衆衛生学教室
野口いづみ	鶴見大学歯学部歯科麻酔学教室
長澤　純一	電気通信大学大学院情報理工学研究科先進理工学専攻生体機能システム
鈴木　健二	立命館大学薬学部生体情報制御学教室
芳賀　脩光	筑波大学名誉教授
米代　武司	北海道大学大学院医学研究科解剖学講座組織細胞学分野
斎藤　大蔵	防衛医科大学校防衛医学研究センター外傷研究部門
渡辺　憲治	わたなベクリニック
河田　照雄	京都大学大学院農学研究科
本田　梓	町田市民病院
本田　正樹	本田内科医院
白土　健	早稲田大学人間科学学術院生体機能学研究室
今泉　和彦	早稲田大学人間科学学術院生体機能学研究室
上野　伸正	上野内科胃腸科医院
大石　修司	東京医科大学八王子医療センター呼吸器内科

注意：すべての学問は絶え間なく進歩しています。研究や臨床的経験によってわれわれの知識が広がるに従い，各種方法などについて修正が必要になります。ここで扱っているテーマに関しても同じことがいえます。本書では，発刊された時点での知識水準に対応するよう著者および出版社は十分な注意をはらいましたが，過誤および医学上の変更などの可能性を考慮し，本書の出版にかかわったすべての者が，本書の情報がすべての面で正確，あるいは完全であることを保証できませんし，本書の情報を使用したいかなる結果，過誤および遺漏の責任も負えません。読者が何か不確かさや誤りに気づかれたら出版社にご連絡くださいますようお願いいたします。

褐色脂肪がホットに燃えている
はしがきにかえて

　糖尿病や高血圧などの生活習慣病の原因の1つが肥満であることはよく知られている。普段，肥満を話題にするときには，当たり前のように「（体）脂肪」という言葉が使われている。「内臓脂肪が増えた」とか「体脂肪率が高い」等々であるが，ここでいう「体脂肪」は白色脂肪（組織）を指している。ところが，ヒトを含めて哺乳動物には褐色の脂肪組織も存在する。褐色脂肪はその名前からもわかるように褐色を帯びているが，量も少なく体内の特殊な場所にしか存在しないので，普段目にする機会はほとんどない。しかし最近，この特殊な褐色脂肪がホットな注目を集めており，この5年間で学術論文数も倍増している。その契機の1つは，褐色脂肪細胞の発生・分化に関して，「褐色と白色の両細胞は共通の脂肪前駆細胞から分化する」という従来の考えに対して，「褐色脂肪細胞は骨格筋細胞と共通する前駆細胞に由来する」というまったく新しいモデルが提唱されたことである。もう1つの契機は，「ヒト成人には褐色脂肪はほとんどない，あったとしてもごく微量でその生理的役割は無視できる」との従来の定説が覆され，「ヒト成人にも褐色脂肪がある程度存在し，エネルギー代謝や体温，体脂肪の調節に寄与している」ことが明らかになったことである。

　このような新発見と並んで，インターネットで検索するとダイエット関係を主とした記事が大量にヒットしてくる。そのなかには動物実験の結果をそのままヒトにあてはめた話や，学術的根拠のない話，さらには褐色脂肪を活性化すると称するサプリメントの宣伝まで，真偽を疑わざるをえない内容も多い。このような現状を踏まえて，本書は褐色脂肪について，特に最近発見された新知見や，日常生活のうえから関心が高い体温や体脂肪の調節との関係を中心に，科学的・医学的事実を紹介するべく企画された。

　まず，第1章では褐色脂肪に関する一般的知識をまとめ，第2章では褐色脂肪細胞の起源・増殖・分化に関する遺伝子・分子メカニズム，第3章では褐色脂肪の機能を調節している脳・神経メカニズムについて紹介する。これらの基礎的知識を踏まえて，第4章ではいろいろな動物の褐色脂肪を比較し，第5章ではヒトの褐色脂肪についての最新知見を，そして第6章では褐色脂肪と食事や運動との関係について解説しながら日常生活とのかかわりを考察する。これらの内容が，褐色脂肪そのものに加えて，体温調節や脂肪組織，肥満，生活習慣病などに関心をもっている学生，院生，バイオメディカル関係者に役に立てば何よりである。

　おわりに，ご多忙にもかかわらず執筆をお引き受けいただいた諸先生，貴重な写真を提供してくださった杉原甫先生と岩永敏彦先生に衷心より感謝申し上げる。

2013年6月

斉藤　昌之，大野　秀樹

も く じ

第1章　褐色脂肪組織とは

1. **古くて新しい脂肪組織・褐色脂肪** ……………………………………… 9
   1) 褐色脂肪は460年前に見出されていた　9
   2) 褐色脂肪の形と豊富な血管・神経　10
   3) 熱産生部位としての褐色脂肪　11
2. **褐色脂肪での熱産生** ……………………………………………………… 11
   1) ミトコンドリアでの酸化的リン酸化を脱共役させる分子UCP　11
   2) UCPは陰イオンキャリアである　12
   3) 褐色脂肪での熱産生はUCP1の働きによる　13
   4) 熱産生の主なエネルギー源は脂肪酸である　14
3. **褐色脂肪熱産生の調節** …………………………………………………… 15
   1) UCP1の活性は通常抑制されており脂肪酸によって解除される　15
   2) 脂肪酸は交感神経-βアドレナリン受容体系によって
      リパーゼが活性化されて生じる　15
   3) 交感神経-褐色脂肪の活性化を確認する方法　16
4. **褐色脂肪の生理的役割** …………………………………………………… 18
   1) 褐色脂肪は体温調節に役立つ　18
   2) 病的発熱に寄与する　19
   3) 食後の熱産生にも寄与する　20
   4) エネルギー消費の自動調節に寄与している　20
5. **褐色脂肪の異常と疾病** …………………………………………………… 22
   1) 褐色脂肪の活性低下により低体温となり肥満するマウス　22
   2) ヒトでも褐色脂肪が肥満にかかわっている　23
   3) 褐色脂肪はメタボリックシンドロームへどのようにかかわるか　24
   4) いろいろな疾病で褐色脂肪はどのように変わるのか　24
6. **褐色脂肪を活性化して肥満を予防** ……………………………………… 25
   1) 寒冷刺激を続けると体脂肪が減る　25
   2) $β_3$アドレナリン受容体を薬で刺激する　26

3）褐色脂肪を活性化する簡単な方法はあるか　　　27

第2章　褐色脂肪細胞の起源，増殖，分化

1. **褐色脂肪細胞の起源** ……………………………………………………… 30
　　1）褐色脂肪組織の形成と生体における役割　　　30
　　2）褐色脂肪細胞と骨格筋細胞の意外な共通性　　　31
　　3）褐色脂肪細胞と白色脂肪細胞の由来は違うのか　　　33
2. **褐色脂肪細胞の分化と増殖** ……………………………………………… 35
　　1）古典的な褐色脂肪細胞の分化を誘導する分子　　　35
　　2）白色脂肪細胞の褐色脂肪細胞化を誘導する分子　　　39
　　3）褐色脂肪細胞の増殖能とその調節分子の振る舞い　　　41
3. **褐色脂肪細胞の死** ………………………………………………………… 43
　　1）褐色脂肪細胞死のプログラミング　　　43
　　2）褐色脂肪細胞が死を逃れる方法　　　44

第3章　脳が調節する褐色脂肪組織の熱産生

1. 褐色脂肪組織の熱産生は無意識に起こる ……………………………… 57
2. 褐色脂肪組織の熱産生の司令塔，体温調節中枢 ……………………… 58
3. 脳から褐色脂肪組織への指令を伝達する交感神経 …………………… 61
4. 体温調節中枢から交感神経への指令伝達をになう
　　交感神経プレモーターニューロン ……………………………………… 62
5. 交感神経プレモーターニューロンを活性化する視床下部背内側部 …… 65
6. 体温を一定に保つ2つの制御機構：フィードバックとフィードフォワード … 66
7. 皮膚からの温度情報を体温調節中枢へ伝える神経経路 ……………… 69
8. 感染性発熱 ………………………………………………………………… 71
9. 肥満を防ぐための褐色脂肪組織熱産生 ………………………………… 72
10. 糖や酸素の供給状態に応じた褐色脂肪組織熱産生の調節 …………… 73

第4章　いろいろな動物の褐色脂肪組織とその役割

1. 褐色脂肪はどこに，どのくらいあるのか ……………………………… 80

2. **出生時の体温維持と褐色脂肪** ・・・ 82
    1）早成性の新生仔と褐色脂肪：ウシ，ヒツジ，モルモット　83
    2）晩成性の新生仔と褐色脂肪：ラット，マウス，ネコ　84
    3）未熟な新生仔と褐色脂肪：ハムスター　85

3. **冬眠から覚めるときの体温上昇と褐色脂肪** ・・・・・・・・・・・・・・・・・・・・・・・・・・・・ 86
    1）リスやハムスター　86
    2）ハリネズミ　88
    3）コウモリ　88
    4）キツネザル　88
    5）クマ　89

4. **いろいろな動物の褐色脂肪** ・・・ 89
    1）胎児の褐色脂肪：ヒツジを用いた珍しい研究　89
    2）海棲哺乳類の褐色脂肪：流氷上で生まれるタテゴトアザラシ　90
    3）褐色脂肪をもたない哺乳類？：カモノハシとカンガルー　91
    4）ブタは哺乳類なのにUCP1遺伝子をもたない　93
    5）鳥に褐色脂肪はあるか　93

第5章　ヒトの褐色脂肪とその機能

1. **ヒトの褐色脂肪の再発見** ・・・ 101
    1）ヒト成人には褐色脂肪はない？　101
    2）ヒト褐色脂肪の再発見　102
    3）褐色脂肪の存在を成人で証明する　104

2. **褐色脂肪の検出・評価法** ・・ 105
    1）標準的方法：寒冷刺激を与えてからのFDG-PET/CT　105
    2）寒冷刺激を与えないFDG-PET/CTではどう変化するか　107
    3）ほかのトレーサーを用いたPET/CTの試み　107
    4）脂肪組織の画像診断法の応用：X線CTとMRI　108
    5）サーモグラフィーによる評価　109

3. **FDG-PET/CTで検出できない褐色脂肪細胞** ・・・・・・・・・・・・・・・・・・・・・・・・ 109
    1）FDG-PET/CTでの検出の有無と褐色脂肪組織/細胞の有無は
　　　同義ではない　109
    2）非検出者でも褐色脂肪細胞は存在する　110

3）検出限界以下でも褐色脂肪細胞は活性化する　　111
4. **ヒト褐色脂肪の活性・量と影響因子** ……………………………………………… 111
　　1）年齢：歳をとると減る　　111
　　2）性：男女差はなさそう　　112
　　3）季節：冬になると増える　　113
　　4）その他の因子：地域，人種など　　113
5. **ヒト褐色脂肪のエネルギー消費活性** ……………………………………………… 114
　　1）発熱機能を確認　　114
　　2）寒冷誘導熱産生には褐色脂肪が大切である　　114
　　3）食後熱産生の一部にも褐色脂肪が寄与する　　116
6. **肥満と褐色脂肪** …………………………………………………………………… 116
　　1）肥満度は褐色脂肪の活性と逆相関する　　117
　　2）加齢に伴う肥満は褐色脂肪の低下が原因　　117
7. **ヒト褐色脂肪組織の活性化や増量による肥満予防の試み** ……………………… 119
　　1）寒冷刺激を毎日続けると褐色脂肪が増える　　120
　　2）寒冷の代わりに香辛料成分で温度受容体（TRP）チャネルを刺激する　　121

第6章　褐色脂肪組織と食事と運動

1. **褐色脂肪を活性化・増量して肥満を防ぐには？** ………………………………… 129
　　1）エネルギーの消費形態　　129
　　2）褐色脂肪の活性化と増量　　130
2. **食事摂取と褐色脂肪組織（食事誘導熱産生）** …………………………………… 132
　　1）食品摂取に伴う体熱産生　　132
　　2）食事の摂取量，カロリー総量　　132
　　3）食事の回数，咀嚼と食事誘導熱産生　　133
　　4）タンパク質　　134
　　5）糖　質　　135
　　6）脂　肪　　136
3. **香辛料，嗅覚・味覚刺激で美味しく食べることはBAT誘導に有効である** …… 138
　　1）食品の美味しさと感覚刺激　　138
　　2）香辛料と感覚刺激　　139
4. **運動や寒冷刺激以外の生活環境は有効か？** ……………………………………… 142

【Topics】

1. UCP 遺伝子の転写調節 …………………………………… 50
2. 骨の髄から温まる：骨髄の褐色脂肪細胞 ………………… 52
3. ヒト iPS 細胞/ES 細胞から褐色脂肪細胞をつくる ……… 54
4. マクロファージは褐色脂肪組織に燃料を補給する ……… 56
5. ストレスで起こる褐色脂肪組織の熱産生 ………………… 76
6. 褐色脂肪組織は安眠をもたらすか ………………………… 78
7. UCP ファミリーの遺伝子と構造 ………………………… 96
8. UCP の仲間たち …………………………………………… 98
9. UCPs はヒトの寿命を左右する …………………………… 99
10. UCP2 は活性酸素を制御する ……………………………… 100
11. ヒト褐色脂肪組織と一塩基多型 …………………………… 126
12. 漢方薬と褐色脂肪組織 …………………………………… 128
13. TRP チャネルと食品成分 ………………………………… 146
14. 噛むことは，BAT の活性化をはじめさまざまな効能をもつ …… 147
15. アルコール摂取は褐色脂肪組織活性を亢進させるか …… 148
16. 水泳は褐色脂肪組織のグッド・ストレッサー …………… 150
17. スペースフライトは褐色脂肪組織を活性化するか ……… 151
18. 楽しく遊んで運動すれば白色脂肪が褐色化する？ ……… 152

燃える褐色脂肪の不思議

第1章

褐色脂肪組織とは

　「褐色脂肪組織」は脂肪組織の一種であり，英語では brown adipose tissue あるいは brown fat と呼ばれる。脂肪組織というと，一般には皮下や内臓周囲の白色の脂肪組織を指し，この白色脂肪組織（white adipose tissue, white fat）を体脂肪と同義に使う場合も多い。しかし，ヒトを含めて哺乳動物には白色脂肪組織とは別に，褐色脂肪組織（以下，褐色脂肪と略）が存在する。両者ともに細胞内に多量の中性脂肪を蓄えているという点では同じであるが，褐色脂肪はその名前からもわかるように褐色を帯びており，白色脂肪組織とは肉眼的にも区別できる。さらに，両脂肪組織は，存在場所や構造，働きなども大きく異なっている。本章では，褐色脂肪についての基本的知識を整理・解説して，次章以降への導入としたい。なお，褐色脂肪についてのまとまった成書や総説は，海外では見受けられるが，年月が経っており最新知見を得るには不十分である[7, 9, 24, 33]。なお，わが国では成書は見当たらないので，雑誌などの総説を参照されたい[18, 22, 28～30]。

1. 古くて新しい脂肪組織・褐色脂肪

1）褐色脂肪は460年前に見出されていた

　最近では「褐色脂肪」でネットを検索すると多くの記事がみられ，特に2007年にヒト褐色脂肪が再発見されてからは，肥満や生活習慣病との関係で医学の世界でも関心を集めている。しかし，その存在を最初に記載したのは，スイスの博物学者コンラッド・ゲスナー（Konrad von Gessner, 1516～1565年）である。彼はその主著『動物誌 Historia Animalium』の第1巻『胎生4足獣（哺乳類）』（1551年）で冬眠動物マーモットについて，背部の肥厚部位に脂肪とも肉とも異なる中間的な組織が存在するとの観察を記載している。褐色脂肪細胞が筋肉細胞と同じ起源であるとの最新知見[9]を考えると（第2章参照），450年以上も前の観察に改めて感嘆するばかりである。

　褐色脂肪はほとんどの哺乳動物に存在し，特に新生仔期によく発達しており，体重の数パーセントを占めている。しかし，多くの動物では成長するに従って減少し，成獣で肉眼的に容易に確認できるのは小型冬眠動物やラット，マウスなどの小型げっ歯類に限られるのが通例である（第4章参

表1-1 褐色脂肪と白色脂肪の比較

	褐色脂肪	白色脂肪
存在	肩甲間，腎周囲，胸部大動脈周囲に少量	皮下，内臓周囲に多量
形態学的特徴	多房性脂肪滴，ミトコンドリア，交感神経，血管が豊富	単房性脂肪滴，細胞質少ない
代謝的特徴	リポタンパク質・グルコース → 中性脂肪 → CO_2, H_2O，熱	リポタンパク質・グルコース → 中性脂肪 → 血中遊離脂肪酸
特徴的な分子	ミトコンドリア機能：UCP1（熱産生），PGC-1（ミトコンドリア生成） 脂質代謝：UCP1（脂肪酸酸化），H-FABP（脂肪酸運搬） その他：CIDE-A（UCP1活性調節？），PRDM16（細胞分化）	ミトコンドリア機能：UCP2（活性酸素量調節？） 脂質代謝：LPL（リポタンパク質利用），A-FABP（脂肪酸運搬） その他：FSP27（脂肪滴サイズ調節？）
生理的役割	エネルギーの消費と散逸（代謝的熱産生）	エネルギーの貯蔵と放出

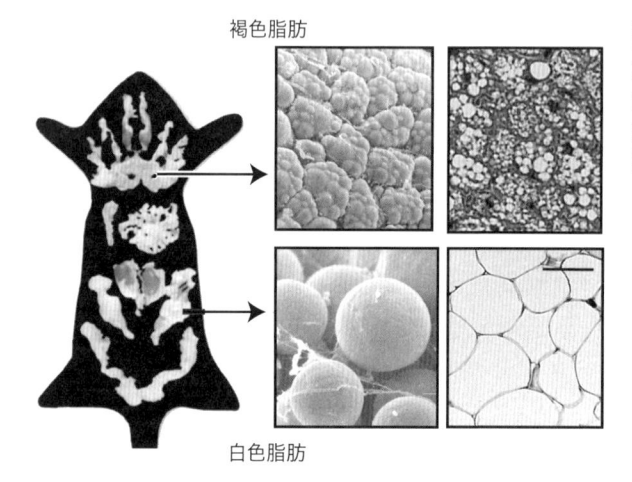

図1-1 褐色脂肪と白色脂肪の形の違い
左からマウスの脂肪組織の全体像と走査型電子顕微鏡（佐賀大学 杉浦甫名誉教授提供）と光学顕微鏡による組織像。褐色脂肪細胞内には小さな脂肪滴とミトコンドリアが多数ある。

照）。したがって，褐色脂肪に関する現在の知識の多くは，これらの動物から得られたものである。表1-1に褐色脂肪の特徴を白色脂肪と比較してまとめた。

2) 褐色脂肪の形と豊富な血管・神経

図1-1にマウス褐色脂肪と白色脂肪の存在部位と形を示したが，その違いは一目瞭然である。通常，体脂肪と呼ばれる白色脂肪が皮下や消化管，生殖器などの周囲に広範かつ多量に存在するのに対して，褐色脂肪は肩甲間や腋下部，腎周囲，大動脈周囲などに限定して少量存在している。組織学的にみても，白色脂肪細胞では脂肪滴は単一で大きく細胞容積の体部分を占めており（単房性），肥満すると直径が100 μmを超えることもあるが，褐色脂肪細胞は小さな脂肪滴を多数含んだ多房性の構造をしており，サイズも50 μm以下と比較的小型である。この多房性の脂肪滴のまわりには

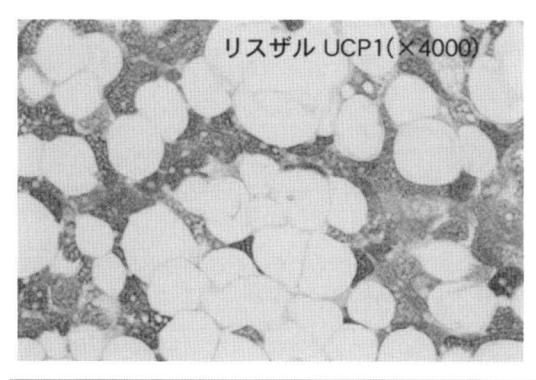

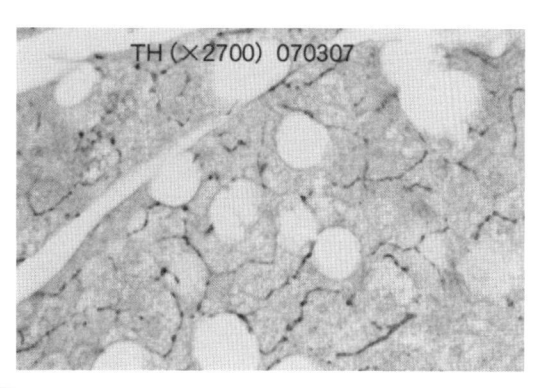

図1-2　褐色脂肪のミトコンドリアUCP1と交感神経終末
リスザルの褐色脂肪組織のUCP1（左）と交感神経終末にあるチロシン水酸化酵素（右）を、特異的な抗体で染色・検出した。左図で細胞内のミトコンドリアにUCP1が多いこと、右図では交感神経終末が脂肪細胞を取り囲んでいることがわかる（北海道大学 岩永敏彦教授提供）。

多数のミトコンドリアが存在しており、その呼吸色素タンパク質シトクロムによって特有の褐色を帯びている。

　褐色脂肪の色はよく発達した毛細血管中の血液のせいもある。この豊富な血流によって多量の酸素や栄養素が供給されると同時に、発生した熱で温められた血液がすみやかに全身に移動できるようになっている。さらに、褐色脂肪には交感神経が豊富に分布している（**図1-2**）。この交感神経は、寒冷刺激などによって活性化され、褐色脂肪細胞に直接作用して熱産生を引き起こすのに必須である（第3章参照）。

3）熱産生部位としての褐色脂肪

　両脂肪組織は、細胞内に中性脂肪を蓄えるという点では同じ働きであるが、それを分解した後の脂肪酸の使い方は正反対である（**表1-1**）。白色脂肪は脂肪酸を細胞画外に放出して血流に乗せ全身にエネルギー源として供給するのに対して、褐色脂肪では大部分の脂肪酸を細胞内に留め置き、ミトコンドリアで酸化分解しそれを熱に変換してしまうのである。つまり、白色脂肪はエネルギーを貯蔵し必要に応じて全身に供給する「倉庫」であるが、褐色脂肪は自ら燃焼して熱にしてしまう「ヒーター」である。このヒーターの発熱能力は寒冷馴化したラットなどでは1g組織あたり0.3〜0.4Wにも相当する。

2. 褐色脂肪での熱産生

1）ミトコンドリアでの**酸化的リン酸化を脱共役させる分子UCP**

　ヒーターとしての褐色脂肪の働きは、褐色脂肪細胞のミトコンドリアに特有の分子である脱共役

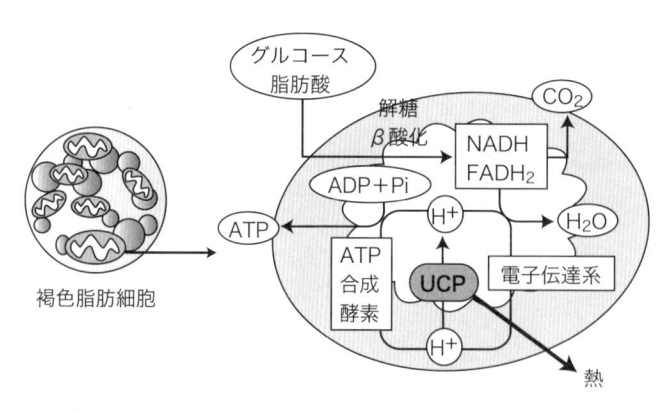

図1-3 ミトコンドリアでの酸化的リン酸化・ATP合成とミトコンドリアUCPによる脱共役・熱産生
NADH：ニコチンアミドアデニンジヌクレオチド，FADH₂：フラビンアデニンジヌクレオチド，ATP：アデノシン三リン酸，ADP：アデノシン二リン酸，H⁺：プロトン，Pi：無機リン酸。

タンパク質（uncoupling protein：UCP）による（**図1-2**）。

　UCPは，その名の通りミトコンドリアでの酸化的リン酸化〔アデノシン三リン酸（ATP）合成〕を脱共役させる活性をもつアミノ酸約300個からなるタンパク質の総称である（**図1-3**）（Topics 8「UCPの仲間たち」98ページ参照）。すなわち，細胞内でエネルギー源であるグルコースや脂肪酸が分解されるとニコチンアミドアデニンジヌクレオチド（NADH）やフラビンアデニンジヌクレオチド（FADH₂）が生成し，これらが電子伝達系で酸化される過程で放出されるエネルギーは，いったんミトコンドリア内膜を介するプロトン（H⁺）の電気化学的勾配として保存される。このエネルギー勾配に従ってプロトンがミトコンドリア内に流入する際に，膜ATP合成酵素を駆動してADPと無機リン酸（Pi）を縮合させる。このように，通常のミトコンドリアでは電子伝達とATP合成が内膜でのプロトン濃度勾配を介して密に共役しているが，UCPはこのプロトン濃度勾配を短絡的に解消する特殊なチャネル活性をもっている。したがって，UCPが活性化されると化学エネルギーがATPを経ずに散逸消費され結果的に熱へと変換されることになる。

　この関係は，ダムによる水力発電を考えると理解しやすい。つまり，酸化エネルギーによってダムに水が貯まり（プロトン濃度勾配），それが放流されるときに発電タービンを回転させて利用可能エネルギーである電気（ATP）が得られるが，タービンを経ずに穴（UCP）から直接放流すると熱に変わる。生体には熱を再び電気（ATP）などに変換する仕組みが存在しないので，身体を温めながら最終的には体外に放出されてしまうのである。

2）UCPは陰イオンキャリアである

　上述のように，UCPはプロトンチャネル活性をもっているが，実際にこのチャネルを通過できるのは陽イオンとしてのプロトンではなく，塩素イオンやカルボン酸などの陰イオンである。特に重要なのはパルミチン酸やステアリン酸，リノール酸などの長鎖脂肪酸である。これらの長鎖脂肪酸

図1-4 プロトン濃度勾配の散逸とUCP/脂肪酸
UCPからADPやATPがはずれると活性化し、陰イオンである長鎖脂肪酸（RCOO⁻）がミトコンドリア外から内に通過する。ミトコンドリア内はプロトン（H⁺）濃度が高いので長鎖脂肪酸と解合して疎水性の高い形（RCOOH）となり、膜を拡散・通過して外に移動しプロトンを解離する。これにより、結果的にプロトンがミトコンドリア内から外に移動したことになる。

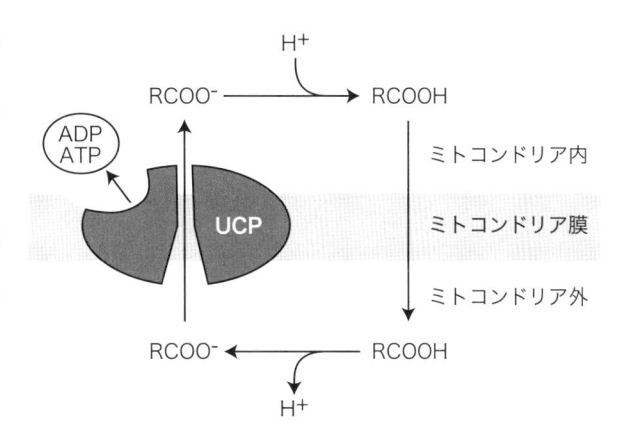

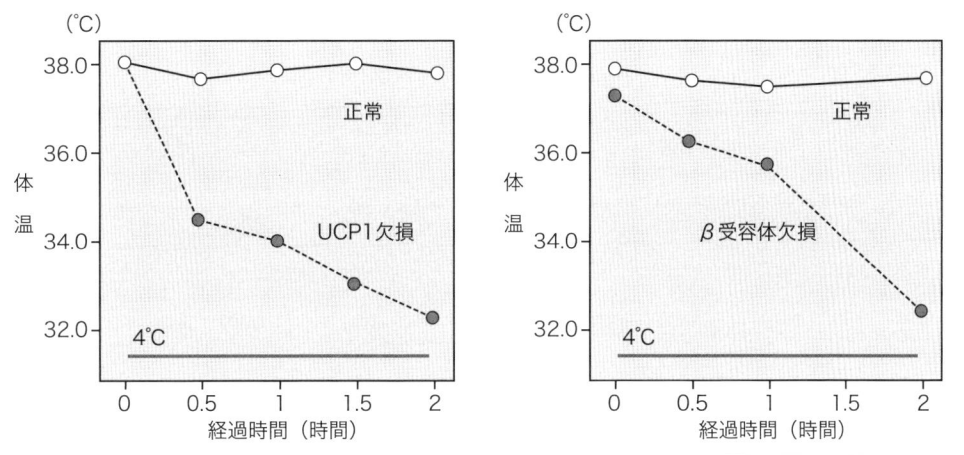

図1-5 寒冷暴露時の体温維持に必須の褐色脂肪分子
正常マウスを低温室（4℃）に移しても体温は維持されるが、UCP1（左）やβアドレナリン受容体（右）を欠損させたマウスでは体温が急速に低下し、そのまま放置すると死亡する（文献3，13より改変）。

は褐色脂肪細胞内の中性脂肪から遊離してくるが、通常の細胞内pHではプロトンがはずれて陰イオンとなっている。しかし、これがUCPによってプロトン濃度の高いミトコンドリア内に入ると、プロトンと結合して負電荷を失い疎水性がより高くなり、ミトコンドリア膜を通過して容易に膜外に逆移動するので、結果的にプロトンが運ばれることになる（図1-4）。したがって、UCPのプロトンチャネル活性は、長鎖脂肪酸の存在に依存していることになり、実際に生理的条件ではこれによって活性化される（後述）。

3）褐色脂肪での熱産生はUCP1の働きによる

UCPには多くの分子種が知られており（Topics 8「UCPの仲間たち」98ページ参照）、褐色脂肪にもUCP1, UCP2, UCP3の3種が発現しているが、熱産生に直接かかわっているのはUCP1のみ

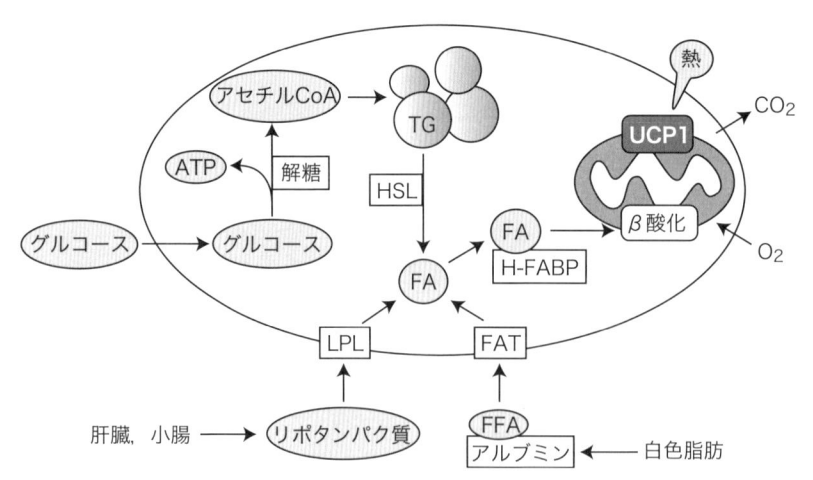

図1-6 褐色脂肪細胞での脂肪と糖の代謝
FA：脂肪酸，FFA：血中遊離脂肪酸，FAT：脂肪酸輸送体（CD36），H-FABP：脂肪酸結合タンパク質，HSL：ホルモン感受性リパーゼ，LPL：リポタンパク質リパーゼ，TG：中性脂肪。

と考えられている。これは，遺伝子操作技術によって人為的にUCP1を欠損させたマウス（いわゆるUCP1ノックアウトマウス）（MEMO 1-1）や褐色脂肪細胞での実験から証明された。例えば，通常のマウスは室温から4℃の寒冷室に移されても体温は37℃付近で維持されるが，UCP1ノックアウトマウスはどんどん体温が低下し数時間後には死んでしまう[13]（図1-5）。また，このノックアウトマウスの褐色脂肪組織の温度は，交感神経-βアドレナリン受容体（後述）を刺激してもほとんど上昇しないし[17]，分離した褐色脂肪細胞を試験管内で刺激しても無反応である[15]（図1-8，図1-9も参照）。一方，UCP2やUCP3のノックアウトマウスではこのような寒冷不耐性や無反応性はみられず，褐色脂肪機能は正常である。このように，UCP1は褐色脂肪の発熱に必須の分子である。

4）熱産生の主なエネルギー源は脂肪酸である

褐色脂肪UCP1による熱産生の主な熱源は，この細胞内に蓄積されている中性脂肪からホルモン感受性リパーゼによって分解・遊離される脂肪酸である（図1-6）。白色脂肪では遊離した脂肪酸は細胞外に出て血中アルブミンと結合して全身に運ばれエネルギー源となるが，褐色脂肪では脂肪酸は結合タンパク質（H-FABP）によってミトコンドリアに運ばれ酸化分解される。したがって，寒

MEMO 1-1

【ノックアウトマウス】

遺伝子組み換え技術を用いて，特定の遺伝子を破壊あるいは機能を欠損させたマウスのことで，行動や生理・生化学的特徴を正常マウスと比較すれば，その遺伝子の働きを推定することができる。UCP1ノックアウトマウスについては本文中に紹介したが，寒冷不耐性などの類似の異常は，褐色脂肪で甲状腺ホルモンT4をT3に変換するII型T4脱ヨード化酵素や交感神経終末でのノルアドレナリン合成酵素遺伝子のノックアウトマウス，3種類のβアドレナリン受容体遺伝子をすべてノックアウトしたトリプルノックアウトマウスなどでも観察される。

冷刺激などで熱産生が長時間続くと，褐色脂肪細胞内の中性脂肪の含量が減り，組織自体の色調も濃い赤褐色に変化する．しかし，このまま続けたとしても細胞内中性脂肪が枯渇して熱産生が停止することはない．これは，細胞外（血中）のリポタンパク質中の脂肪酸や白色脂肪由来の遊離脂肪酸が細胞内に取り込まれて利用されるからである．さらに，褐色脂肪自身でもグルコースからの脂肪酸合成が亢進し，中性脂肪の細胞内蓄積を補充するようになる．

グルコースもミトコンドリアで酸化分解されると熱源になりうるし，実際にUCP1が活性化すると同時にグルコース利用も増える[17]．しかし，これはTCA回路での脂肪酸・アセチルCoAの円滑な代謝分解を可能にするためであり，さらに酸化的リン酸化の脱共役によるATP産生が不足するのを，嫌気的解糖によって補うためである（図1-6）．したがって，熱源としてのグルコースの寄与は脂肪酸に比べると少ない．

3. 褐色脂肪熱産生の調節

1）UCP1の活性は通常抑制されており脂肪酸によって解除される

UCP1の熱産生（プロトンチャネル）活性は，通常はATPやADP，グアノシン二リン酸（GDP）などのプリンヌクレオチドによって抑制されている．これはUCP分子のC末端側にプリンヌクレオチドに親和性の高いアミノ酸配列部位が存在することによる．したがって，褐色脂肪にUCP1が存在するからといってそれだけで熱産生が起こるわけではなく，この抑制が解除されてはじめて熱が発生する（ヒーターもスイッチをオンにしない限りは暖まらないのと同じである）．解除シグナルとして最も効果的なのは長鎖脂肪酸である．この長鎖脂肪酸は，陰イオンとしてUCP1によってミトコンドリア外からミトコンドリア内に運ばれることは，すでに述べた（図1-4）．したがって，UCP1タンパク質をリポソームなどの人工膜に組み込んでADPと脂肪酸を作用させて膜電位の変化を調べれば，UCP1の分子活性をある程度評価することができる．

2）脂肪酸は交感神経-βアドレナリン受容体系によってリパーゼが活性化されて生じる

UCP1を活性化しエネルギー源としても利用される長鎖脂肪酸はどのようにして供給されるのだろうか．通常の生理的条件では，細胞内の遊離脂肪酸は低く保たれており，UCP1を活性化するには不十分である．しかし図1-6で説明したように，褐色脂肪細胞には大量の脂肪滴（中性脂肪）が存在し，これがホルモン感受性リパーゼによって加水分解されると大量の脂肪酸が遊離してくることになる．この引き金を引くのが，褐色脂肪組織に密に分布する交感神経にほかならない（図1-7）．すなわち，寒冷刺激などによって交感神経の活動が亢進すると，神経終末からノルアドレナリンが多量に分泌される．これが，脂肪細胞膜上のβアドレナリン受容体（MEMO 1-2）に作用すると，

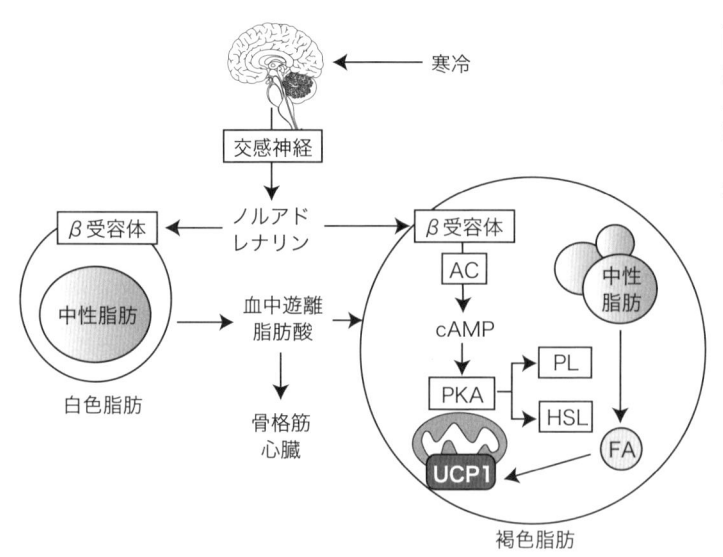

図1-7 交感神経による褐色脂肪の活性化と白色脂肪からの脂肪動員
AC：アデニル酸シクラーゼ，cAMP：環状AMP，FA：脂肪酸，HSL：ホルモン感受性リパーゼ，PKA：cAMP依存性タンパク質キナーゼ，PL：ペリリピン。

アデニル酸シクラーゼによって環状AMP（cAMP）が生成し，これがタンパク質キナーゼを活性化する．このキナーゼによってホルモン感受性リパーゼや脂肪滴表面タンパク質ペリリピンがリン酸化されて，中性脂肪の加水分解が進行し，大量の脂肪酸が遊離するのである．このように褐色脂肪での熱産生に交感神経-βアドレナリン受容体が必須であることは，3種類のβアドレナリン受容体をすべてノックアウトしたマウスが寒冷不耐性であることからも明らかである[3]．

ノルアドレナリンが白色脂肪細胞に作用すると同様の機構で脂肪分解が起こるが，ここで生じた脂肪酸は細胞内ではほとんど分解されずに血中に放出され，エネルギー源として筋肉や褐色脂肪で利用される．したがって，この系全体が活性化すると，白色脂肪の脂肪が分解され褐色脂肪で熱に変換・消費されることになる．

3）交感神経-褐色脂肪の活性化を確認する方法

実際に褐色脂肪が活性化して発熱していることを確認するにはどのような方法があるだろうか．

MEMO 1-2

【βアドレナリン受容体】

βアドレナリン受容体は，400個あまりのアミノ酸からなる単一ポリペプチド鎖で，細胞膜を7回貫通し，Gタンパク質を介して細胞内効果分子にシグナルを伝える．β_1，β_2，β_3の3種類が知られており，β_1は心臓，β_2は気管支などに豊富に存在するが，β_3は脂肪細胞にほぼ特異的に発現しているので，これに対する選択的作動薬は，ほかの臓器，細胞のβアドレナリン受容体への作用を最小限にしながら，白色脂肪での脂肪分解と褐色脂肪での熱産生を引き起こすことができるとして，抗肥満効果が期待されている．

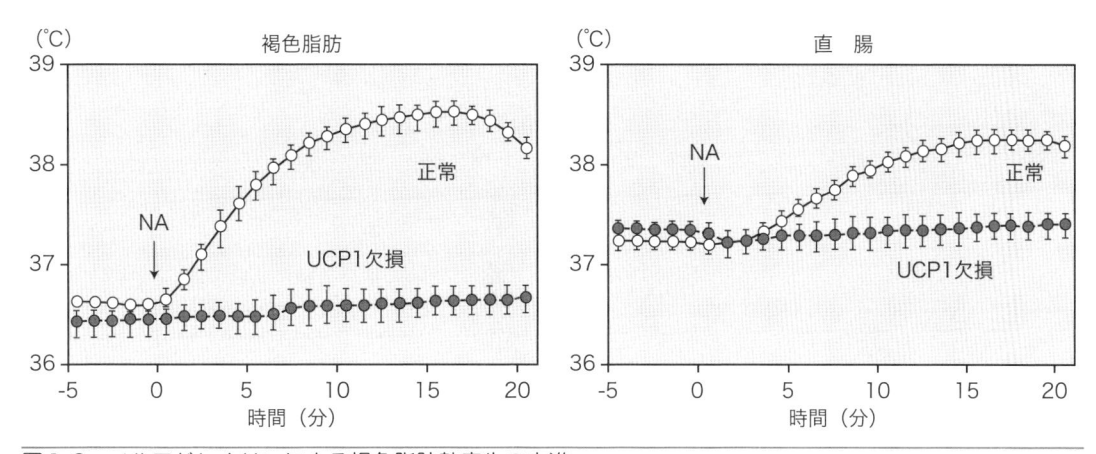

図1-8 ノルアドレナリンによる褐色脂肪熱産生の亢進
麻酔したマウスにノルアドレナリン（NA）を投与すると，褐色脂肪の組織温度が急速に上昇し，それにつれて直腸の温度もあがる。しかし，UCP1欠損マウスではほとんど変化しない。

図1-9 ノルアドレナリンによる褐色脂肪細胞熱産生の亢進
マウスの肩甲間褐色脂肪から分離した脂肪細胞を試験管内で浮遊させ，酸素消費量を15分間にわたって測定した。正常マウスから分離した細胞ではノルアドレナリン（NA）添加によって酸素消費が著しく増加するが，UCP1欠損マウスからの細胞では変化しない。

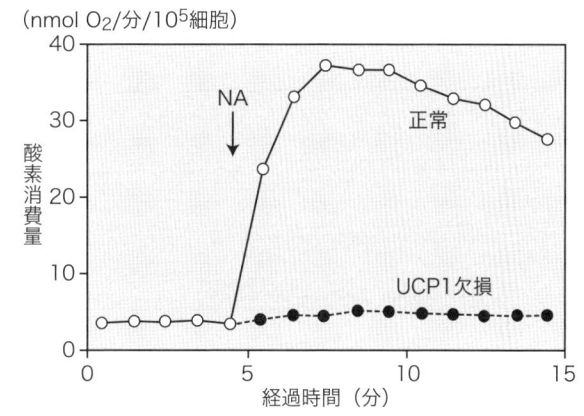

　発熱を調べるには温度を測るのが最も簡単で直接的である。**図1-8**は麻酔したマウスの肩甲間の褐色脂肪の温度を微小サーミスタで測定した実験例であるが，正常マウスではノルアドレナリンを投与すると組織温度が急速に上昇することがわかる。ここに分枝する交感神経線維を電気刺激しても同様の発熱応答がみられる。このような温度上昇はβアドレナリン受容体の遮断薬（ブロッカー）を前投与すると消失するし[32]，UCP1ノックアウトマウスではまったく起こらないので[17]，褐色脂肪熱産生に交感神経-βアドレナリン受容体-UCP1が必須であることがわかる。
　褐色脂肪での熱産生を支える代謝変化を追跡するのも有用である。例えば，褐色脂肪細胞を分離して試験管内での酸素消費量を測定すると（酸素消費量はエネルギー消費量の最もよい指標である），ノルアドレナリン添加によってUCP1依存的に増加することを確認することができる（**図1-9**）。脂肪酸やグルコースなどのエネルギー源の代謝を調べるのも有力方法であり，実際にヒト褐色脂肪

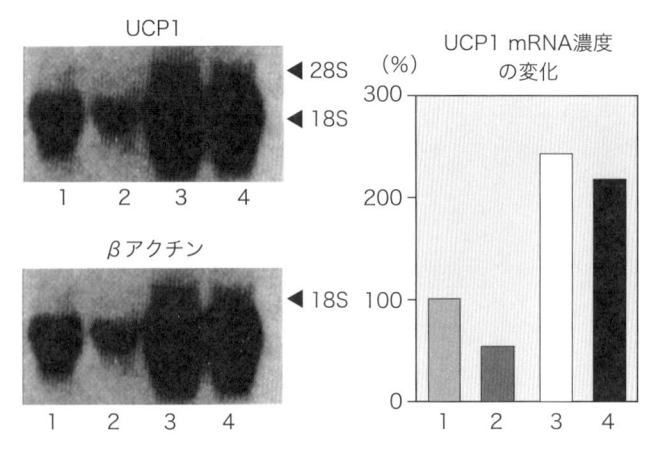

図 1-10 ノルアドレナリンによる UCP1 の発現誘導
マウスにノルアドレナリンを投与してから肩甲間褐色脂肪組織を取り出し，UCP1 mRNA 濃度を測定した。1，3：対照組織，2，4：分枝する交感神経線維をあらかじめ切除した組織，1，2：生食投与，3，4：ノルアドレナリン投与。交感神経を切除すると UCP1 発現が低下するが，ノルアドレナリン投与によって対照と同レベルまで回復する。βアクチン mRNA は内部対照でいずれの処理によっても変化しない。ノルアドレナリン投与の代わりに寒冷暴露すると，対照組織の UCP1 は増加するが交感神経切除組織では変化しない。

の検出・活性評価はグルコース代謝を指標として行うことができる（第5章参照）。

　褐色脂肪熱産生のキー分子である UCP1 の発現を mRNA やタンパク質で調べる方法も，広く用いられている。マウスやラットを4℃の部屋においたりβアドレナリン受容体作動薬を投与したりして，数時間後に褐色脂肪組織を分離して UCP1 mRNA 量を測定すると2～3倍に上昇することが確認できる（**図 1-10**）。分離した褐色脂肪細胞でもさまざまな刺激に応じて UCP1 mRNA の発現が増えるので，褐色脂肪を活性化する物質の *in vitro* スクリーニング法としても利用されている。

4. 褐色脂肪の生理的役割

1) 褐色脂肪は体温調節に役立つ

　褐色脂肪の生理的役割は，その熱産生活性からもわかるように体温調節である。冬眠動物の場合には，冬眠から覚めるときの迅速な体温上昇に寄与している。また，ラットやマウスを寒冷に暴露すると，ただちに褐色脂肪が活性化して体温の低下が防がれる。UCP1 ノックアウトマウスでは体温を維持できないことはすでに**図 1-5**で紹介したが，βアドレナリン受容体をノックアウトしても同様に寒冷不耐性であることと併せて，寒冷環境での褐色脂肪の役割は明らかであろう。

　ラットやマウスを数時間の寒冷暴露ではなく長期間にわたって寒冷環境で飼育すると，UCP1 遺伝子の発現とミトコンドリア数が増え，褐色脂肪細胞そのものも増殖して，最終的には褐色脂肪の増生・肥大が起こる[6]（**図 1-11**）。ヒーターに例えると個々の発熱能力に加えて数も増えるのである。このように寒冷馴化の状態では，褐色脂肪の熱産生能力そのものが高くなりいっそう効率的な体温調節・維持が可能になっている。

　寒冷に暴露されると，褐色脂肪が活性化するとともに骨格筋の不随意運動による熱産生，いわゆるふるえ熱産生も起こる。ふるえと非ふるえの両熱産生がどの程度の割合で寄与しているのかにつ

図1-11 低温室あるいはカフェテリア食で長期間飼育されたラットの褐色脂肪の変化
灰色カラム：25℃で通常食飼育，白カラム：4℃で10週間飼育，黒カラム：25℃でクッキーなど嗜好性の高い食餌を与えて10週間飼育。肩甲間褐色脂肪組織の重量，総細胞数，ミトコンドリア量（シトクロム量），およびノルアドレナリン投与による直腸温度上昇を比較した（文献6より改変）（図1-14，図1-18も参照）。

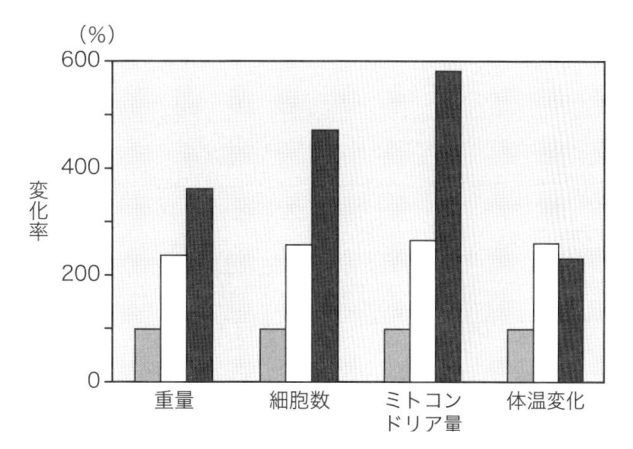

いては，動物の種類や寒冷強度，時間などの条件によってかなり異なる。例えば，UCP1ノックアウトマウスを4℃に置くと1〜2時間で体温が急激に下がり死亡するが，少し温和な15℃程度に置くとふるえ熱産生が高まり生き延びることができる。なお，寒冷環境下の体温維持には熱産生の亢進だけでなく，皮膚などからの熱放散の抑制も重要であることはいうまでもない。

2）病的発熱に寄与する

感染や炎症が起こったときに体温があがる，いわゆる「発熱（fever）」にも褐色脂肪が関与する可能性については，1980年代から動物実験で示唆されていた。例えば，ラットに細菌内毒素を投与すると1時間以内に体温が1℃程度上昇するが，このときいろいろな組織の血流量の変化を調べると，褐色脂肪でのみ大幅に増加する[10]。特定の組織のエネルギー消費量（発熱量）を正確に算定するには，血流量に加えて動脈と静脈の酸素濃度の差（酸素消費量）も測定しなければならないが，組織血流量の増加はそこでの代謝活性の増加を反映する場合が多いので，上記の結果は病的発熱への褐色脂肪の寄与を示していると考えて差し支えないであろう。この場合も寒冷刺激と同様に感染・炎症に伴う刺激〔血中のインターロイキン-1（IL-1）など〕が脳に伝わり褐色脂肪への交感神経の活性化を介することがわかっている（第3章参照）。

なお，UCP1ノックアウトマウスでもIL-1投与によって正常マウスと同様の発熱反応が起こる[27]。これは褐色脂肪の機能欠損のため代償的にふるえ熱産生が亢進したためと思われるが，ほかの何らかのメカニズムが寄与している可能性も否定できない。いずれにせよ，褐色脂肪がほぼ消失している大型の哺乳動物でも病的発熱は起こるので，熱放散の抑制機構に加えて褐色脂肪以外の代謝的熱産生メカニズムが存在することは確かであるが，その具体像は不明のままである。

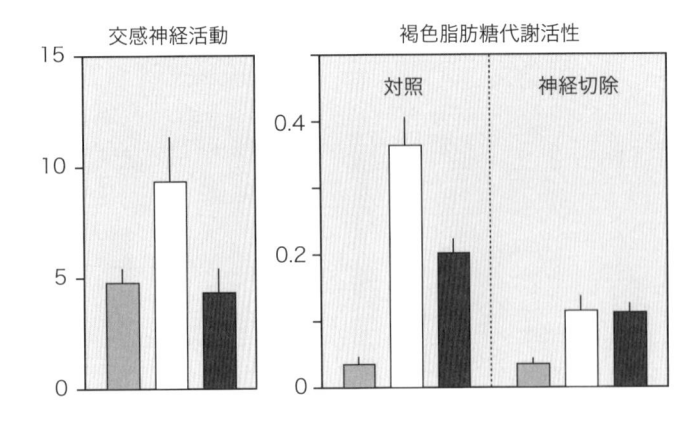

図1-12 交感神経-褐色脂肪活性に及ぼす口腔咽頭感覚刺激の影響
ラットに液体飼料（89 kcal/日）を経口摂取（白カラム）または胃チューブを介して胃内投与し（黒カラム），12日後に肩甲間褐色脂肪組織の交感神経活性（ノルアドレナリン代謝回転速度）と糖代謝活性（非代謝性グルコース誘導体の取り込み活性）を測定した。灰色カラムは絶食状態での数値を示す。あらかじめ交感神経を切除しておくと褐色脂肪の糖代謝活性の上昇がみられない。

3）食後の熱産生にも寄与する

　食事をとるとエネルギー消費が数時間にわたって増加する現象は，「食物の特異動的作用（specific dynamic action of food：SDA）」「食事誘導熱産生（diet-induced thermogenesis：DIT）」などと呼ばれ，1900年初頭から知られていた。DITは食事エネルギーの10％程度であるが，その内容によって異なり，タンパク質は約30％にもなるが糖質は6％，脂質は4％程度とされている。食事摂取に伴う消化管の運動，消化液の分泌，消化産物の吸収などにエネルギーが必要であるし，さらにタンパク質はアンモニアを尿素として解毒するのに余分のエネルギーを要するので，これらの総和がDITであるとされている。ごく最近，このDITの一部に褐色脂肪が寄与していることが，ヒトで実証された[2]（第5章参照）。

　一般に，消化管の運動や分泌は副交感神経によって亢進し，交感神経によって抑制されるが，食後は副交感神経のみならず交感神経活動も高まることが知られている。特に，食事摂取後の短い時間帯では，美味食による口腔咽頭部の刺激が交感神経を活性化し，熱産生を増やすことがイヌやヒトで知られていた[23]（第6章参照）。また，ラットやマウスでも，嗜好性の高いカフェテリア食を与えると交感神経-褐色脂肪の機能亢進が起こる（後述）。さらに，ラットに液体飼料を口から食べさせると，胃内に直接投与した場合に比べて交感神経-褐色脂肪活性が高くなる[31]（図1-12）。これらの事実を総合すると，食事摂取，特に口腔咽頭感覚を介した初期の刺激が交感神経-褐色脂肪を活性化して，DITを高めることを示している。もしそうだとしたら，味覚や嗅覚などを刺激すれば，エネルギー消費を増やすことができるはずである。「早食いをしない」「美味しい食事をよく噛んで味わいながらいただく」といった日常の食生活に褐色脂肪を活性化する手がかりがあるのかもしれない。

4）エネルギー消費の自動調節に寄与している

　上記のDITは寒冷刺激による熱産生（寒冷誘導熱産生 cold-induced thermogenesis：CIT）と

図1-13 ヒトの1日のエネルギー消費の内訳

筋肉運動によらない代謝性のエネルギー消費・熱産生は，環境の変化に応じて自動調節されており，環境温度変化に対応する寒冷誘導熱産生（CIT）と食事誘導熱産生（DIT）からなる。これら（の一部）に褐色脂肪が寄与している。

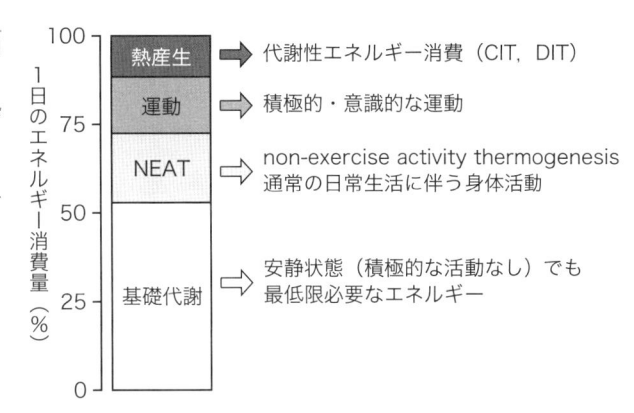

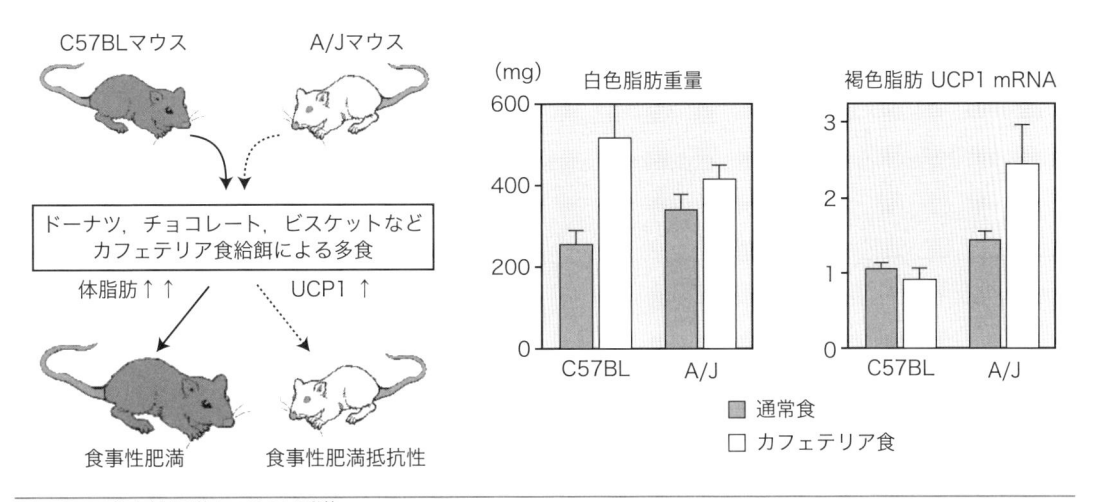

- 熱産生 → 代謝性エネルギー消費（CIT, DIT）
- 運動 → 積極的・意識的な運動
- NEAT → non-exercise activity thermogenesis 通常の日常生活に伴う身体活動
- 基礎代謝 → 安静状態（積極的な活動なし）でも最低限必要なエネルギー

図1-14 食事性肥満とUCP1誘導

C57BLとA/Jの2種類の系統のマウスに通常の食餌およびカフェテリア食を与えて飼育し，白色脂肪重量と褐色脂肪のUCP1 mRNA発現量を調べた。A/Jマウスはカフェテリア食を多く摂取してもUCP1が増えてそれほど肥満しないが（肥満抵抗性），C57BLマウスはUCP1は増えずに肥満する。

ともに，代謝亢進による調節性の熱産生であり，筋肉運動による消費に加えて全身のエネルギー消費の一部を占めている（**図1-13**）。したがって，褐色脂肪による熱産生が変化すればエネルギー消費量そのものが変化することになる。すでに**図1-11**で紹介したように，寒冷馴化状態では褐色脂肪の活性化と増生・肥大が起こり，それに伴い熱産生，すなわち全身エネルギー消費が増加することになる。同様に，強い食事刺激が長期にわたると，褐色脂肪の活性化・増生をももたらす。この代表例がカフェテリア食の給餌である。

これは，ラットやマウスに通常の固形飼料に加えて，スナック菓子など嗜好性の高い数種類の食品を同時に与えて，自由に摂取させるという設定である（**図1-14**）。すると，ヒトと同様にラットやマウスもスナック菓子を好んで摂取し結果的に過食となる。しかし体脂肪の蓄積，すなわち肥満

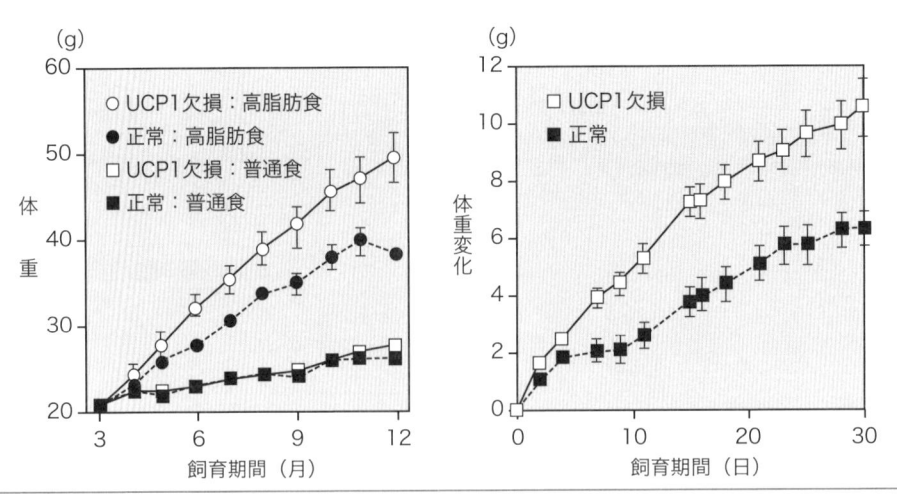

図1-15 UCP1欠損マウスの肥満
左：UCP1欠損マウスは通常の食餌で飼育しているかぎりは正常マウスと同様で肥満しないが（□，■），高脂肪食で数ヵ月飼育すると正常マウス（●）に比べて肥満の程度が高い（○）。右：同じ高脂肪食でも，室温をあげて29℃で飼育するとUCP1欠損マウスのほうがより短期間で肥満する（□）。29℃では両マウスともにCITはほとんど起こらないが，欠損マウスでは高脂肪食摂取に対するDIT応答が低いので，それだけ肥満しやすくなる（文献14, 20より改変）。

の程度は用いるラットやマウスの系統によってかなり差があり，肥満しにくい系統は褐色脂肪UCP1が増加するのに対して，肥満しやすい系統ではUCP1が誘導されない。この事実は，カフェテリア食の条件では過剰に摂取したエネルギーの一部を積極的に消費・散逸して体脂肪として蓄積させない仕組みが働いており，それが褐色脂肪のUCP1にほかならないことを示している。

このようなエネルギーの摂取量の増加に応じて消費が増えることは，古くから「贅沢・浪費 luxury consumption」現象として知られていたが，少なくともその一部は褐色脂肪によるのである。過食とは逆に少食や絶食になると，それに応じてエネルギー消費を減らすが，この際には褐色脂肪が不活性となり組織そのものも萎縮する。これらの事実は，エネルギー摂取量の変化に応じて消費量も自動的に変動する仕組みが働いていることを示している。一般には「たくさん使って腹が減ったので食べる」というのがわかりやすいが，「たくさん食べたので使う」という逆もまた真なりである。「収入が減れば節約し収入が増えれば消費も増える」ということにほかならない。

5. 褐色脂肪の異常と疾病

1）褐色脂肪の活性低下により低体温となり肥満するマウス

上述の褐色脂肪の役割から考えると，もしこの働きが低下あるいは欠損すると，体温調節やエネルギー代謝の異常が起こると予想できる。実際に実験動物ではいくつかの例が知られている。典型的なのはUCP1ノックアウトマウスである。このマウスを通常の室温と餌で飼育しているかぎりは

特に異常はみられないが，室温を下げると低体温となることはすでに紹介した．さらにやや高めの室温で脂肪含量を増やした高カロリー食で飼育すると肥満してくる[14, 20]（図1-15）．高カロリー食では正常マウスでも肥満するが，UCP1欠損のため褐色脂肪による「贅沢・浪費luxury consumption」が働かないこのマウスでは，その分体脂肪がより多く蓄積するのである．

UCP1ノックアウトマウスは人為的に作製したモデルマウスであるが，ほかの肥満モデル動物でも褐色脂肪の活性低下がみられる．例えば，代表的な遺伝性肥満モデル動物であるob／obマウスでは，褐色脂肪の熱産生活性が低下しており低体温を呈する．このマウスは白色脂肪でのレプチン生成が障害されているために，著しい過食となり肥満することで有名であるが，レプチンは食欲抑制と同時に交感神経-褐色脂肪系を活性化してエネルギー消費を亢進させる作用ももっている（MEMO 1-3）．したがって，レプチン欠損はエネルギー摂取の増加と消費の低下が同時に起こって，次第に肥満するのである．同様の肥満・低体温はレプチン受容体の異常動物（db／dbマウスやfa／faラットなど）でもみられる．

2）ヒトでも褐色脂肪が肥満にかかわっている

褐色脂肪と肥満の関係はマウスでは疑いないが，ヒトでも同様なのだろうか．ヒトの褐色脂肪については，新生児期には認められるが成長に伴い減少し，成人にはないか，あったとしてもごく微量で，その生理的意義は無視できるというのが従来の定説であった．しかし最近，画像診断手段（FDG-PET／CT）によって成人にも褐色脂肪が存在することが明らかになった（図1-16）（第5章参照）．

健常者の褐色脂肪活性をFDG-PET／CTで評価すると，肥満者では低下しており，マウスなどと同様にヒトでも褐色脂肪の活性低下が肥満の一因になることが示唆された．さらに，多くの対象者で褐色脂肪活性は加齢に伴い減少し，それとは逆に体脂肪が多くなり，いわゆる「中年太り」となるが，中高年であっても褐色脂肪活性を高く維持している対象者では肥満度は低く，20歳代のスリムな体型を維持していることが明らかになった．したがって，褐色脂肪は，ヒトでも中年太りのよ

MEMO 1-3

【レプチン】

白色脂肪細胞で合成され血中に分泌される146アミノ酸からなるペプチドホルモンで，主に脳・視床下部の特異的受容体（Ob-Rb）に作用して，食欲の抑制と交感神経活性化を介して褐色脂肪でのエネルギー消費を増やす．代表的な遺伝性肥満モデル動物であるob/obマウスではレプチン合成が障害されており，db/dbマウスではOb-Rbの構造異常が起こっており，いずれも褐色脂肪機能が低下している．ヒトの肥満でも，ごくまれに同様の異常が報告されているが，大部分は過食や運動不足などの生活習慣の偏りに起因する単純性肥満で，肥大した脂肪細胞からレプチンが過剰に産生・分泌され，結果的にレプチン抵抗性（レプチンの作用が弱い）となるという悪循環に陥っている．

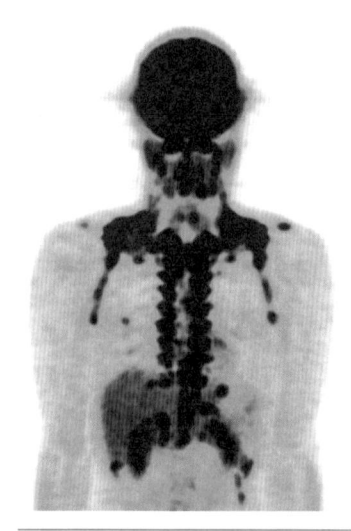

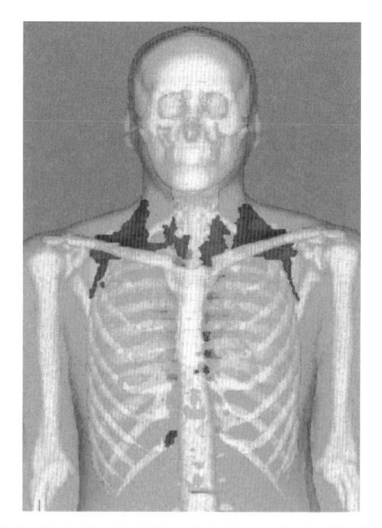

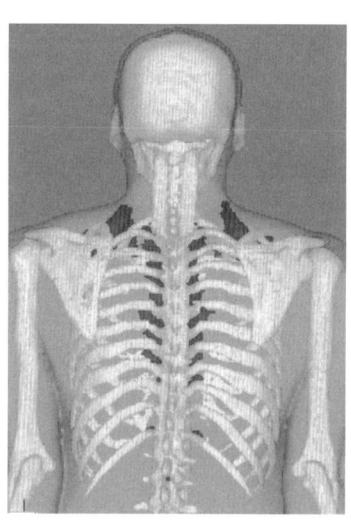

図1-16 ヒトの褐色脂肪
24歳男性のFDG-PET/CT画像（左）から褐色脂肪組織を再構成した。鎖骨上部に加えて背骨に沿って，全体で約300g存在する（詳細は第5章参照）。

うに長期間かけて少しずつ進展する肥満に関与すると思われる。

3）褐色脂肪はメタボリックシンドロームへどのようにかかわるか

　褐色脂肪の機能低下がエネルギー消費を減らし肥満の一因になることは上述した。肥満，特に内臓脂肪の過剰蓄積が，高血圧や耐糖能低下（インスリン感受性低下），脂質代謝異常などの生活習慣病・メタボリックシンドロームの基盤にあることはよく知られている。したがって，褐色脂肪に起因する肥満がメタボリックシンドロームの発症にも寄与することは容易に想像できる。しかし，このような肥満を介した間接的な作用のみならず，糖や脂肪の代謝異常に褐色脂肪が直接関与する可能性も示唆されつつある。寒冷に馴化させて褐色脂肪を活性化・増量させた動物では，インスリン感受性が高まることは古くから知られていたが，最近，高中性脂肪血症や耐糖能低下を呈するモデルマウスを短時間寒冷に暴露すると，褐色脂肪への血中中性脂肪やグルコースの取り込みが増加し，これらの血中濃度の異常が是正されることが報告された[4]。したがって，褐色脂肪は筋肉や白色脂肪に比べて量は少ないが，その高い代謝活性によって全身の糖や脂肪代謝の短期的調節にある程度寄与しているのかもしれないので，今後の研究の進展，特にヒトでの知見が待たれる。

4）いろいろな疾病で褐色脂肪はどのように変わるのか

　褐色脂肪の活性低下は，ヒトの肥満やメタボリックシンドロームの一因となる可能性が高いが，体温の調節異常にはかかわらないのであろうか。例えば，女性に多い「冷え性」は身近なターゲットかもしれない。しかし，「冷え性」そのものの医学的・生理学的定義がはっきりしていないうえに，

◆ 第1章 褐色脂肪組織とは ◆

図1-17 褐色細胞腫患者の褐色脂肪
副腎髄質のカテコールアミン産生腫瘍である褐色細胞腫（pheochromocytoma）と診断された25歳女性のFDG-PET/CT画像。左図で多量に見られる褐色脂肪が腫瘍摘出後（右図）には消失している（文献21より引用）。

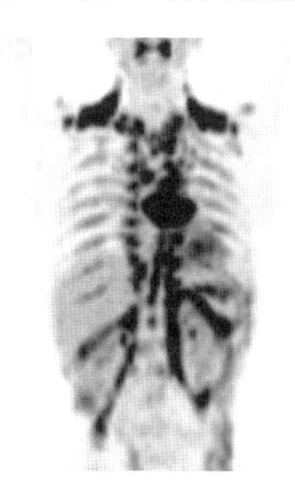

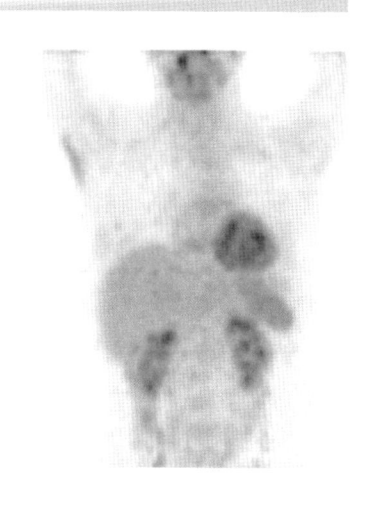

ヒト褐色脂肪の活性評価がはじまったばかりでまだデータが不足しているので，今後に残された課題である。

原因か結果かは別として，いろいろな疾病で褐色脂肪はどのように変化するのだろうか。代表的なのは，褐色細胞腫での褐色脂肪の肥大である。褐色細胞腫はカテコールアミン（主にアドレナリンとノルアドレナリン）を分泌する副腎髄質細胞の癌であるが（褐色脂肪細胞の腫瘍ではない），この患者では血中カテコールアミン濃度が高く，心臓の肥大とともに多量の褐色脂肪がみられる[21]（図1-17）。高濃度のカテコールアミンによって褐色脂肪のβアドレナリン受容体が慢性的に刺激された結果であり，この腫瘍を切除すると褐色脂肪も退縮するのはいうまでもない。

バセドウ病のように甲状腺機能が亢進しているとエネルギー消費量が増えることはよく知られている。甲状腺ホルモンであるトリヨードサイロニン（T3）は褐色脂肪細胞の分化やUCP1発現を促進するので，エネルギー消費の増加は褐色脂肪の活性化による可能性が考えられる。しかし，バセドウ病で褐色脂肪が増える，逆に甲状腺機能低下症で減るという報告はいまのところ見当たらない。褐色脂肪細胞に対するT3の作用は，甲状腺由来のものよりは褐色脂肪細胞内で独自にサイロキシン（T4）から生成したT3によるとされている[11]。さらに，その生成酵素（II型T4脱ヨード化酵素）は交感神経によって活性化されるので，結局は交感神経系が最も重要ということになるのであろう。

6. 褐色脂肪を活性化して肥満を予防

1）寒冷刺激を続けると体脂肪が減る

褐色脂肪の活性低下が肥満やメタボリックシンドローム発症に関係するのなら，逆に褐色脂肪を活性化すればこれらの代謝異常の防止・軽減につながるはずである。事実，UCP1遺伝子を人為的に導入して過剰に発現させたマウスが痩せることは確認されている。褐色脂肪を活性化する最も強

◆ 燃える褐色脂肪の不思議 ◆

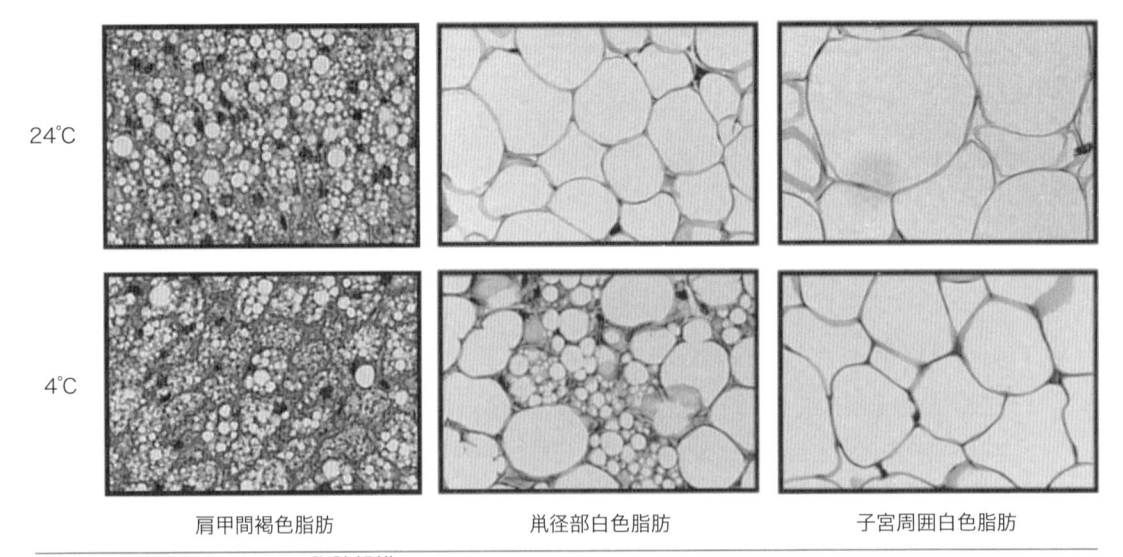

図1-18 寒冷馴化マウスの脂肪組織
4℃で長期間飼育したマウス（下）は，24℃で飼育したマウス（上）に比べて白色脂肪の細胞サイズが小さくなっている。さらに，鼠径部（皮下）白色脂肪組織のなかに多房性の脂肪細胞が多数みられる。これらの細胞はUCP1を発現しておりベージュ細胞などと呼ばれる。

力でかつ生理的な刺激法が寒冷暴露であることは繰り返し紹介したが，寒冷刺激を継続すると褐色脂肪の増生・肥大とともに，白色脂肪すなわち体脂肪が減少する（図1-18）。このように動物実験では褐色脂肪の抗肥満効果が証明されている。これまでの結果を拡大解釈して，ネット上などでは寒冷刺激で肥満解消などと称して，「背中の肩甲骨間の部分に冷水シャワーを」とか「氷冷したペットボトルを両手に持つ」とかといった記事がまことしやかに流布されている。しかし，これらはいずれもヒトでのエビデンスがないことであり，しかも実際に継続的に実施するのは困難であろう。

2) β_3アドレナリン受容体を薬で刺激する

寒冷刺激の代わりに褐色脂肪を直接刺激する方法も古くから行われてきた。最も代表的なのが，脂肪細胞に特異的に発現しているβ_3アドレナリン受容体に対する作動薬である（MEMO 1-2参照）。この作動薬をマウスやラットに投与すると，数分以内に褐色脂肪の組織温度が上昇し，動物丸ごとの酸素消費量が増えるが，UCP1ノックアウトマウスではこのような熱産生応答はみられない[16]（図1-19）。さらに，作動薬を数週間投与し続けると体脂肪が減少する[25]。β_3アドレナリン受容体作動薬の抗肥満効果はマウス，ラットのみならずイヌでも認められるので，ヒトへの臨床応用が大いに期待されてきたが，β_3アドレナリン受容体の構造に動物種差があるために，現在までにヒトに有効な薬物の開発には成功していない。

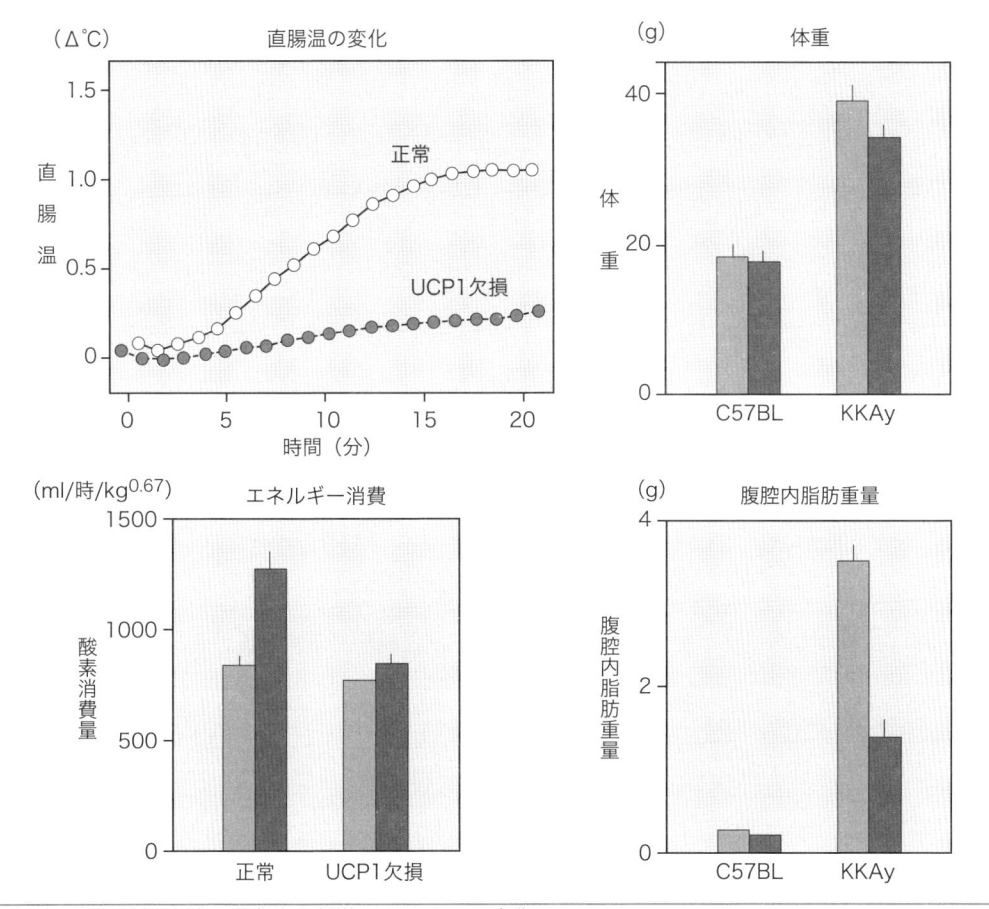

図1-19 β₃アドレナリン受容体を刺激したマウスの変化
左：β₃アドレナリン受容体に対する作動薬を投与すると，エネルギー消費が上昇し体温が上がるが，UCP1欠損マウスではこれらの応答が起こらない。右：正常マウス（C57BL）と遺伝性肥満マウス（KKAy）にβ₃アドレナリン受容体作動薬を長期間投与すると，腹腔内の白色脂肪が大幅に減少し，抗肥満効果が確認される。

3）褐色脂肪を活性化する簡単な方法はあるか

　薬物や寒冷刺激によらずに同様の効果が得られる方法はないのであろうか。香辛料をはじめとする食品中には交感神経や褐色脂肪を活性化する成分が含まれていることが知られているし[12, 34]，運動などによっても褐色脂肪の増生や白色脂肪の褐色化が起こるともいわれている[5, 8]。これらについては第5章，第6章，トピックスで紹介するが，いずれも日常生活に取り入れながら肥満を予防・軽減できそうであり，一部はヒトでのエビデンスも揃いつつある。飽食によって生じる過剰エネルギーを無駄遣いする褐色脂肪は，飽食の時代だからこそ問題となる肥満への最も合理的かつ生理的な対抗手段であるのかもしれない。今後の展開が期待される。

おわりに

　本章では，褐色脂肪組織について，特にその熱産生・エネルギー消費機能を中心に解説したが，それらはエネルギー貯蔵部位としての白色脂肪組織とは正反対の特徴である．しかし最近，褐色と白色の中間のような特徴をもつ脂肪細胞があることが明らかになってきた．例えば，**図1-11**や**図1-18**で紹介したように，マウスやラットを寒冷環境で長期間飼育すると肩甲間の褐色脂肪の増生・肥大が起こるとともに白色脂肪が萎縮するが，この白色脂肪はやや赤みがかっており，組織を詳細に調べると多くの脂肪細胞がUCP1を発現し多房性の構造を呈して，あたかも褐色脂肪細胞のような特徴を示している（**図1-18**）．このようないわゆる「白色脂肪の褐色化」はβ_3アドレナリン受容体作動薬の長期投与でもみられる．ここで出現する褐色脂肪様細胞（brown fat-like cell）は，ベージュ細胞（beige cell），誘導性褐色脂肪細胞（inducible brown fat cell），brite cell（brown in white cell）などと呼ばれており，肩甲間などの典型的な褐色脂肪細胞とは別のタイプの前駆細胞から生じると考えられている[19]（第2章参照）．白色脂肪の褐色化はマウスのみならずイヌやヒトでも起こっている可能性が高いので，その誘導機構のみならず，体温調節や肥満・メタボリックシンドロームとの関係などを含めた生理活性の解明が待たれる．

　また，脂肪細胞の増殖・分化メカニズムの解明が進むにつれて，万能細胞である胚性幹細胞（ES細胞）や人工多能性幹細胞（iPS細胞）から褐色脂肪細胞を得ることも可能になっており[1, 26]，これらを生体に導入（移植）する試みも進行中である（Topics 3「ヒトiPS細胞／ES細胞から褐色脂肪細胞をつくる」54ページ参照）．

参考文献

1) Ahfeldt T, Schinzel RT, Lee Y-K, et al.: Programming human pluripotent stem cells into white and brown adipocytes. Nature Cell Biol, 14: 209-219, 2012.
2) 会田さゆり，米代武司，波多野卓也 他：成人における食後熱産生に対する褐色脂肪の寄与. 肥満研究，17: 41-48, 2011.
3) Bachman ES, Dhillon H, Zhang CY, et al.: βAR signaling requires for diet-indcued thermogenesis and obesity resistance. Science, 297: 843-845, 2002.
4) Bartelt A, Bruns OT, Reimer R, et al.: Brown adipose tissue activity controls triglyceride clearance. Nature Med, 17: 200-205, 2011.
5) Bostrom P, Wu J, Jedrychowski MP, et al.: A PGC-a-dependent myokine that drives brown-fat-like development of white fat and thermogenesis. Nature, 481: 463-468, 2012.
6) Bukowiecki L, Collet AJ, Follea N, et al.: Brown adipose tissue hyperplasia: a fundamental mechanism of adaptation to cold and hyperphagia. Am J Physiol, 242: E353-E359, 1982.
7) Cannon B, Nedergaard J: Brown adipose tissue: function and physiological significance. Physiol Rev, 84: 277-350, 2004.
8) Cao L, Choi EY, Liu X, et al.: White to brown fat phenotypic switch induced by genetic and environmental activation of a hypothalamic-adipocyte axis. Cell Metab, 14: 324-338, 2011.
9) Cinti S: The Adipose Organ. Editrice Kurtis, Italy, 1999.
10) Dascombe MJ, Rothwell NJ, Sagay BO, et al.: Pyrogenic and thermogenic effects of interleukin 1β in the rat. Am J Physiol, 256: E7-E11, 1989.
11) de Jesus LA, Carvalho SD, Ribeiro MO, et al.: The type 2 iodothyronine deiodinase is essential for adaptive thermogenesis in brown adipose tissue. J Clin Invest, 108: 1379-1385, 2001.
12) Dulloo AG: The search for compounds that stimulate thermogenesis in obesity management: from pharmaceuticals to functional food ingredients. Obesity Rev, 12: 866-883, 2011.

13) Enerback S, Jacobsson A, Simpson EM, et al.: Mice lacking mitochondrial uncoupling protein are cold-sensitive but not obese. Nature, 387: 90-94, 1997.
14) Feldmann HM, Golozoubova V, Cannon B, et al.: UCP1 ablation induces obesity and abolishes diet-induced thermogenesis in mice exempt from thermal stress by living at thermoneutrality. Cell Metab, 9: 203-209, 2009.
15) Golozoubova V, Hohtola E, Matthias A, et al.: Only UCP1 can mediate adaptive nonshivering thermogenesis in the cold. FASEB J, 15: 2048-2050, 2001.
16) Inokuma K, Okamatsu-Ogura Y, Omachi A, et al.: Indispensable role of mitochondrial uncoupling protein 1 (UCP1) for anti-obesity effect of β_3-adrenergic stimulation. Am J Physiol Endocrinol Metab, 290: E1014-E1021, 2006.
17) Inokuma KI, Ogura-Okamatsu Y, Toda C, et al.: Uncoupling protein 1 is necessary for norepinephrine-induced glucose utilization in brown adipose tissue. Diabetes, 54: 1385-1391, 2005.
18) 伊藤俊夫：褐色脂肪組織, In: 清水　眞, 小川和郎 編, 人体組織学 2, 朝倉書店, pp. 81 -105 , 1984.
19) 梶村慎吾：褐色脂肪細胞の起源と分化・発生の転写調節機構. 肥満研究, 17: 81-86, 2011.
20) Kontani Y, Wang Y, Kimura K, et al.: UCP1 deficiency increases susceptibility to diet-induced obesity with age. Ageing Cell, 4: 147-155, 2005.
21) Kuji I, Imabayashi E, Minagawa A, et al.: Brown adipose tissue demonstrating intense FDG uptake in a patient with mediastinal pheochromocytoma. Ann Nucl Med, 22: 231-235, 2008.
22) 黒島晨汎：熱産生のシステム：褐色脂肪組織の生理, In: 山蔭道明 監修, 体温のバイオロジー, メディカル・サイエンス・インターナショナル, 東京, pp. 49-61, 2005.
23) LeBlanc J, Brondel L: Role of palatability on meal-induced thermogenesis in human subjects. Am J Physiol, 248: E333-E336, 1985.
24) Lindberg G: Brown Adipose Tissue. American Elsevier, New York, 1970.
25) Nagase I, Yoshida T, Kumamoto K, et al.: Expression of uncoupling protein in skeletal muscle and white fat of obese mice treated with thermogenic β_3-adrenergic agonist. J Clin Invest, 97: 2898-2904, 1996.
26) Nishio M, Yoneshiro T, Nakahara M, et al.: Production of functional classical brown adipocytes from human pluripotent stem cells using specific hemopoietin cocktail without gene transfer. Cell Metab, 16: 394-406, 2012.
27) Okamatsu-Ogura Y, Kitao N, Kimura K, et al.: Brown fat UCP1 is not involved in the febrile and thermogenic responses to IL-1 beta in mice. Am J Physiol Endocrinol Metab, 292: E1135-E1139, 2007.
28) 岡松優子, 大町麻子, 斉藤昌之：褐色脂肪と白色脂肪：エネルギー代謝における役割. 分子細胞治療, 5: 330-336, 2006.
29) 斉藤昌之：褐色脂肪：マウス, イヌからヒトへ. 肥満研究, 15: 155-161, 2009.
30) 斉藤昌之：褐色脂肪組織. Diabetes Frontier, 21: 133-141, 2010.
31) Saito M, Minokoshi Y, Shimazu T: Metabolic and sympathetic nerve activities of brown adipose tissue in tube-fed rats. Am J Physiol, 257: E374-E378, 1989.
32) Shimizu Y, Nikami H, Saito M: Sympathetic activation of glucose utilization in brown adipose tissue in rats. J Biochem, 110: 688-692, 1991.
33) Trayhurn P, Nicholls DG: Brown Adipose Tissue. Edward Arnold, London, 1986.
34) Watanabe T, Kawada T, Kurosawa M, et al.: Adrenal sympathetic efferent nerve and catecholamine secretion excitation caused by capsaicin in rats. Am J Physiol Endocrinol Metab, 255: E23-E27, 1988.

（斉藤昌之）

第2章
褐色脂肪細胞の起源，増殖，分化

1. 褐色脂肪細胞の起源

1）褐色脂肪組織の形成と生体における役割

　哺乳類の身体には大きく分けて2つの脂肪細胞が存在し，それぞれ独自の役割をになっている。褐色脂肪細胞は貯蔵エネルギーを消費しながら熱産生を行う。一方，白色脂肪細胞は食餌などにより摂取した中性脂肪を自身の細胞内へと取り込み，エネルギーが必要となった場合にこれを分解して各細胞へ脂肪酸を供給する，いわばエネルギー代謝の出納係の役割がある。細胞の集合体を組織というが，褐色脂肪組織や白色脂肪組織の形成について，卵から胎児，乳幼児の形成過程を眺めると，両組織が活発に形成される時期に違いがある。恒温動物である哺乳類の胎児は出生後すぐに熱産生を行う必要があり，この機能の多くを褐色脂肪組織がになっている[1, 17, 71, 72]ため，褐色脂肪組織は胎児形成の初期ですでに形成されはじめる。これに対して，白色脂肪組織は出生後の乳幼児期から活発に形成されはじめる。このように，褐色脂肪組織は体温の維持を目的とした恒常性の維持に関与し，白色脂肪組織は母体に依存せず自ら代謝エネルギーを調節しなければならない生理的な環境に依存して形成が促進されることが明らかとなっている。

　褐色脂肪組織の存在部位は，すべての哺乳動物でほとんど同じところにみられる（第4章参照）。しかし成熟の過程において，褐色脂肪組織の生理的な役割は動物種間で異なるようである。反芻動物では乳幼期からの成長に伴って，褐色脂肪組織が不可逆的に白色脂肪組織へと変化する[14, 55, 70]。しかし，げっ歯類[42]やネコ[4]，イヌ[16]，ヒト[20, 90, 93]では成長後も褐色脂肪組織は消失することはなく，寒冷環境への暴露による熱産生やエネルギー代謝の調節などに重要な役割を果たしている。

　一方，哺乳類とは異なり，鳥類では褐色脂肪組織による熱産生機能が存在しないことがわかっている[7, 58]。鳥の胚に由来する間葉系幹細胞を実験的に褐色脂肪細胞へと変化させる環境で育てると，褐色脂肪細胞のような機能をもった細胞へと成長できる[46]にもかかわらず，鳥類は褐色脂肪組織による熱産生を行わない。すなわち，鳥類へと進化する系統では，飛翔鳥類の胸部や走鳥類の脚部などにみられる肥大した骨格筋に依存した熱産生機構を獲得したと考えられている[52]。興味深いこと

図2-1 脂肪細胞の形成過程
間葉系幹細胞で脂肪細胞へと分化する
シグナルが動員されると脂肪細胞前駆
細胞が形成され，それぞれの脂肪細胞
に特異的な遺伝子やタンパク質を発現
した脂肪細胞が形成される（文献30よ
り引用）。

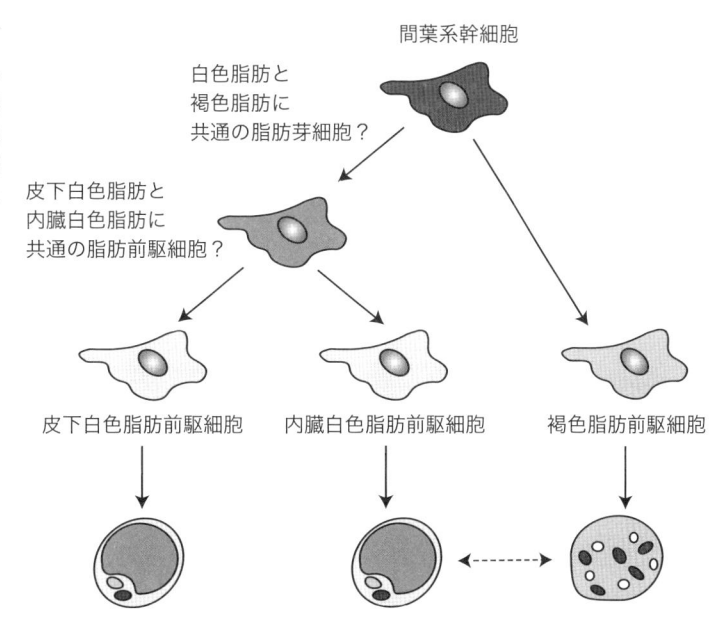

に，鳥類は獣脚類恐竜であるデイノニクス類から進化したため，獣脚類恐竜も褐色脂肪組織による熱産生機構を有しておらず，これが地球の温度低下による恐竜の絶滅を促した一因である可能性も指摘されている[52]。しかし，なぜ両生類が褐色脂肪組織を有している[52]にもかかわらず，獣脚類恐竜の褐色脂肪組織による熱産生機構が退化・消失したかについてはまったくわかっていない。獣脚類恐竜は二足歩行を行い運動量も多かったと推察できる。こうした行動的な特徴は，結果的に骨格筋の肥大とそれに依存した熱産生機構の発達を促すきっかけとなったのかもしれない。祖先である（獣脚類）恐竜が進化の過程で褐色脂肪組織の発現を選択しなかったわけであるから，鳥類が褐色脂肪組織による熱産生機能をもっていない[7,58]ことも納得できる。

2）褐色脂肪細胞と骨格筋細胞の意外な共通性

褐色脂肪細胞と白色脂肪細胞に共通することは，細胞内に中性脂肪を貯蔵できることである。そのため，両細胞の形成時期に違いはあるものの，共通の前駆細胞から形成されると考えられてきた。前駆細胞とは，幹細胞から特定の体細胞（ここでは褐色脂肪細胞と白色脂肪細胞）に分化する途中の段階にある細胞をいう。実際，間葉系幹細胞から骨格筋前駆細胞や骨芽細胞，そして脂肪前駆細胞が形成されることはわかっていたが[22]（図2-1），脂肪前駆細胞から両脂肪細胞が形成される過程については，どのような分子がどのようにして両脂肪細胞の特徴をもった細胞へと誘導するのか，よくわかっていなかった。

脂肪前駆細胞などの前駆細胞から細胞固有の特徴や機能を獲得した細胞に変化することを「分化」というが，脂肪前駆細胞から両脂肪細胞への分化を調節する分子や調節機構の存在は長らく不明で

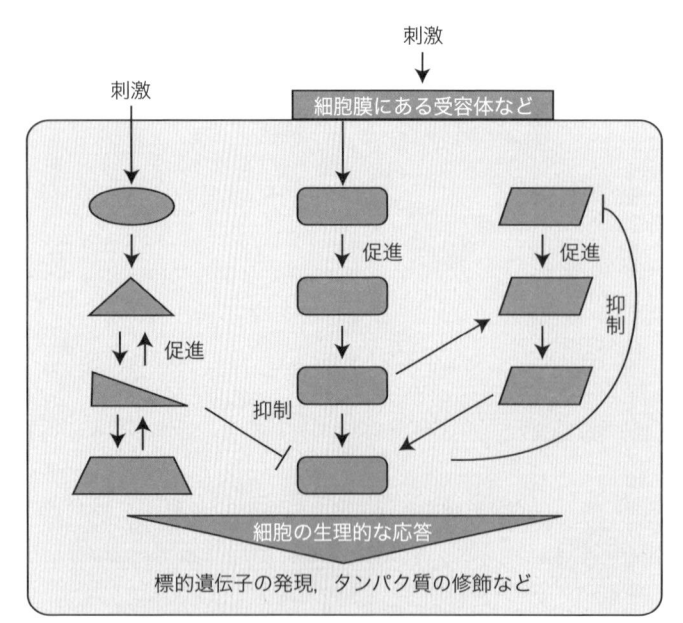

図2-2　細胞情報伝達機構の概念
細胞は，細胞内分子を用いて細胞外からの情報を細胞内へと伝達する。細胞内情報伝達は，常にほかの伝達経路とクロストークすることによって細胞の生理的な作用を制御している。順に活性化された分子はそのまま生理作用に反映される場合もあるが，ほかの情報伝達経路の抑制などにも作用する。

あった。しかし，2007年，Timmonsら[79]によりこの答えの一端が明らかとなる。彼らは，両脂肪細胞の脂肪前駆細胞に存在する遺伝子から，分化に関与する遺伝子の発現変化をDNAアレイ解析の技術を用いて検討した。DNAアレイ解析とは，活性化している遺伝子や非活性化している遺伝子を発現量の違いから網羅的に検討する実験手法である。すると，褐色脂肪細胞と白色脂肪細胞の脂肪前駆細胞では，それぞれ分化の過程に関与する遺伝子群の働きが異なっていることが観察され，特に褐色脂肪細胞への分化はSirtuin-1（SIRT-1）というタンパク質を中心とした細胞内情報伝達機構によって調節されていることが明らかとなった。

　細胞内情報伝達機構とは，細胞膜上や細胞内の分子が次々と連鎖しながら互いを活性化（あるいは抑制）し，最終的に細胞核にある転写調節因子と総称するタンパク質が，自身の結合できるDNAの遺伝子配列に結合することによって，特定の遺伝子の機能の亢進や抑制を引き起こす分子の連鎖反応をいう（**図2-2**）。つまり，褐色脂肪細胞をつくり出すためには脂肪前駆細胞内にあるSIRT-1タンパク質が中心となって一連の連鎖反応を引き起こし，褐色脂肪細胞に必要な遺伝子の発現が促され，褐色脂肪細胞が形成されるというわけである。ここで興味深いことは，脂肪前駆細胞から褐色脂肪細胞への分化の過程で，骨格筋細胞化を誘導する細胞内情報伝達経路が阻害されることである。つまり，褐色脂肪細胞を形成できる脂肪前駆細胞は褐色脂肪細胞と骨格筋細胞をつくり出す両方の能力をもっており，脂肪前駆細胞でSIRT-1の働きが活発になると骨格筋細胞化をつくり出す機構が抑制されて，褐色脂肪細胞が形成されるのである。

　一方，脂肪前駆細胞から白色脂肪細胞が形成される過程では，こうした機構が観察されなかったことから，褐色脂肪細胞と白色脂肪細胞の脂肪前駆細胞は異なった種類の前駆細胞に由来すると考

図2-3 褐色脂肪細胞はMyf-5遺伝子を発現する骨格筋前駆細胞から分化する
miR-206：microRNA mir-206。褐色脂肪細胞は，そのマーカーであるUCP1遺伝子と骨格筋細胞のマーカー遺伝子であるmiR-206を発現し，両者が共通の前駆細胞から分化することがわかっている（文献59より改変）。

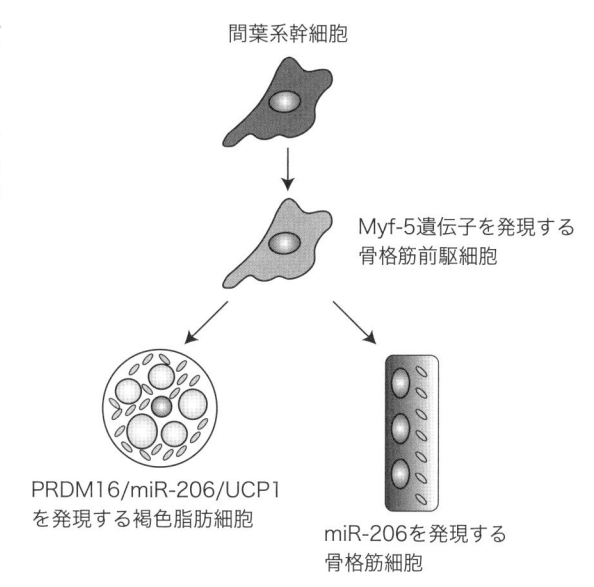

間葉系幹細胞
↓
Myf-5遺伝子を発現する骨格筋前駆細胞
↙ ↘
PRDM16/miR-206/UCP1を発現する褐色脂肪細胞　　miR-206を発現する骨格筋細胞

えられるようになった。この考えを支持する結果として，2008年，骨格筋細胞に特異的に発現するmyogenic factor-5 (Myf-5) 遺伝子をもっている骨格筋前駆細胞は褐色脂肪細胞へ分化することができるという画期的な発見がなされた[68]。それまで，骨格筋組織に含まれる脂肪細胞中には褐色脂肪細胞のマーカーであるUCP1タンパク質を発現するものが存在することが観察されていた[2]。さらに，骨格筋組織に含まれている血管を構成する細胞（血管内皮細胞）を実験的な条件で育てることによって褐色脂肪細胞が形成されるが，白色脂肪組織に含まれる血管内皮細胞を同じ条件で育てても褐色脂肪細胞とはならない[19]ことや，骨格筋細胞への分化を調節するタンパク質群は白色脂肪細胞にはまったく発現しないにもかかわらず，褐色脂肪細胞へと分化する脂肪前駆細胞や褐色脂肪細胞それ自身ではこれらタンパク質を発現していることが報告された[94]。このように，褐色脂肪細胞と骨格筋細胞には共通の前駆細胞が存在する実験的な事実が次々と明らかとなっている。現在では，褐色脂肪細胞や骨格筋細胞のようにエネルギー消費に関与する細胞は共通の前駆細胞をもつと考えられている（**図2-3**）。

3）褐色脂肪細胞と白色脂肪細胞の由来は違うのか

　従来の知見と最近の研究結果を照合すると，哺乳類には2種類の褐色脂肪細胞が存在することがわかってきた。これまで述べたMyf-5遺伝子を発現する前駆細胞から分化する褐色脂肪細胞はclassical brown adipocytes（古典的な褐色脂肪細胞）と呼ばれ，肩甲間や腎臓周囲の褐色脂肪組織を形成する。一方，げっ歯類の成獣を慢性的な寒冷環境や薬剤の添加によって交感神経を活性化させた状態で飼育すると，白色脂肪組織のなかに褐色脂肪細胞のマーカーであるUCP1タンパク質を発現する脂肪細胞が出現する[21, 48]（**図2-4**）。このような細胞は，褐色と白色の色の分類からベージ

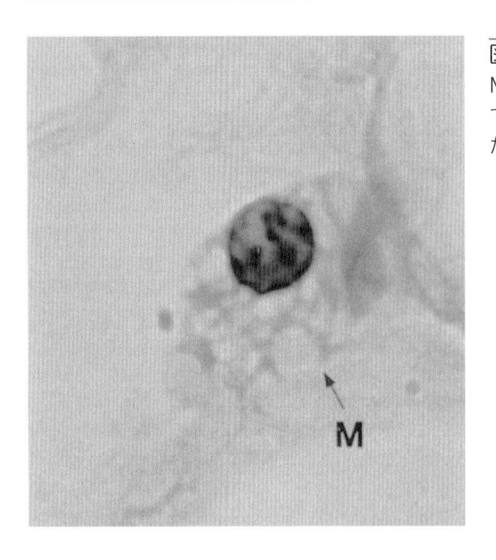

図 2-4　白色脂肪細胞のまわりに発現するブライト脂肪細胞
Mは白色脂肪細胞を示す。交感神経を活性化させた状態のマウスでは，このように白色脂肪組織のなかに白色脂肪細胞と褐色化した脂肪細胞が観察される（文献26より改変）。

ュ脂肪細胞や，brown-in-white の br と i と te を重ねて brite（ブライト）脂肪細胞，あるいは誘導型褐色脂肪細胞様脂肪細胞（inducible brown-like adipocytes）などと呼ばれている（以下，ブライト脂肪細胞と記す）。

　注目すべき点は，ブライト脂肪細胞がどのような細胞から形成されるかである。Himms-Hagenら[26]は，交感神経の活性化によって血液中に増加するカテコールアミンを7日間連続的にラットに投与し，白色脂肪組織内にブライト脂肪細胞を含む動物モデルを作製して検討した。褐色脂肪細胞は細胞内に多くの小さな脂肪滴（多房性脂肪滴）と豊富なミトコンドリアを有するのに対して，白色脂肪細胞は1つの大きな脂肪滴（単房性脂肪滴）と少数のミトコンドリアをもつ特徴がある（**表1-1**参照）。興味深いことに，ブライト脂肪細胞を発現する白色脂肪組織では，一部の白色脂肪細胞で多房性脂肪滴を含む細胞の存在が観察され，一部の白色脂肪細胞が褐色脂肪細胞に類似した脂肪滴の形態を示すことが明らかとなった。さらに，多房性脂肪滴を有する白色脂肪細胞の数パーセントはUCP1タンパク質を発現しミトコンドリアの数も増加していたが，これらの細胞は白色脂肪前駆細胞から分化した細胞ではなく，すでに白色脂肪細胞であった細胞が褐色脂肪細胞に類似した細胞へと変化したものであった。同様の結果はGrannemanらの研究[24]によっても観察され，白色脂肪細胞では上述の変化に加えて褐色脂肪細胞にみられるミトコンドリアによる脂肪酸酸化能も亢進することが明らかとなっている。さらに，Coulterら[18]は，ブライト脂肪細胞のUCP1の遺伝子には対立遺伝子の変異が認められるが古典的な褐色脂肪細胞では認められないことから，ブライト脂肪細胞と古典的な褐色脂肪細胞におけるUCP1遺伝子の発現調節機構は異なることを報告している。

　Lehrら[39]は，褐色脂肪組織と白色脂肪組織はそれぞれ成熟した両脂肪細胞のほかにも脂肪前駆細胞をはじめとする多くの細胞を含んでいる点に着眼した。すなわち，ブライト脂肪細胞と古典的な褐色脂肪細胞が共通の脂肪前駆細胞に由来するかを観察するために，両脂肪組織から得られた脂肪

図2-5　ブライト脂肪細胞の概念
Hoxc9：homeobox C9。ブライト脂肪細胞がどのような前駆細胞から分化するかは定かではないが，白色脂肪細胞のマーカー遺伝子（Hoxc9）と褐色脂肪細胞のマーカー遺伝子（UCP1）を発現している（文献59より改変）。

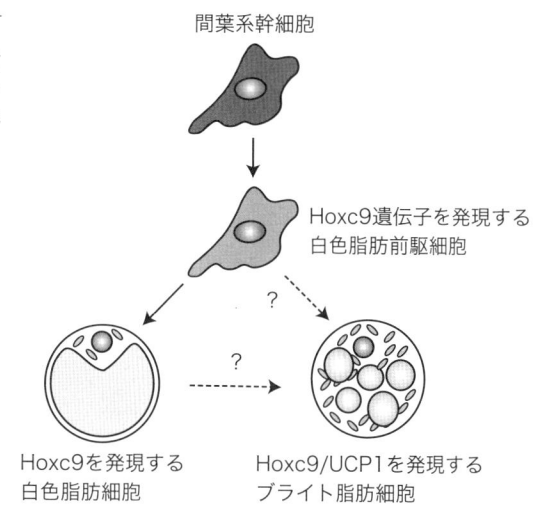

前駆細胞を古典的な褐色脂肪細胞へと分化する溶液のなかで飼育培養することによって，ブライト脂肪細胞と褐色脂肪細胞の形成過程を検討した。その結果，白色脂肪組織由来の脂肪前駆細胞から分化したブライト脂肪細胞（WATbrown）は，褐色脂肪組織由来の脂肪前駆細胞から分化した褐色脂肪細胞（BATbrown）と比べて細胞径が大きく尖った形状を示し，内包される脂肪滴も不均一であった。さらに，UCP1やUCP1の遺伝子発現を促すperoxisome proliferator‐activated receptor（PPAR）γ‐coactivator 1α（PGC‐1α）などのmRNA発現はBATbrownと比べてWATbrownで有意に低下した。しかし，UCP1やPGC‐1αのタンパク質発現はBATbrownと比べてWATbrownで有意に増加するなど，両者に一致した結果は認められなかった。こうした違いは，両細胞への薬剤の添加による生理作用の違いにも反映されていたため，ブライト脂肪細胞と古典的な褐色脂肪細胞の前駆細胞は共通ではないと結論づけている。実際，ブライト脂肪細胞はUCP1遺伝子を発現するにもかかわらず，古典的な褐色脂肪細胞や骨格筋細胞に特異的に発現する遺伝子を発現しないことも示されており[59]，ブライト脂肪細胞は褐色脂肪細胞と共通の脂肪前駆細胞から分化するわけではなく，むしろ成熟した白色脂肪細胞として白色脂肪組織に存在する細胞の一部から褐色脂肪細胞様の形態や機能をもつ細胞として形成されたのではないかと考えられている（**図2-5**）。

2. 褐色脂肪細胞の分化と増殖

1）古典的な褐色脂肪細胞の分化を誘導する分子

個体を構成するさまざまな細胞の違いは，個々の細胞がもつ遺伝子がどのように機能するかによって決定される。遺伝子が機能することを「遺伝子が発現する」と表現するが，どのような遺伝子の発現が促される（あるいは抑制される）かは，細胞を特徴づけ，さらに細胞が外的環境の変化な

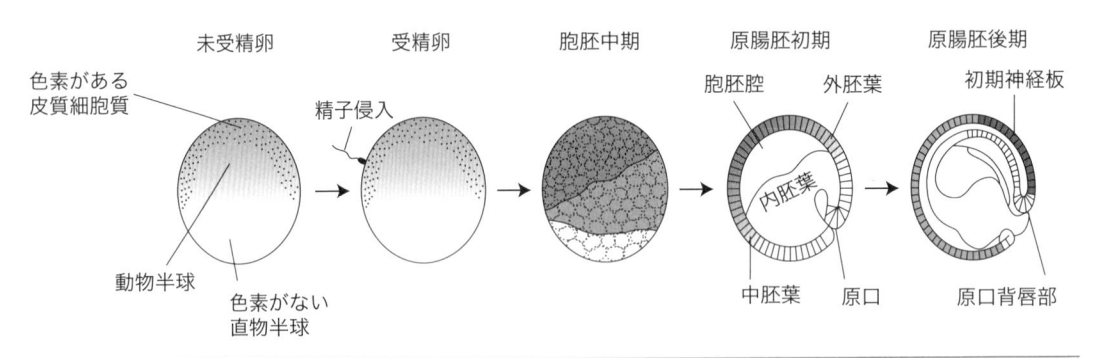

図2-6 受精卵から原腸胚への形成過程
受精卵は卵割と呼ばれる数回の細胞分裂後，胞胚と呼ばれる細胞塊を形成する（左から3番目）。その後，原腸陥入が起こり（左から4番目），原腸胚と呼ばれる細胞塊となる（右）。ここで形成された中胚葉を構成する細胞は，脂肪細胞へと分化することができる（文献54より引用）。

どに対応するうえで中心的な役割を果たしている。細胞内情報伝達機構とは細胞膜上や細胞内の分子の連鎖反応であることは前述したが，いつ，どの細胞で，どのくらいの強さで遺伝子が発現するかについての決定には，細胞内情報伝達機構を介した遺伝子発現の調節機構が重要であり，褐色脂肪細胞の分化の過程でも重要な役割を果たしている。

　生物は発生の過程を経て，最終的に骨格や各組織を形成する細胞へと分化する。受精卵の細胞分裂（卵割）が進み，ある程度の数の細胞が形成されると胞胚と呼ばれる細胞の塊を形成する。その後，原腸陥入（細胞の塊の一部が内部へ陥入する）といわれる現象が生じ，原腸胚となった細胞の塊は，外胚葉，中胚葉，内胚葉と呼ばれる3つの細胞層を構成する（**図2-6**）。それぞれの胚は各細胞の幹細胞などで構成されており，中胚葉からは体腔や脂肪組織，骨格筋，骨，心臓，血管系組織などが形成される。脂肪細胞は中胚葉性の幹細胞から間葉系幹細胞が形成され，そこから脂肪前駆細胞が形成されて最終的に脂肪細胞へと分化することによって形成される[14]。

　では，間葉系幹細胞から褐色脂肪細胞が形成される段階において，関連する遺伝子の発現は，いつ，どの細胞で，どのくらいの強さで，どのように調節されるのであろうか。中胚葉性幹細胞から間葉系幹細胞の形成過程についてはよくわかっていないが，最近になり，間葉系幹細胞から褐色脂肪細胞への分化機構については多くの知見が集約されつつある。PPARγは核内受容体スーパーファミリーに属するタンパク質であり，活性化されると核内で転写調節因子として標的遺伝子の発現を調節する。転写調節因子とは，DNA上にある結合部位に結合して標的遺伝子のDNA情報をRNAへと転写する過程を促進（あるいは抑制）するタンパク質を指す。これまで，PPARγの発現を実験的に抑制した動物では両脂肪細胞が形成されないことが報告され[5,62]，PPARγは褐色脂肪細胞と白色脂肪細胞の分化の最終過程で重要な役割を果たすことが示唆されてきた。しかし，間葉系幹細胞から褐色脂肪細胞への分化はPPARγの作用のみに依存するのではなく，PPARγと共役する転写調節因子の存在が提唱されてきた。このタンパク質の存在は長らく不明であったが，2007年，

図2-7 PRDM16を介した褐色脂肪細胞への分化機構
Myf-5遺伝子を発現する前駆細胞は，PRDM16の作用によって褐色脂肪細胞へと分化する。

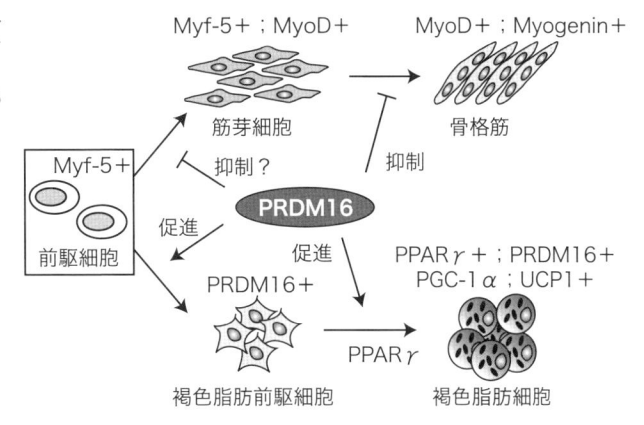

図2-8 PRDM16タンパク質の一次構造と転写調節因子との結合部位
PRDM16は亜鉛結合部位を2ヵ所もち，その領域に転写調節因子が結合することによって活性化する（文献32より改変）。

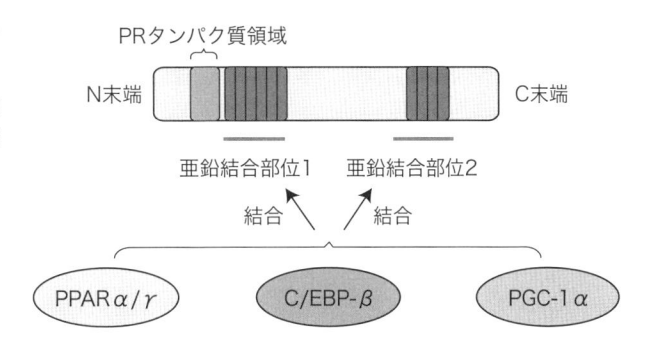

Sealeら[66]は転写調節因子であるPR-domain-containing 16（PRDM16）が褐色脂肪細胞への分化を調節することを発見し，これは今日にみる褐色脂肪細胞の分化機構の解明を目指す研究のブレイクスルーを引き起こした（**図2-7**）。

PRDM16による褐色脂肪細胞化の調節の特徴は，Myf-5遺伝子を発現する骨格筋前駆細胞の褐色脂肪細胞と骨格筋細胞への分化のスイッチ作用を有する点である。すなわち，PRDM16が活性化されると褐色脂肪細胞へ分化し，PRDM16の働きが抑制されると前駆細胞はそのまま骨格筋細胞へと分化する[68]。PRDM16タンパク質は亜鉛と結合する部分をもつタンパク質であり（**図2-8**），この部分のアミノ酸配列を実験的に変換することによってPRDM16はDNAと結合できず，褐色脂肪細胞への分化が生じないことが明らかとなっている[33]。さらに，PRDM16は多くの転写調節因子と結合することによってDNAとの結合を調節し，標的遺伝子の発現を調節している点は非常に興味深い。例えば，PRDM16はPPARγ以外にも，PGC-1α，PGC-1β，PPARα，およびCAAT enhancer binding protein（C/EBP）ファミリーと結合することが報告されている[32,66,68]。とりわけ，PRDM16とC/EBP-βとの結合は重要であり，C/EBP-βの欠損によって骨格筋前駆細胞から褐色脂肪細胞への分化が生じず[34]，両者を生体で発現させなくしたノックアウトマウスでは褐色脂肪組織の形態的な異常が観察され，褐色脂肪細胞に特異的な遺伝子の発現が抑制され，骨格筋細胞に

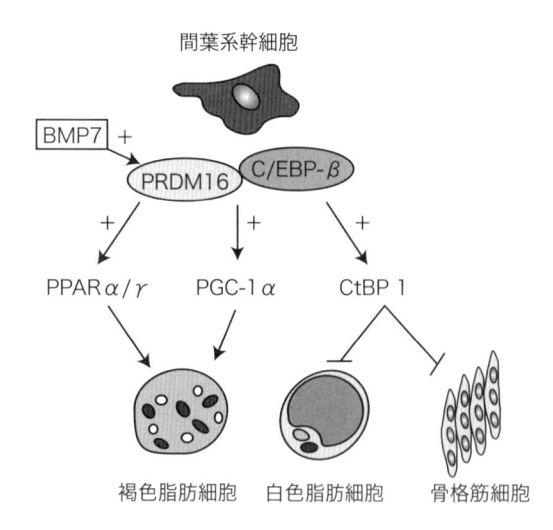

図 2-9 PRDM16を中心とした転写因子群による分化制御機構
PRDM16とC/EBP-βによる褐色脂肪細胞への分化は，BMP7によって促進される．一方，PRDM16はCtBP1と結合することによって白色脂肪細胞と骨格筋細胞への分化を抑制する（文献12より改変）．

特異的な遺伝子の発現が増加する[35]．加えて，こうしたタンパク質間の結合ばかりではなく，PPARαタンパク質自身が転写調節因子としてPRDM16遺伝子などの褐色脂肪細胞に特異的な遺伝子の発現を調節することによって，褐色脂肪細胞や骨格筋細胞への分化を調節していることも示されている[95]．つまり，PPARαは結合相手そのものをつくり出す機能をもっており，褐色脂肪細胞の形成に重要な役割を果たすと考えられている．一方，PRDM16はC-terminal binding protein 1（CtBP1）と結合することによって，白色脂肪前駆細胞や骨格筋前駆細胞が両細胞へと分化することを抑制する結果は，PRDM16が褐色脂肪細胞へのスイッチングに中心的な役割を果たすことを再認識させるものである[34]（図2-9）．

このように，PRDM16はMyf-5遺伝子を発現する骨格筋前駆細胞から褐色脂肪細胞への分化を制御する重要な転写調節因子であることがわかってきた．加えて，bone morphogenetic protein（BMP）ファミリーも間葉系幹細胞の分化能を有することが報告されている．BMPファミリーは，細胞膜にある受容体を介して細胞内情報伝達経路を賦活させる分泌性のタンパク質，すなわちホルモンである．ホルモンとは，特定の組織（細胞）で合成後に分泌され，血液などの体液を通して体内を循環し，別の特定の組織（細胞）でその効果を発揮する生理活性物質の総称である．BMPファミリーは発見当初に骨の形成を誘導することが明らかとなったことから，このような名称がつけられた[85]．しかし，現在では，細胞増殖，細胞分化，器官発生，器官形成やアポトーシスの調節因子としての関与など，多岐にわたる生理作用に関与することがわかっている[23,27,31,36,89]．骨格筋細胞や軟骨細胞，骨細胞，脂肪細胞へと分化する間葉系幹細胞を用いた実験において，BMPファミリーであるBMP2，BMP4，BMP7（BMPサブタイプ）は脂肪細胞への分化を調節することが明らかとなった[3,95]．注目すべき点は，BMP4は間葉系幹細胞から白色脂肪細胞への分化を促進するのに対して，BMP7は褐色脂肪細胞への分化を亢進させることである[12,74]．さらに，BMP7の添加により分化した間葉系幹細胞をマウスの白色脂肪組織へ移植するとUCP1を発現する褐色脂肪組織が形成され，

表2-1 褐色脂肪細胞への分化機構に関与する転写調節因子

転写調節因子	効果	報告者（年）	文献
BMP7	＋	Tsengら（2008）	84
BMP2	－	Wangら（1993）	95
BMP4	－	Tahaら（2006）	73
PRDM16	＋	Sealeら（2007）	66
PPARα	＋	Sealeら（2008）	68
PPARγ	＋	Sealeら（2008）	68
C/EBP-β	＋	Kajimuraら（2010）	32

BMP7を生体で発現させなくしたノックアウトマウスでは胎児期の褐色脂肪組織の形成が抑制される[82]。PPARαやPPARγ, C/EBPファミリーと同様に，BMP7はPRDM16やPGC-1α, UCP1の発現を増加させることから，褐色脂肪細胞への分化を調節する転写調節因子群の発現を誘導することによって褐色脂肪細胞の形成を促進する。表2-1にこれまで報告されている褐色脂肪細胞への分化の調節因子とその効果について示す。少なくとも，このような分子群が前駆細胞のなかで相互作用することにより褐色脂肪細胞への分化が調節されていることが明らかとなっている。

2）白色脂肪細胞の褐色脂肪細胞化を誘導する分子

Myf-5遺伝子を発現する骨格筋前駆細胞は，褐色脂肪細胞と骨格筋細胞の共通の前駆細胞であることが明らかとなったが，ブライト脂肪細胞の起源については現在明確な答えが得られるにいたっていない。これまでの知見から推測すると，褐色脂肪細胞とブライト脂肪細胞の形成時に変化する転写調節因子群を比較することで，褐色脂肪細胞とブライト脂肪細胞が共通の起源をもつか否かについて間接的な評価ができるかもしれない。実験的に褐色脂肪組織以外の組織にPGC-1αを強制的に発現させると，UCP1を含む熱産生に関連する遺伝子の発現が増加すること[45,80], PGC-1α遺伝子の欠損によって寒冷ストレス時の熱産生能が低下すること，そしてPGC-1αは当初褐色脂肪組織から発見されたことなどを考え合わせると，PGC-1αやその発現を調節する分子群の変化の観察は褐色脂肪組織以外の細胞に生じた褐色脂肪細胞の機能をもつ細胞，すなわちブライト脂肪細胞形成が古典的な褐色脂肪細胞と同様の起源から生じたか否かについて1つの解答を与えてくれるかもしれない。

興味深いことに，褐色脂肪細胞においてUCP1の発現を引き起こすPGC-1αの発現を促す転写調節因子と認識されているprostaglandin-endoperoxide synthase 2（PGHS2）タンパク質は，Myf-5遺伝子を発現する骨格筋前駆細胞から分化した褐色脂肪細胞のPGC-1αの発現には関与しないにもかかわらず，白色脂肪組織から集められた前駆細胞ではPGC-1αの発現を促すことが報告されている[91]。しかし，PGHS2タンパク質と同様に多くの細胞でPGC-1αの発現を促すことがわかっているforkhead box C2（FOXC2）タンパク質は，白色脂肪組織内に観察されるブライト脂肪

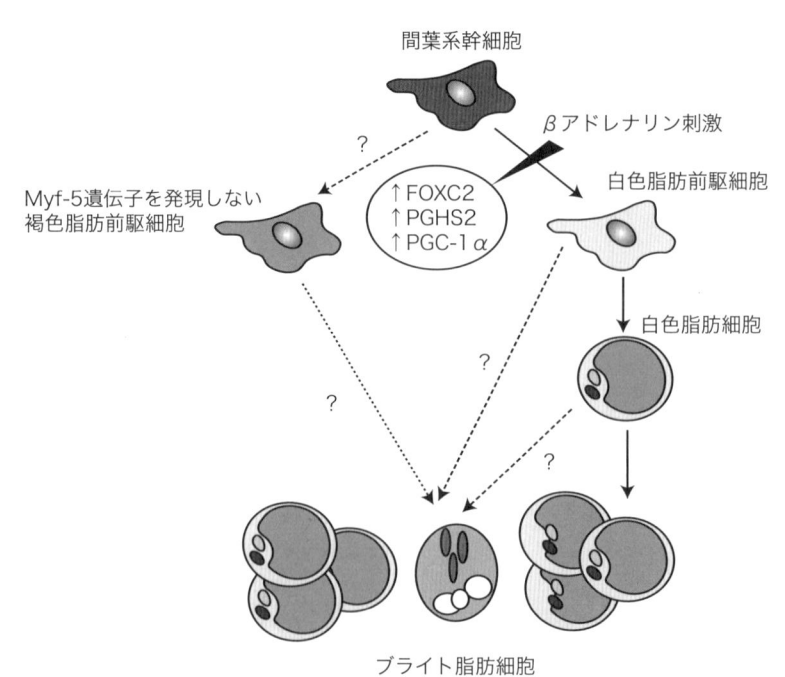

図2-10 ブライト脂肪細胞の由来
アドレナリン受容体刺激は，FOXC2，PGHS2，PGC-1αの発現を誘導しブライト脂肪細胞を形成する。しかし，ブライト脂肪細胞の前駆細胞の存在や形成の過程はよくわかっていない（文献63より改変）。

細胞の形成に関与している[15]ことから，現在わかっている転写調節因子の発現変化だけでは，ブライト脂肪細胞と古典的な褐色脂肪細胞の起源について十分な説明ができないようである。

最近になり，褐色脂肪細胞による熱産生が促進される寒冷環境では，血中のカテコールアミン濃度が上昇し，これを引き金として白色脂肪細胞の一部は単房性脂肪滴から褐色脂肪細胞にみられる多房性脂肪滴へと変化し，ミトコンドリアの形態も白色脂肪細胞と褐色脂肪細胞の両者の特徴を併せもつブライト脂肪細胞が形成されることが明らかとなっている[6]。さらに，内臓に分布する白色脂肪組織の一部ではPRDM16の発現は観察されないものの，皮下に分布する白色脂肪組織にはPRDM16が恒常的に発現しており，PRDM16は皮下白色脂肪細胞のブライト脂肪細胞への分化を調節している[67]。ごく最近では，皮下白色脂肪細胞からのブライト脂肪細胞の形成はPPARγを活性化することによってさらに促進され，このメカニズムとして，PRDM16タンパク質の分解機構が抑制されることによって褐色脂肪細胞への分化スイッチが入った状態が生じることがわかってきている[57]。ブライト脂肪細胞はMyf-5遺伝子などの骨格筋細胞に発現する遺伝子を発現しないことから[59,65]，ブライト脂肪細胞は古典的な褐色脂肪細胞にみられるようなMyf-5遺伝子をもつ骨格筋前駆細胞からは形成されない，という考え方で一致している（図2-10）。

しかし，PRDM16を介したブライト脂肪細胞の形成が白色脂肪組織の部位で異なる点は非常に興味深い。これは，骨格筋細胞や皮膚細胞などを含む他種の細胞と接する白色脂肪細胞はさまざまな細胞への分化能を有する前駆細胞から形成される可能性を含んでおり，ブライト脂肪細胞も同様な前駆細胞から形成される可能性を連想させる。一方，PRDM16を介した褐色脂肪細胞への分化スイ

◆ 第2章 褐色脂肪細胞の起源，増殖，分化 ◆

図2-11 白色脂肪組織のブライト脂肪細胞化
マウスを6℃で10日間飼育すると（C），28℃で飼育したマウス（B）と比べて皮下と内臓の白色脂肪組織の一部は褐色を呈する脂肪組織へと変化する（全体的に薄黒くみえる）。Aには白色脂肪組織の部位を記す（文献17より引用）。

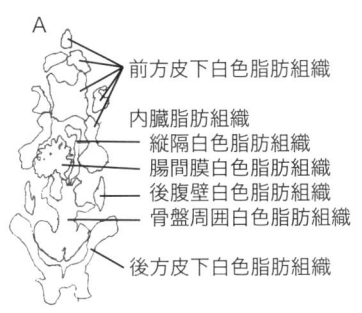

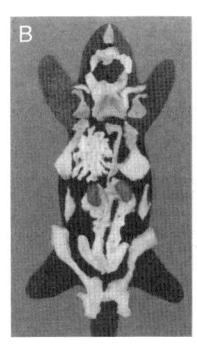

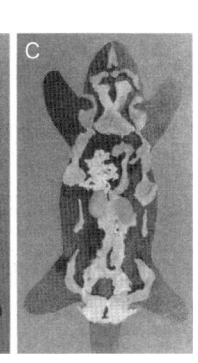

前方皮下白色脂肪組織
内臓脂肪組織
縦隔白色脂肪組織
腸間膜白色脂肪組織
後腹壁白色脂肪組織
骨盤周囲白色脂肪組織
後方皮下白色脂肪組織

ッチ機構をもたない白色脂肪組織におけるブライト脂肪細胞の形成は，むしろ外的環境などによって変化する生理活性物質（カテコールアミンなど）への暴露などによって，呼応する転写調節因子が一時的にUCP1の発現を促し，結果として褐色脂肪細胞のような機能を発揮するブライト脂肪細胞を形成させるのかもしれない。実際，寒冷環境への暴露は全身の白色脂肪組織を褐色化させる[17]（図2-11）ことや，運動による骨格筋のPGC-1αの発現増加は，112個のアミノ酸からなる新規分泌タンパク質イリシン（irisin）の分泌を増加させ，白色脂肪細胞からブライト脂肪細胞の形成を促すことがわかってきた[9]。いずれにせよ，ブライト脂肪細胞の前駆細胞の存在や，ブライト脂肪細胞の形成を促進する（あるいは抑制する）生理活性物質などの全容についてはよくわかっておらず，多くのブラックボックスが存在している。しかし，寒冷環境下でブライト脂肪細胞が形成されるのは，恒温動物に必要不可欠な適応変化であることはまちがいないであろう。

3）褐色脂肪細胞の増殖能とその調節分子の振る舞い

1つの細胞から2つの細胞が形成されることを「細胞増殖」あるいは「細胞分裂」という。褐色脂肪細胞を含めて生物を構成する細胞は，個体を成長させるためや，古くなって働きが悪くなった細胞を新しい細胞へと変換するために日常的に細胞増殖を行っている。細胞増殖は「細胞周期」という一定の規則によるサイクルで調節されている。細胞周期は大きくG1（Gap1）期，S（synthesis）期，G2（Gap2）期，M（mitosis and cytokinesis）期の4段階に分けられ（図2-12），どの細胞も細胞周期のどこかの段階にある。G1期は細胞分裂のためにS期へ進むか，分裂せずに停止期（G0期）に入るかという運命決定が行われる時期である。S期では染色体の複製が行われ，G2期は細胞分裂のための準備期間であり，M期では実際に細胞分裂が起こる。また，細胞の分化と細胞増殖をいっぺんに切り離すことはできず，両者は常に同時進行で行われている。しかし，多くの細胞は増殖能を有するにもかかわらず増殖しないG0期の状態で安定に存在する時期があるため，一部の細胞を除き，いつも細胞周期を動かしているわけではない。常に細胞周期を動かす細胞の典型例はがん細胞である。

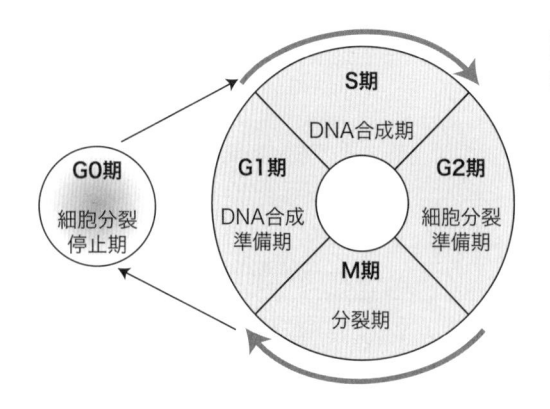

図2-12 細胞周期の概念
細胞は一定のリズムをもって細胞分裂を行うことによって働きが鈍くなった細胞などを新しい細胞へとつくり変えながら，生体の恒常性を維持している。

　Myf-5遺伝子を発現する骨格筋前駆細胞などがどのように褐色脂肪細胞へと成熟するのかについて，細胞内の分子機構の振る舞いを理解することが新たな肥満の予防や治療法の確立に必要となる。この場合，前駆細胞や分化した細胞の成長，いわゆる細胞増殖を理解することによって各組織の実際の機能が理解できる。細胞の増殖は成長因子（growth factor：GF）と呼ばれる生理活性物質によって制御されている。すなわち，細胞がGFに曝されることによって細胞周期が動き出す。脂肪細胞の細胞増殖には，少なくとも4種類の線維芽細胞成長因子（fibroblast growth factor：FGF）（FGF1，FGF10，FGF16，FGF19）が関与することがわかっている。特に，FGF16は胎児の成長期に褐色脂肪組織に多く発現し，褐色脂肪細胞の前駆細胞の増殖を促進する[38]。また，実験的に作製されたFGF19を多く発現するマウスでは，褐色脂肪組織量が増加することも観察されている[81]。トランスフォーミング成長因子（transforming growth factor β-1：TGFβ-1）を胎児由来の褐色脂肪前駆細胞へふりかけることによって，褐色脂肪細胞への分化と細胞増殖が亢進し[78]，UCP1遺伝子の発現も促進される[76]。

　同じく，インスリンやインスリン様成長因子（insulin-like growth factor：IGF）を介した細胞内情報伝達機構の活性化も褐色脂肪組織の発達に関与している[75, 77]。インスリンやIGFなどのGFが褐色脂肪細胞膜上に発現するタンパク質（インスリン受容体）に結合するとその情報はすみやかに細胞内へと伝達され，細胞内ではinsulin receptor substrate（IRS）と呼ばれるタンパク質にリン酸が結合し，活性化された状態となったIRSはその下流にあるextracellular regulated kinase 1/2（ERK1/2）を活性化して細胞増殖が促進される[61, 87]。IRSには4種類のタイプがある。なかでもIRS1は褐色脂肪細胞の形成に重要であり[83]，褐色脂肪細胞へと分化する培養細胞においてIRS1の発現を抑制させると，褐色脂肪細胞の形成が極端に抑制される[82]。一方，IGFファミリーであるIGF-2は，インスリン受容体ばかりではなく，プロラクチン受容体を介して生体の褐色脂肪組織の形成をになっており，実験的に作製したプロラクチン受容体を発現させないマウスでは，褐色脂肪組織に発現するPPARγ，PGC-1α，UCP1などといった褐色脂肪細胞への分化に重要な転写調節因子の発現と褐色脂肪組織量の顕著な低下が観察される[92]。こうして，褐色脂肪細胞の増殖は，

図2-13 アポトーシスとネクローシスの形態
アポトーシスが誘導された細胞は，細胞膜と核の変化を生じながらアポトーシス小体を形成し，これが貪食細胞に取り込まれることによって細胞が除去される。ネクローシスでは核の変化は少ないものの，細胞が膨化し細胞膜が破壊され，内容物が溶出し死にいたる（文献37より改変）。

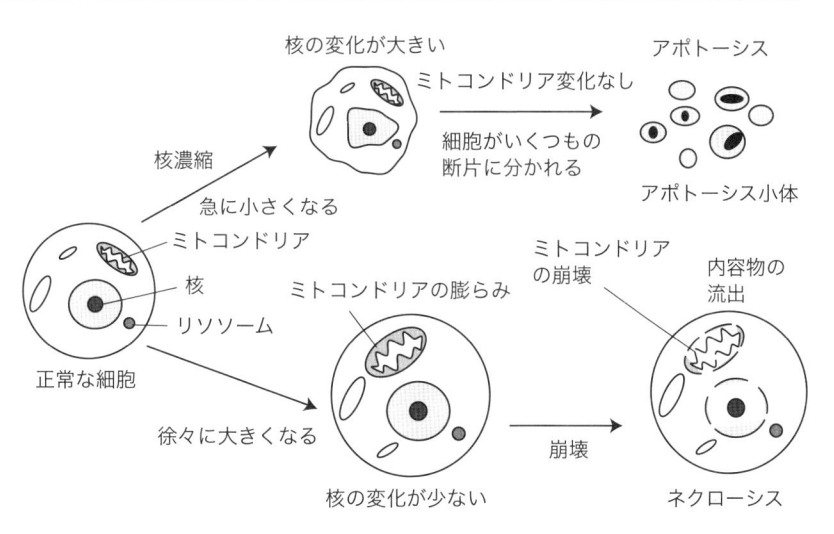

GFをはじめとするさまざまな成長因子やその後の細胞内情報伝達機構によって制御され，褐色脂肪細胞の恒常性が保たれている。

3. 褐色脂肪細胞の死

1) 褐色脂肪細胞死のプログラミング

　生物は細胞の集合体であるから，生物の寿命は細胞の死によって決定されている。細胞死とは細胞が従来の機能を果たすことができなくなった状態であり，さまざまな要因によって引き起こされる。細胞死は，アポトーシス（apoptosis）とネクローシス（necrosis）の2つに大別される。アポトーシスはプログラミングされていた細胞の自然死，ネクローシスは予期せぬ要因で引き起こされた細胞の事故死といえる（**図2-13**）。例をあげると，オタマジャクシはカエルに成長するにつれて尾がなくなる。これは，あらかじめ尾を形成する細胞が成長につれて死ななければならないプログラムを実行した結果であり，アポトーシスである。一方，心臓の血管が梗塞した場合，その血管から血液が供給されている心筋細胞では酸素や栄養分などの生きるために必要な因子を受けとることができず死にいたる。この場合はネクローシスである。これまで，肥満した動物では褐色脂肪組織量が減少することが報告されてきたが[43, 69]，この調節メカニズムについては不明であった。しかし，1993年，Hotamisligilら[28]は白色脂肪細胞から腫瘍壊死因子α（tumour necrosis factor-α：TNF-α）が分泌されることを発見し，この疑問の一端が解明された。TNF-αは名前の通り腫瘍のネクローシスを誘導する因子として，免疫細胞であるマクロファージから分泌されるタンパク質として発見された[13, 82]。TNF-αは肥満した動物やヒトの白色脂肪組織で増加し[29]，インスリン抵抗性を引き起こす。インスリン抵抗性とは，インスリン刺激によって生じる骨格筋細胞や褐色脂肪細胞，

白色脂肪細胞などへの糖の取り込みが低下する現象である。その結果，肥満は取り込めなかった糖が尿中で増加する「糖尿病」を引き起こす要因ともなる。

　TNF-αの作用はインスリン抵抗性にとどまらず，細胞のアポトーシスの誘導にまで及ぶ。そのため肥満により増加したTNF-αは褐色脂肪細胞をアポトーシスへと導き，褐色脂肪組織量が低下する可能性が考えられる。1997年，Porrasら[60]は褐色脂肪細胞にTNF-αをふりかけることによってアポトーシスが生じ，褐色脂肪細胞の増殖も抑制されることを明らかにした。その後，TNF-αが褐色脂肪細胞内のアポトーシスを誘導するシグナル分子を活性化させる事実が次々と報告され[10,40,49~51]，肥満によって生じる褐色脂肪組織の減少は，増加したTNF-αによるアポトーシスによることが示唆された。TNF-αは，さまざまな細胞の細胞膜に発現するTNF-α受容体と結合することによって細胞内の関連分子を活性化し生理作用を引き起こすことから，TNF-αによって生じるアポトーシスもまたTNF-αと受容体との結合が引き金となる。Nisoliら[53]は，実験的にTNF-α受容体を発現しない肥満マウスを作製したところ，褐色脂肪細胞のアポトーシスは誘導されず，むしろUCP1の発現が増加し，カテコールアミンに対する感受性も亢進することを報告した。逆に，TNF-α刺激によって褐色脂肪細胞のUCP1の発現が抑制されることも報告されている[86,89]。

　一方，褐色脂肪細胞に生じるネクローシスについての報告はみられないが，最近，興味深い現象が明らかにされている。インスリン抵抗性が生じた状態では，血液中のインスリン量が増加する高インスリン血症といわれる病態が生じる。Markelicら[44]は，実験的にインスリンを数日間投与した高インスリン血症ラットを作製したところ，褐色脂肪組織のTNF-αは増加し，褐色脂肪組織の血管を構成する血管内皮細胞と褐色脂肪細胞の両者にアポトーシスが生じ，褐色脂肪組織量は減少することを報告している。この現象は，血管内皮細胞のアポトーシスによる死滅によって褐色脂肪組織が酸素不足の状態を引き起こし，結果的に褐色脂肪組織量が減少したと解釈できる。すなわち，血管内皮細胞のアポトーシス作用を介して褐色脂肪組織にネクローシスのような現象が生じたとも考えられる。しかし，Markelicら[44]は褐色脂肪細胞もアポトーシスを生じることを観察していることから，肥満を呈する状態ではこうした細胞死の機構をたくみに操り，褐色脂肪組織を減少させる方向へと導くと考えられる。これは，結果的に褐色脂肪細胞のもつエネルギー消費能の低下をまねき，ますます肥満の個体が形成される悪循環を生むことにつながっているのかもしれない。

2）褐色脂肪細胞が死を逃れる方法

　主に副腎皮質から分泌される生理活性物質であるカテコールアミンは，褐色脂肪細胞の生理作用の調節にとりわけ重要な役割を果たしている。カテコールアミンは，褐色脂肪細胞膜上にあるアドレナリン受容体と結合することによって，細胞内へと情報を伝達する。アドレナリン受容体はαアドレナリン受容体とβアドレナリン受容体とに大別され，前者は細胞内への情報伝達の抑制作用を有し，後者は促進作用を有する。さらに，アミノ酸の数の違いから$α_1$，$α_2$，$β_1$，$β_2$，$β_3$に分類さ

◆ 第2章 褐色脂肪細胞の起源，増殖，分化 ◆

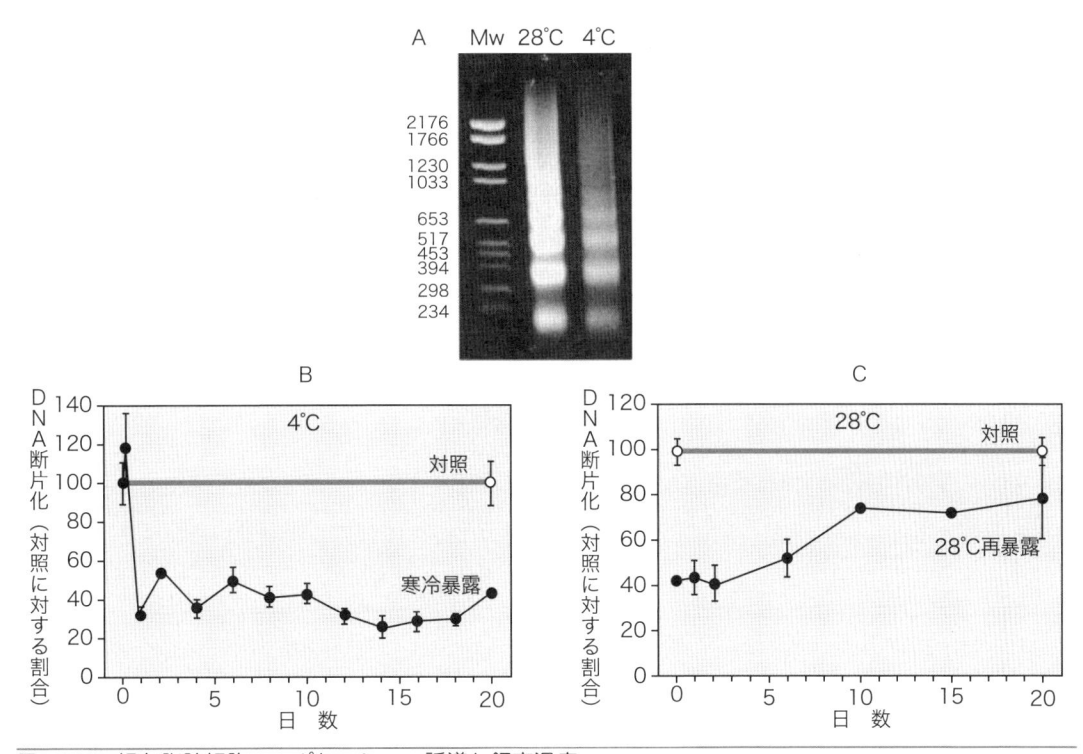

図2-14 褐色脂肪細胞のアポトーシスの誘導と飼育温度
アポトーシスを起こした細胞はDNAが細かく切断される（DNA断片化）。そのため，切断された断片を実験的に確認できる（A）。4℃に比べて28℃では断片化されたDNAが多く観察される（A）。褐色脂肪細胞にDNAの断片化が起こる割合を調べると，4℃の飼育環境では40％の細胞に断片化がみられるが（B），28℃の環境で飼育すると80％近くまで断片化された細胞が増加する（C）（文献40より引用）。

れる。褐色脂肪細胞は5つのアドレナリン受容体を発現するが，生理作用に及ぼす重要性は$α_1$や$α_2$に比べて$β_1$，$β_2$，$β_3$で高い。実際，$α_1$や$α_2$を介する熱産生機構の調節作用は，全体の20％以下しか貢献しない[11, 25, 47, 64]。Lindquistら[41]は，マウスを4℃の環境で飼育すると褐色脂肪細胞のアポトーシスが抑制されるが，28℃の環境へもどすと褐色脂肪細胞のアポトーシスが進行することを観察した（図2-14）。寒冷環境では交感神経が活性化され，血液中のカテコールアミン濃度は上昇する。そこで，褐色脂肪細胞にカテコールアミンをふりかけることによってこの現象を生体外で再現すると，褐色脂肪細胞ではERK1/2タンパク質が活性化され，アポトーシスを抑制するFGFの分泌を亢進させることによってアポトーシスを抑制した。つまり，褐色脂肪細胞は$β$アドレナリン受容体の作用を介してアポトーシスを減弱させる作用があり，動物を寒冷環境で飼育すると観察される褐色脂肪組織の増大は，$β$アドレナリン受容体刺激の亢進を介したアポトーシスの抑制作用によって調節されると結論づけられる。加えて，褐色脂肪細胞のアドレナリンによるERK1/2の活性化は，$α_1$と$β_3$アドレナリン受容体を介して制御されることも明らかとなっている[41]。つまり，アポトーシスを回避するためには，少なくともカテコールアミン刺激が重要である。

運動は，寒冷刺激と同様に交感神経系を活性化して血液中のカテコールアミンの濃度を上昇させる。そのため，継続的な運動によって褐色脂肪細胞の死を回避できるかもしれない。しかし，走運動など体温の上昇を伴う運動では褐色脂肪組織量は変化せず，むしろ褐色脂肪組織の熱産生機能は低下する[8]。一方，水泳運動トレーニングあるいは寒冷環境における運動は褐色脂肪組織量を増加させ，熱産生能を増加させる[56]。このように，寒冷刺激と同様に，運動によって増加するカテコールアミンの作用だけでは，運動による褐色脂肪細胞へのアポトーシス抑制作用について十分に説明できない。しかし，少なくとも寒冷環境下で行う運動により増加したカテコールアミンは，βアドレナリン受容体を介したアポトーシス抑制作用よりはむしろβアドレナリン受容体を介した熱産生機構の活性化を選択するのかもしれない。こうして，寒冷刺激と運動の両者によって血液中のカテコールアミン量は増加するものの，寒冷刺激と運動は異なるメカニズムを介して褐色脂肪組織の機能を亢進させると考えられる。水泳運動トレーニングによって褐色脂肪組織量が増加することから[56]，間接的ではあるが水泳運動もまた褐色脂肪細胞の死を回避できるといえよう。

おわりに

　褐色脂肪組織は，哺乳動物の熱産生に重要な役割を果たしている。紹介した実験結果の多くは動物から得られた情報であるが，褐色脂肪組織は胎児から成人まで広く発現することから，ヒトの肥満の予防や治療に応用できると考えられる。褐色脂肪細胞の分化や増殖機構の分子メカニズムが明らかとなりつつあるが，Myf-5遺伝子を発現する骨格筋前駆細胞以外の前駆細胞の存在や，ブライト脂肪細胞の前駆細胞の有無，あるいは前駆細胞が発生のどの段階で褐色脂肪細胞となる運命を獲得するのかなど，多くの解明すべき点が残されている。重要なことは，褐色脂肪細胞による熱産生が恒温動物の生命活動の維持に必須であるという事実である。遺伝子治療法が確立されていない臨床の現状を考えると，遺伝子操作を介した抗肥満療法は現実的ではなく，薬物投与の場合では副作用も懸念される。これらのことから，褐色脂肪細胞のもつ生理的なエネルギー消費機能を肥満の治療法へと応用することが理想的ではないだろうか。

参考文献

1) Alexander G, Williams D: Shivering and non-shivering therogenesis during summit metabolism in young lambs. J Physiol, 198: 251-276, 1968.
2) Almind K, Manieri M, Sivitz WI, et al.: Ectopic brown adipose tissue in muscle provides a mechanism for differences in risk of metabolic syndrome in mice. Proc Natl Acad Sci U S A, 104: 2366-2371, 2007.
3) Asahina I, Sampath TK, Hauschka PV: Human osteogenic protein-1 induces chondroblastic, osteoblastic, and/or adipocytic differentiation of clonal murine target cells. Exp Cell Res, 222: 38-47, 1996.
4) Ashwell M, Stirling D, Freeman S, et al.: Immunological, histological and biochemical assessment of brown adipose tissue activity in neonatal, control and beta-stimulant-treated adult dogs. Int J Obes, 11: 357-365, 1987.
5) Barak Y, Nelson MC, Ong ES, et al.: PPAR γ is required for placental, cardiac, and adipose tissue development. Mol Cell, 4: 585-595, 1999.
6) Barbatelli G, Murano I, Madsen L, et al.: The emergence of cold-induced brown adipocytes in mouse white fat depots is determined predominantly by white to brown adipocyte transdifferentiation. Am J Physiol Endocrinol Metab, 298: E1244-E1253, 2010.

7) Barré H, Cohen-Adad F, Duchamp C, et al.: Multilocular adipocytes from muscovy ducklings differentiated in response to cold acclimation. J Physiol, 375: 27-38, 1986.
8) Bell RR, McGill TJ, Digby PW, et al.: Effects of dietary protein and exercise on brown adipose tissue and energy balance in experimental animals. J Nutr, 114: 1900-1908, 1984.
9) Boström P, Wu J, Jedrychowski MP, et al.: A PGC1-α-dependent myokine that drives brown-fat-like development of white fat and thermogenesis. Nature, 481: 463-468, 2012.
10) Briscini L, Tonello C, Dioni L, et al.: Bcl-2 and Bax are involved in the sympathetic protection of brown adipocytes from obesity-linked apoptosis. FEBS Lett, 431: 80-84, 1998.
11) Bukowiechi LJ: Regulation of energy expenditure in brown adipose tissue. Int J Obes, 9 (Suppl): 31-41, 1985.
12) Butterwith SC, Wilkie RS, Clinton M: Abbreviations: BMP, bone morphogenic protein; C/EBP, ccaat enhancer-binding protein; PPAR, peroxisome proliferator activator. Biochem Soc Trans, 24:163S (abstr), 1996.
13) Carswell EA, Old LJ, Kassel RL, et al.: An endotoxin-induced serum factor that causes necrosis of tumors. Proc Natl Acad Sci U S A, 72: 3666-3670, 1975.
14) Casteilla L, Champigny O, Bouillaud F, et al.: Sequential changes in the expression of mitochondrial protein mRNA during the development of brown adipose tissue in bovine and ovine species. Sudden occurrence of uncoupling protein mRNA during embryogenesis and its disappearance after birth. Biochem J, 257: 665-671, 1989.
15) Cederberg A, Gronning LM, Ahren B, et al.: FOXC2 is a winged helix gene that counteracts obesity, hypertriglyceridemia, and diet-induced insulin resistance. Cell, 106: 563-573, 2001.
16) Champigny O, Ricquier D, Blondel O, et al.: Beta 3-adrenergic receptor stimulation restores message and expression of brown-fat mitochondrial uncoupling protein in adult dogs. Proc Natl acad Sci U S A, 88: 10774-10777, 1991.
17) Cinti S: Between brown and white: novel aspects of adipocyte differentiation. Ann Med, 43: 104-115, 2011.
18) Coulter AA, Bearden CM, Liu X, et al.: Dietary fat interacts with QTLs controlling induction of Pgc-1α and Ucp1 during conversion of white to brown fat. Physiol Genomics, 14: 139-147, 2003.
19) Crisan M, Casteilla L, Lehr L, et al.: A reservoir of brown adipocyte progenitors in human skeletal muscle. Stem Cells, 26: 2425-2433, 2008.
20) Cypess AM, Lehman S, Williams G, et al.: Identification and importance of brown adipose tissue in adult humans. N Engl J Med, 360: 1509-1517, 2009.
21) Frontini A, Cinti S: Distribution and development of brown adipocytes in the murine and human adipose organ. Cell Metab, 11: 253-256, 2010.
22) Gesta S, Tseng Y-H, Kahn CR: Developmental origin of fat: tracking obesity to its source. Cell, 131: 242-256, 2007.
23) Graff JM: Embryonic patterning: to BMP or not to BMP, that is the question. Cell, 89: 171-174, 1997.
24) Granneman JG, Li P, Zhu Z, et al.: Metabolic and cellular plasticity in white adipose tissue I: effects of β3-adrenergic receptor activation. Am J Physiol Endocrinol Metab, 289: E608-E616, 2005.
25) Gunn TR, Gluckman PD: Development of temperature regulation in the fetal sheep. J Dev Physiol, 5: 167-179, 1983.
26) Himms-Hagen J, Melnyk A, Zingaretti MC, et al.: Multilocular fat cells in WAT of CL-316243-treated rats derive directly from white adipocytes. Am J Physiol Cell Physiol, 279: C670-C681, 2000.
27) Hogan BL: Bone morphogenetic proteins: multifunctional regulators of vertebrate development. Genes Dev, 10: 1580-1594, 1996.
28) Hotamisligil GS, Arner P, Caro JF, et al.: Increased adipose tissue expression of tumor necrosis factor-alpha in human obesity and insulin resistance. J Cin Invest, 95: 2409-2415, 1995.
29) Hotamisligil GS, Shargill NS, Spiegelman BM: Adipose expression of tumor necrosis factor-alpha: direct role in obesity-linked insulin resistance. Science, 259: 87-91, 1993.
30) 井澤鉄也, 小笠原準悦, 櫻井拓也 他：脂肪組織のモルフォロジーと運動. In: 井澤鉄也, 駒林隆夫 編, 脂肪組織のエクササイズバイオロジー, ナップ, 東京, p. 2, 2011.
31) Jaskoll T, Zhou YM, Chai Y, et al.: Embryonic submandibular gland morphogenesis: stage-specific protein localization of FGFs, BMPs, Pax6 and Pax9 in normal mice and abnormal SMG phenotypes in FgfR2-IIIc (+/Delta), BMP7 (-/-) and Pax6 (-/-) mice. Cells Tissues Organs, 170: 83-98, 2002.
32) Kajimura S, Seale P, Spiegelman BM: Transcriptional control of brown fat development. Cell Metab, 11: 257-262, 2010.
33) Kajimura S, Seale P, Tomaru T, et al.: Regulation of the brown and white fat gene programs through a PRDM16/CtBP transcriptional complex. Genes Dev, 22: 1397-1409, 2008.
34) Kajimura S, Seale P, Kubota K, et al.: Initiation of myoblast to brown fat switch by a PRDM16-C/EBP-β transcriptional complex. Nature, 460: 1154-1158, 2009.
35) Karamitri A, Shore AM, Docherty K, et al.: Combinatorial transcription factor regulation of the cyclic AMP-response element on the Pgc-1α promoter in white 3T3-L1 and brown HIB-1B preadipocytes. J Biol Chem, 284: 20738-20752, 2009.
36) Kawabata M, Imamura T, Miyazono K: Signal transduction by bone morphogenetic proteins. Cytokine Growth Factor Rev, 9: 49-61, 1998.
37) 河原　栄, 滝沢登一郎 編：スタンダード病理学, 第3版, 文光堂, p. 46, 2009.
38) Konishi M, Mikami T, Yamasaki M, et al.: Fibroblast growth factor-16 is a growth factor for embryonic brown adipocytes. J Biol

Chem, 275: 12119-12122, 2000.

39) Lehr L, Canola K, Léger B, et al.: Differentiation and characterization in primary culture of white adipose tissue brown adipocyte-like cells. Int J Obes (Lond), 33: 680-686, 2009.

40) Lindquist JM, Rehnmark S: Ambient temperature regulation of apoptosis in brown adipose tissue Erk1/2 promotes norepinephrine-dependent cell survival. J Biol Chem, 273: 30147-30156, 1998.

41) Lindquist JM, Fredriksson JM, Rehnmark S, et al.: β3- and α1-adrenergic Erk1/2 activation is Src- but not Gi-mediated in brown adipocytes. J Biol Chem, 275: 22670-22677, 2000.

42) Loncar D, Bedrica L, Mayer J, et al.: The effect of intermittent cold treatment on the adipose tissue of the cat. Apparent transformation from white to brown adipose tissue. J Ultrastruct Mol Struct Res, 97: 119-129, 1986.

43) Marette A, Geloen A, Collet A, et al.: Defective metabolic effects of norepinephrine and insulin in obese Zucker rat brown adipose tissue. Am J Physiol, 258: E320-E328, 1990.

44) Markelic M, Velickovic K, Golic I, et al.: Endothelial cell apoptosis in brown adipose tissue of rats induced by hyperinsulinaemia: the possible role of TNF-α. Eur J Histochem, 55: e34, 2011.

45) Meirhaeghe A, Crowley V, Lenaghan C, et al.: Characterization of the human, mouse and rat PGC1b (peroxisome-proliferator-activated receptor-g co-activator 1b) gene *in vitro* and *in vivo*. Biochem J, 373: 155-165, 2003.

46) Mezentseva NV, Kumaratilake JS, Newman SA: The brown adipocyte differentiation pathway in birds: An evolutionary road not taken. BMC Biol, 6: 17-29, 2008.

47) Mohell N, Nedergaard J, Cannon B: Quantitative differentiation of alpha- and beta-adrenergic respiratory responses in isolated hamster brown fat cells: evidence for the presence of an alpha 1-adrenergic component. Eur J Pharmacol, 93: 183-193, 1983.

48) Nagase I, Yoshida T, Kawada T, et al.: Expression of uncoupling protein in skeletal muscle and white fat of obese mice treated with thermogenic b3-adrenergic agonist. J Clin Invest, 97: 2898-2904, 1996.

49) Navarro P, Valverde AM, Benito M, et al.: Insulin/IGF-I rescues immortalized brown adipocytes from apoptosis down-regulating Bcl-xS expression, in a PI 3-kinase- and MAP kinase-dependent manner. Exp Cell Res, 243: 213-221, 1998.

50) Navarro P, Valverde AM, Conejo R, et al.: Inhibition of caspases rescues brown adipocytes from apoptosis downregulating BCL-XS and upregulating BCL-2 gene expression. Exp Cell Res, 246: 301-307, 1999.

51) Navarro P, Valverde AM, Benito M, et al.: Activated Ha-ras induces apoptosis by association with phosphorylated Bcl-2 in a mitogen-activated protein kinase-independent manner. J Biol Chem, 274: 18857-18863, 1999.

52) Newman SA: Thermogenesis, muscle hyperplasia, and the origin of birds. Bioessays, 33: 653-656, 2011.

53) Nisoli E, Briscini L, Giordano A, et al.: Tumor necrosis factor α mediates apoptosis of brown adipocytes and defective brown adipocyte function in obesity. Proc Natl Acad Sci U S A, 97: 8033-8038, 2000.

54) 野田春彦, 丸山工作, 石川 統 他訳：分子生物学（下）, 東京化学同人, 東京, 2001.

55) Nougues J, Reyne Y, Champigny O, et al.: The β3-adrenoceptor agonist ICI D7114 is not as efficient on reduction of uncoupling protein mRNA in sheep as it is in dogs and smaller species. J Anim Sci, 71: 2388-2394, 1993.

56) Oh-ishi S, Kizaki T, Toshinai K, et al.: Swimming training improves brown-adipose-tissue activity in young and old mice. Mech Ageing Dev, 89: 67-78, 1996.

57) Ohno H, Shinoda K, Spiegelman BM, et al.: PPAR γ agonists induce a white-to-brown fat conversion through stabilization of PRDM16 protein. Cell Metab, 15: 395-404, 2012.

58) Olson JM, Dawson WR, Camilliere JJ, et al.: Fat from black-capped chickadees: avian brown adipose tissue? The Condor, 90: 529-537, 1988.

59) Petrovic N, Walden TB, Shabalina IG, et al.: Chronic peroxisome proliferator-activated receptor γ (PPAR γ) activation of epididymally derived white adipocyte cultures reveals a population of thermogenically competent, UCP1-containing adipocytes molecularly distinct from classic brown adipocytes. J Biol Chem, 285: 7153-7164, 2010.

60) Porras A, Álvarez AM, Valladares A, et al.: TNF-α induces apoptosis in rat fetal brown adipocytes in primary culture. FEBS Lett, 416: 324-328, 1997.

61) Porras A, Álvarez AM, Valladares A, et al.: p42/p44 mitogen-activated protein kinases activation is required for the insulin-like growth factor-I/insulin induced proliferation, but inhibits differentiation, in rat fetal brown adipocytes. Mol Endocrinol, 12: 825-834, 1998.

62) Rosen ED, Sarraf P, Troy AE, et al.: PPAR gamma is required for the differentiation of adipose tissue *in vivo* and *in vitro*. Moll Cell, 4: 611-617, 1999.

63) Satterfield MC, Wu G: Brown adipose tissue growth and development: significance and nutritional regulation. Front Biosci, 16: 1589-1608, 2011.

64) Schimmel RJ, McCarthy L, McMahon KK: Alpha 1-adrenergic stimulation of hamster brown adipocyte respiration. Am J Physiol, 244: C362-C368, 1983.

65) Schulz TJ, Huanga TL, Trana TT, et al.: Identification of inducible brown adipocyte progenitors residing in skeletal muscle and white fat. Proc Natl Acad Sci U S A, 108: 143-148, 2011.

66) Seale P, Kajimura S, Yang W, et al.: Transcriptional control of brown fat determination by PRDM16. Cell Metab, 6: 38-54, 2007.

67) Seale P, Conroe HM, Estall J, et al.: Prdm16 determines the thermogenic program of subcutaneous white adipose tissue in mice. J Clin Invest, 121: 96-105, 2011.

68) Seale P, Bjork B, Yang W, et al.: PRDM16 controls a brown fat/skeletal muscle switch. Nature, 454: 961-967, 2008.
69) Seydoux J, Benzi RH, Shibata M, et al.: Underlying mechanisms of atrophic state of brown adipose tissue in obese Zucker rats. Am J Physiol, 259: R61-R69, 1990.
70) Soppela P, Nieminen M, Saarela S, et al.: Brown fat-specific mitochondrial uncoupling protein in adipose tissues of newborn reindeer. Am J Physiol, 260: R1229-R1234, 1991.
71) Stott AW, Slee J: The effect of environmental temperature during pregnancy on thermoregulation in the newborn lamb. Animal Production, 41: 341-347, 1985.
72) Symonds ME, Bryant MJ, Clarke L, et al.: Effect of maternal cold exposure on brown adipose tissue and thermogenesis in the neonatal lamb. J Physiol, 455: 487-502, 1992.
73) Taha MF, Valojerdi MR, Mowla SJ: Effect of bone morphogenetic protein-4 (BMP-4) on adipocyte differentiation from mouse embryonic stem cells. Anat Histol Embryol, 35: 271-278, 2006.
74) Tang QQ, Otto TC, Lane MD: Commitment of C3H10T1/2 pluripotent stem cells to the adipocyte lineage. Proc Natl Acad Sci U S A, 101: 9607-9611, 2004.
75) Teruel T, Valverde AM, Alvarez A, et al.: Differentiation of rat brown adipocytes during late foetal development: role of insulin-like growth factor I. Biochem J, 310: 771-776, 1995.
76) Teruel T, Valverde AM, Benito M, et al.: Insulin-like growth factor I and insulin induce adipogenic-related gene expression in fetal brown adipocyte primary cultures. Biochem J, 319: 627-632, 1996.
77) Teruel T, Valverde AM, Benito M, et al.: Transforming growth factor beta 1 induces differentiation-specific gene expression in fetal rat brown adipocytes. FEBS Lett, 364: 193-197, 1995.
78) Teruel T, Valverde AM, Benito M, et al.: Transforming growth factor β1 induces mitogenesis in fetal rat brown adipocytes. J Cell Physiol, 166: 577-584, 1996.
79) Timmons JA, Wennmalm K, Larsson O, et al.: Myogenic gene expression signature establishes that brown and white adipocytes originate from distinct cell lineages. Proc Natl Acad Sci U S A, 104: 4401-4406, 2007.
80) Tiraby C, Tavernier G, Lefort C, et al.: Acquirement of brown fat cell features by human white adipocytes. J Biol Chem, 278: 33370-33376, 2003.
81) Tomlinson E, Fu L, John L, et al.: Transgenic mice expressing human fibroblast growth factor-19 display increased metabolic rate and decreased adiposity. Endocrinology, 143: 1741-1747, 2002.
82) Tracey KJ, Wei H, Manogue KR, et al.: Cachectin/tumor necrosis factor induces cachexia, anemia, and inflammation. J Exp Med, 167: 1211-1227, 1988.
83) Tseng Y-H, Kriauciunas KM, Kokkotou E, et al.: Differential roles of insulin receptor substrates in brown adipocyte differentiation. Mol Cell Biol, 24: 1918-1929, 2004.
84) Tseng Y-H, Kokkotou E, Schulz TJ, et al.: New role of bone morphogenetic protein 7 in brown adipogenesis and energy expenditure. Nature, 454: 1000-1004, 2008.
85) Urist MR: Bone: formation by autoinduction. Science, 150: 893-899, 1965.
86) Valladares A, Álvarez AM, Ventura JJ, et al.: p38 mitogen-activated protein kinase mediates tumor necrosis factor-α-induced apoptosis in rat fetal brown adipocytes. Endocrinology, 141: 4383-4395, 2000.
87) Valladares A, Roncero C, Benito M, et al.: TNF-α inhibits UCP-1 expression in brown adipocytes via ERKs: opposite effect of p38MAPK. FEBS Lett, 493: 6-11, 2001.
88) Valladares A, Porras A, Álvarez AM, et al.: Noradrenaline induces brown adipocytes cell growth via β-receptors by a mechanism dependent on ERKs but independent of cAMP and PKA. J Cell Physiol, 185: 324-330, 2000.
89) van Marken Lichtenbelt WD, Vanhommerig JW, Smulders NM, et al.: Cold-activated brown adipose tissue in healthy men. N Engl J Med, 360: 1500-1508, 2009.
90) Vegiopoulos A, Müller-Decker K, Strzoda D, et al.: Cyclooxygenase-2 controls energy homeostasis in mice by de novo recruitment of brown adipocytes. Science, 328: 1158-1161, 2010.
91) Viengchareun S, Servel N, Féve B, et al.: Prolactin receptor signaling is essential for perinatal brown adipocyte function: a role for insulin-like growth factor-2. PLoS One, 3: e1535, 2008.
92) Virtanen KA, Lidell ME, Orava J, et al.: Functional brown adipose tissue in healthy adults. N Engl J Med, 360: 1518-1525, 2009.
93) Walden TB, Petrovic N, Nedergaard J: PPARalpha does not suppress muscle-associated gene expression in brown adipocytes but does influence expression of factors that fingerprint the brown adipocyte. Biochem Biophys Res Commun, 397: 146-151, 2010.
94) Walden TB, Timmons JA, Keller P, et al.: Distinct expression of muscle-specific microRNAs (myomirs) in brown adipocytes. J Cell Physiol, 218: 444-449, 2009.
95) Wang EA, Israel DI, Kelly S, et al.: Bone morphogenetic protein-2 causes commitment and differentiation in C3H10T1/2 and 3T3 cells. Growth Factor, 9: 57-71, 1993.

〔小笠原準悦，井澤鉄也，大野秀樹〕

【Topics 1】

UCP 遺伝子の転写調節

　寒冷刺激は交感神経-ノルアドレナリンの経路を介して，UCP1 による熱産生を活性化するとともに，UCP1 の遺伝子の発現を誘導する．UCP1 遺伝子のプロモーター領域には，褐色脂肪細胞特異的にノルアドレナリンで活性化されるエンハンサー領域が存在し，転写因子 cAMP 応答配列結合タンパク質（CREB），核内受容体であるペルオキシソーム増殖因子活性化受容体γ（PPARγ）や甲状腺ホルモン受容体（TR）などの結合領域が含まれる[3, 5]．ノルアドレナリンがβアドレナリン受容体に作用すると，アデニル酸シクラーゼ，プロテインキナーゼ A といった酵素が活性化し，CREB がリン酸化されて転写因子として機能する（図1）．CREB は直接 UCP1 遺伝子プロモーターに結合するだけでなく，甲状腺ホルモン活性化酵素（D2）や PPARγ コアクチベーター-1α（PGC-1α）遺伝子発現を誘導する．PGC-1α は UCP1 の発現に最も重要な転写コアクチベーターであり，PPARγ や TR とレチノイド X 受容体（RXR）のヘテロダイマーとともに複合体を形成し，コアクチベーターとして UCP1 遺伝子発現を増強する．また，PGC-1α は核呼吸因子（NRF）のコアクチベーターとしてミトコンドリアの増生を促し，褐色脂肪の熱産生能を高める．

　交感神経-ノルアドレナリンによる UCP1 遺伝子発現の調節経路として，p38 MAP キナーゼの関与も報告されている[2]．マウスを寒冷にさらすと褐色脂肪では PGC-1α や UCP1 の発現増加に加えて p38 MAP キナーゼの活性化が認められるが，PGC-1α や UCP1 の発現増加は p38 MAP キナーゼの阻害剤の投与により消失する．この機序として，p38 MAP キナーゼにより転写因子 ATF-2 がリン酸化されて PGC-1α 遺伝子の転写を活性化する経路と，PGC-

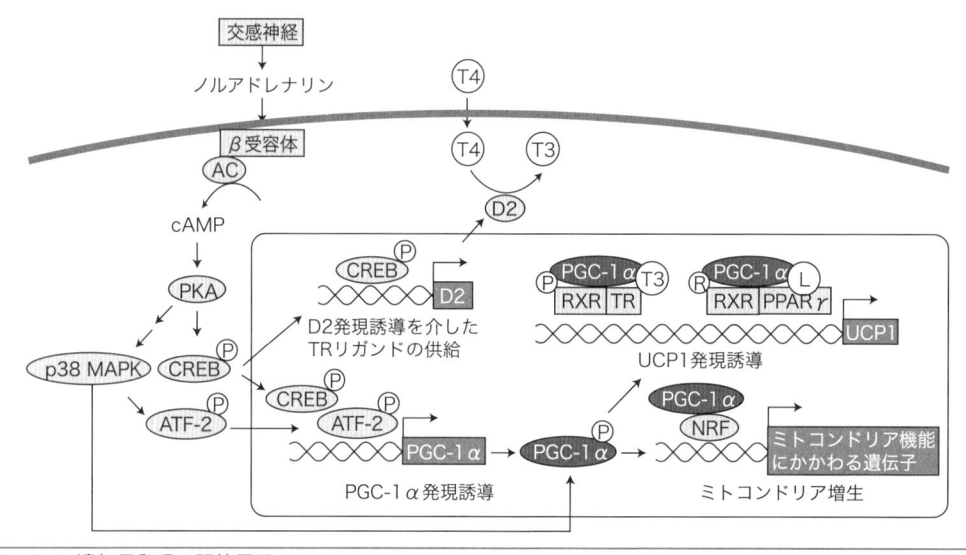

図1　UCP1 遺伝子発現の調節因子
AC：アデニル酸シクラーゼ，CREB：cAMP 応答配列結合タンパク質，D2：2型ヨードサイロニン脱ヨード酵素，L：リガンド，NRF：核呼吸因子，PKA：プロテインキナーゼ A，PPARγ：ペルオキシソーム増殖因子活性化受容体γ，PGC-1α：PPARγ コアクチベーター-1α，R：レチノイン酸，RXR：レチノイド X 受容体，T3：トリヨードサイロニン，T4：サイロキシン，TR：甲状腺ホルモン受容体．

1αそのものがリン酸化されることによりコアクチベーター活性が亢進し，下流のUCP1発現を上昇させる経路が示されている。なお，心臓から分泌されるホルモンであるナトリウム利尿ペプチドがp38 MAPKの経路を介してUCP1発現を増加させることが報告されており，交感神経-ノルアドレナリンとは別のUCP1発現調節経路として興味深い[1]。

以上のように，ノルアドレナリンの刺激はCREBやp38 MAPキナーゼの経路を介してPGC-1αの発現・活性を高め，UCP1やミトコンドリアを増加することで褐色脂肪の熱産生機能の基盤をつくる。UCP1発現におけるPGC-1αの重要性は，PGC-1α欠損マウスでは寒冷刺激に反応したUCP1発現誘導が起こらず，寒冷不耐性となることからも明らかである[6]。加えて，UCP1を発現していない白色脂肪細胞にPGC-1αを強制的に過剰発現させるとUCP1が発現し，ミトコンドリア量も増加する[6]。また，多くの因子がPGC-1αの転写調節，翻訳，活性の調節を介して褐色脂肪機能の調節にかかわることが遺伝子改変マウスの解析により明らかになっている（図2）。

なお，ノルアドレナリンに依存したUCP1遺伝子発現に重要なプロモーター領域は，ラットでは転写開始点の上流-2494から-2283塩基の領域に，マウスでは-2530から-2310塩基の領域に存在することが報告されている[3]。ヒトでは-3826から-3470塩基の領域がUCP1発現に重要であり，この領域に存在する一塩基多型（A3826G）と全身のエネルギー代謝との関連が報告されている（第5章参照）。

参考文献

1) Bordicchia M, Liu D, Amri EZ, et al.: Cardiac natriuretic peptides act via p38 MAPK to induce the brown fat thermogenic program in mouse and human adipocytes. J Clin Invest, 122: 1022-1036, 2012.
2) Cao W, Daniel KW, Robidoux J, et al.: p38 mitogen-activated protein kinase is the central regulator of cyclic AMP-dependent transcription of the brown fat uncoupling protein 1 gene. Mol Cell Biol, 24: 3057-3067, 2004.
3) Del Mar Gonzalez-Barroso M, Ricquier D, Cassard-Doulcier AM: The human uncoupling protein-1 gene (UCP1): present status and perspectives in obesity research. Obes Rev, 1: 61-72, 2000.
4) Lin J, Wu PH, Tarr PT, et al.: Defects in adaptive energy metabolism with CNS-linked hyperactivity in PGC-1alpha null mice. Cell, 119: 121-135, 2004.
5) Lowell BB, Spiegelman BM: Towards a molecular understanding of adaptive thermogenesis. Nature, 404: 652-660, 2000.
6) Tiraby C, Tavernier G, Lefort C, et al.: Acquierment of brown fat cell features by human white adipocytes. J Biol Chem, 278: 33370-33376, 2003.

（岡松優子）

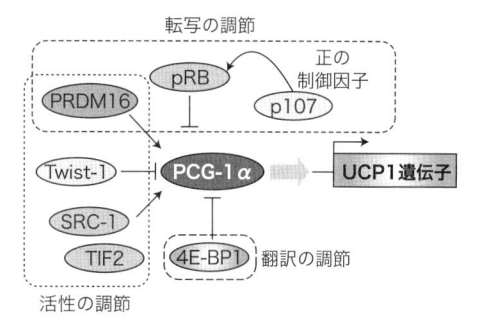

図2 PGC-1αの発現・活性調節にかかわる因子
細胞周期の調節にかかわるpRB（網膜芽細胞腫タンパク質）はPGC-1αのプロモーター領域に結合して転写を抑制する。褐色脂肪細胞の運命決定を握るPRDM16（PRD1-BF1-RIZ1 homologous domain containing 16）の作用の一部は，PGC-1αの発現調節と活性調節を介している。Twist-1はPGC-1αに直接結合してその作用を抑制する。核内受容体コアクチベーターp160ファミリーのSRC-1（steroid receptor coactivator-1）とTIF2（transcriptional intermediatry factor-2）は競合的なPGC-1αの結合パートナーでありSRC-1と結合するとPGC-1αの活性が上昇する。翻訳抑制因子4E-BP1（eIF-4E-binding protein 1）は白色脂肪組織においてPGC-1αの翻訳を抑制している。

【Topics 2】

骨の髄から温まる：骨髄の褐色脂肪細胞

　褐色脂肪組織は，高い熱産生能をもつ褐色脂肪細胞から構成される脂肪組織である．白色脂肪組織と異なり，褐色脂肪組織の体内分布はかなり限局している．例えば，マウスでは肩甲間・腋窩・後頸部・縦隔・腎周囲などに，ヒトでは鎖骨上部と傍脊椎部などに局在する．このような局在パターンを示す理由として，褐色脂肪組織の発生学上の特性および微小環境の影響が考えられる．

　褐色脂肪細胞は転写因子 Myf-5 を発現する筋芽細胞（骨格筋前駆細胞）から発生するが（**図1A**），Myf-5 は体節（脊索動物の胚発生過程で現われる中胚葉性分節構造）の背内側領域にある，将来，背筋を形成する細胞群で発現する（**図1B**）．このことから褐色脂肪組織は末梢部よりも体幹部に，腹側よりも背側に多く分布することが頷ける．なお背筋は抗重力筋のなかで最も多く赤筋が集まる筋肉であり，毛細血管に富み，ミトコンドリアを多く含有するエネルギー燃焼性の高い細胞からなるなど，褐色脂肪組織と共通した性質をもつことは興味深い．

　褐色脂肪組織は交感神経支配により機能制御を受けるが（例：寒冷環境での体熱産生，食後の熱産生），ヒトでの褐色脂肪組織と交感神経節の分布の類似性を考えると，褐色脂肪組織の存在には交感神経が関係した何らかの微小環境が重要であると推測される．多くの組織において，主たる構成細胞の生存や機能発現をサポートする「支持細胞」が共存することはよく知られるが（注：それが形成する微小環境をニッシェと呼ぶ），褐色脂肪細胞の支持細胞はまだ同定されていないものの，交感神経と関連した何らかの構造が褐色脂肪組織のニッシェを形成すると想像される．

　脂肪細胞には β_3 アドレナリン受容体が発現し，交感神経からのシグナルを伝達する．β_3 アドレナリン受容体は，脂肪組織・消化管・肝臓・骨格筋で発現するが，骨髄でも検出されることが報告されている．骨髄には血球とともに間葉系細胞（脂肪・骨・軟骨の基となる細胞）が存在するが，β_3 アドレナリン受容体は後者で発現する．「造血と脂肪細胞」との関係は諸説あり，一見矛盾するような報告がいろいろと出されてきた．しかし，これらの報告をよく読むと「白色脂肪＝造血阻害，褐色脂肪細胞＝造血支持」のスキームがみえてくる．骨髄に白色脂肪が存在することは周知であるが，褐色脂肪細胞の存在は長い間示唆されながらも証明されてこなかった．しかし最近，マウス骨髄で褐色脂肪細胞に特徴的な遺伝子群の発現が検出され，加齢や糖尿病で減少することが報告された（**図2**）．われわれも若いマウス骨髄標本で褐色脂肪細胞の特徴をもつ細胞を検出している（**図3A**）．ヒトの原発性血小板血症の骨髄標本で褐色脂肪細胞を検出したという報告もある（**図3B**）．またマウス骨髄を培養した際に検出される「造血支持細胞」の形態は褐色脂肪細胞の特

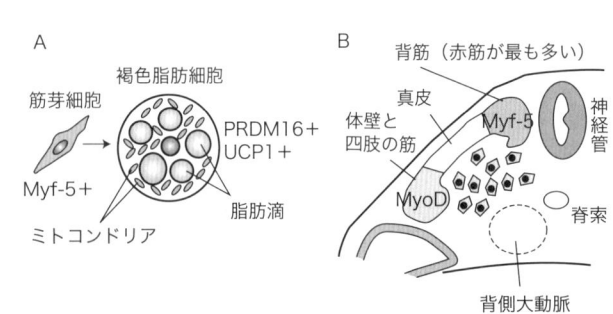

図1　褐色脂肪組織の発生
A：褐色脂肪細胞は骨格筋のもととなる筋芽細胞から分化する．この筋芽細胞は Myf-5 という転写因子を発現する．詳しい機序は不明であるが，Myf-5 陽性の筋芽細胞で PRDM16 という転写調節因子が発現すると褐色脂肪細胞として運命づけられる．その後，熱産生に必須な分子である UCP1 が誘導される．B：胚発生過程では，Myf-5 陽性細胞は体節の背内側領域で出現する．ここからは背筋が形成される．一方，四肢や体壁の筋群は体節の背外側領域に出現する MyoD 陽性細胞が遊走して形成される（文献4より改変）．

【Topics 2】

図2 マウス骨髄での褐色脂肪組織遺伝子群の発現
マウス骨髄組織からRNAを抽出して，褐色脂肪組織に特徴的な遺伝子群（Prdm16, FoxC2, β3AR, Dio2）の発現を検出した。加齢に伴って発現量が減少すること（上段），糖尿病マウスでは発現が低下すること（下段）が報告されている。＊p＜0.05（文献2より改変）。

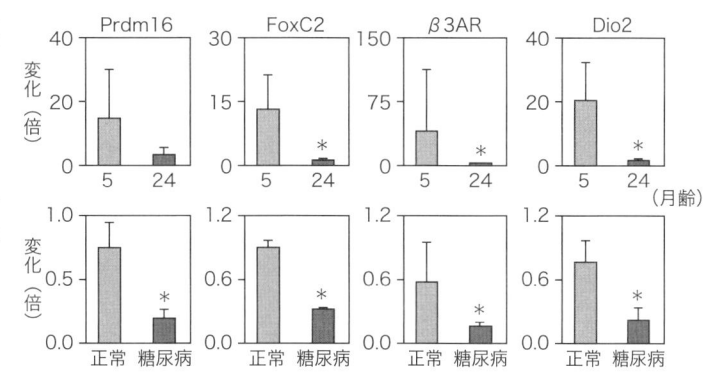

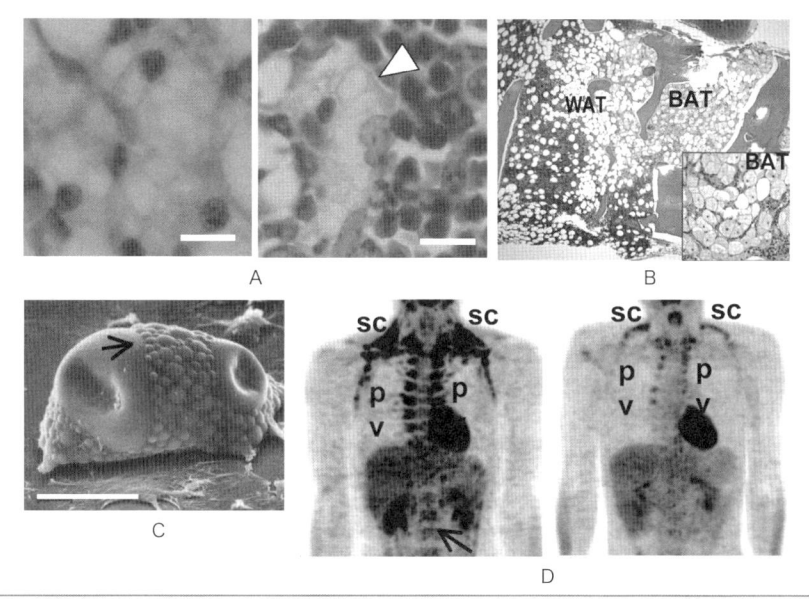

図3 骨髄内に褐色脂肪組織が存在することを示唆するデータ
A：マウス肩甲間褐色脂肪組織（左）とマウス骨髄（右）のヘマトキシリン-エオジン染色像。褐色脂肪組織を構成する多房性脂肪滴をもつ細胞によく似た細胞がマウス骨髄（3週齢，胸椎）で散見される。Scale bar＝10μm。B：ヒト原発性血小板血症（61歳，女性）の一例。骨髄内に褐色脂肪組織（BAT）が検出された。褐色脂肪細胞に悪性所見は認めない（文献3より改変）。C：造血ストロマ細胞。マウス骨髄組織を培養して得られた造血支持細胞。小型脂肪滴を多数もち，脂肪滴には長く大きいミトコンドリア（矢印）が載っている。Scale bar＝25μm（文献1より改変）。D：健常成人のPET-CT検査による褐色脂肪組織検出。2時間の寒冷刺激後にアイソトープ標識したブドウ糖誘導体を注射して褐色脂肪組織への集積を確認した。鎖骨上褐色脂肪組織（SC）や傍脊椎骨褐色脂肪組織（PV）のシグナルが強い人（褐色脂肪組織活性の高い人：左）ほど骨髄シグナルも強い（矢印）。

徴を備えている（図3C）。さらに健常人ボランティアのPET-CT検査では，鎖骨上部や傍脊椎部の褐色脂肪組織のブドウ糖取り込みが高い人（＝褐色脂肪組織活性が高い人）ほど，骨髄（胸椎・腰椎）のブドウ糖取り込みも高いことを観察している（図3D）。

以上，骨髄に褐色脂肪細胞が存在し，交感神経支配により熱産生と造血制御をつかさどることが強く示唆される。まさに「骨の髄から温まる」ことでわれわれの健康が維持されていると考えられる。

参考文献

1) Dexter TM, Allen TD, Lajtha LG, et al.: Conditions controlling the proliferation of haemopoietic stem cells in vitro. J Cell Physiol, 91: 335-344, 1977.
2) Krings A, Rahman S, Huang S, et al.: Bone marrow fat has brown adipose tissue characteristics, which are attenuated with aging and diabetes. Bone, 50: 546-552, 2012.
3) Thorns C, Schardt C, Katenkamp D, et al.: Hibernoma-like brown fat in the bone marrow: report of a unique case. Virchows Arch, 452: 343-345, 2008.
4) 安田峯生 訳（Sadler TW）：ラングマン人体発生学，第10版．メディカル・サイエンス・インターナショナル，東京，2010．

（佐伯久美子）

【Topics 3】
ヒトiPS細胞/ES細胞から褐色脂肪細胞をつくる

2009年にヒト成人での褐色脂肪組織の存在が実証されて以来，肥満に起因する代謝異常（インスリン抵抗性や2型糖尿病など）の治療標的としてヒト褐色脂肪組織が注目されている．しかし，ヒト生体から褐色脂肪組織検体を入手することはできず，創薬研究を進めるにあたり大きな障害となっていた．

この問題を解決すべく，筆者らのグループは「ヒト人工多能性幹（iPS）細胞」および「ヒト胚性幹（ES）細胞」からの褐色脂肪作製技術の開発に取り組んだ．そして，遺伝子導入を行うことなく，ヒトiPS細胞/ES細胞から高純度（＞90％）に褐色脂肪細胞を作製することに成功した（図1A）[1]．作製された褐色脂肪細胞においては，オイルレッドO染色で多房性脂肪滴を（図1B），電子顕微鏡で褐色脂肪細胞に特徴的なミトコンドリア形態（梯子状にクリステが密に発達）を確認した（図1C）．さらに褐色脂肪細胞に特徴的な遺伝子（UCP1，PRDM16）の発現とともに，褐色脂肪細胞発生過程で発現する遺伝子群の誘導が確認され（図1D），筆者らの開発した技術は「生体の褐色脂肪細胞発生過程を正しく再現した分化誘導系」であることが示された．また白色脂肪細胞より高い酸素消費速度（OCR）を示すのみならず（図2A），βアドレナリン受容体アゴニストの添加でOCRが増大したことから（図2B），交感神経刺激への応答性が確認された．またマウスに移植すると，βアドレナリン受容体アゴニスト投与後

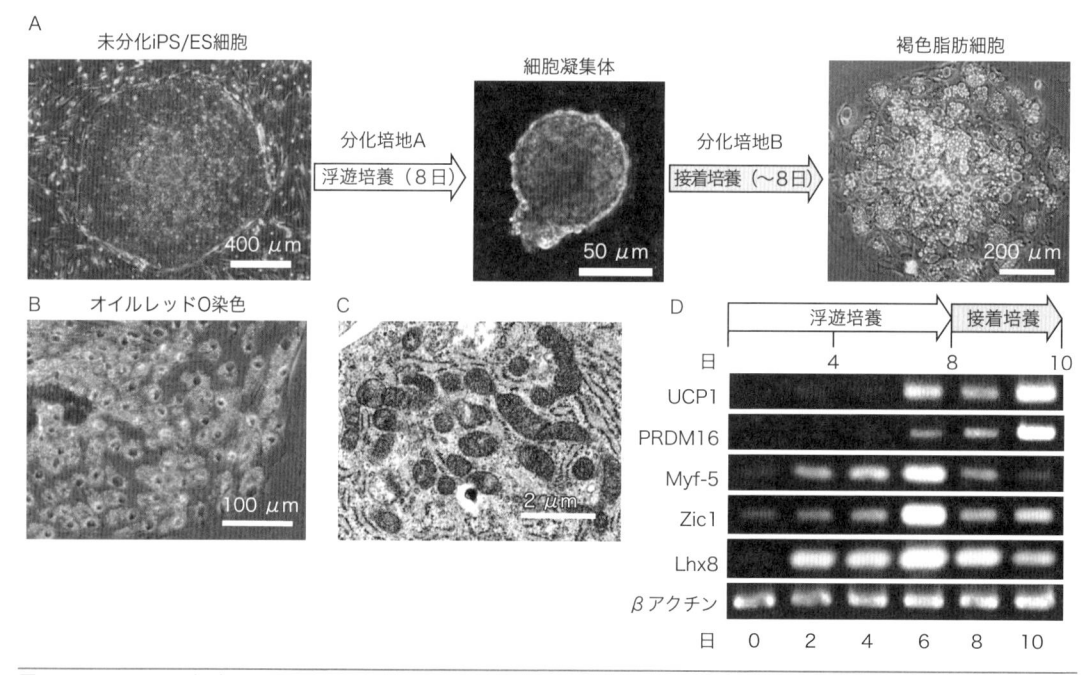

図1　ヒトiPS/ES細胞からの褐色脂肪細胞（BA）の分化誘導
A：ヒトiPS/ES細胞を「分化培地A」で浮遊培養して得られた細胞凝集体を「分化培地B」で接着培養すると2～3日後に高純度にBAが作製される．B：作製されたBAのオイルレッドO染色写真（脂肪滴が赤く染色）．C：作製されたBAの電子顕微鏡写真．D：RT-PCRによる遺伝子発現．BA選択的マーカーであるUCP1，PRDM16が誘導される．また，分化過程で，筋芽細胞マーカーMyf-5と，BAで発現するがブライト細胞で発現しないZic1，BAでブライト細胞より高発現するLhx8の誘導が観察される．

【Topics 3】

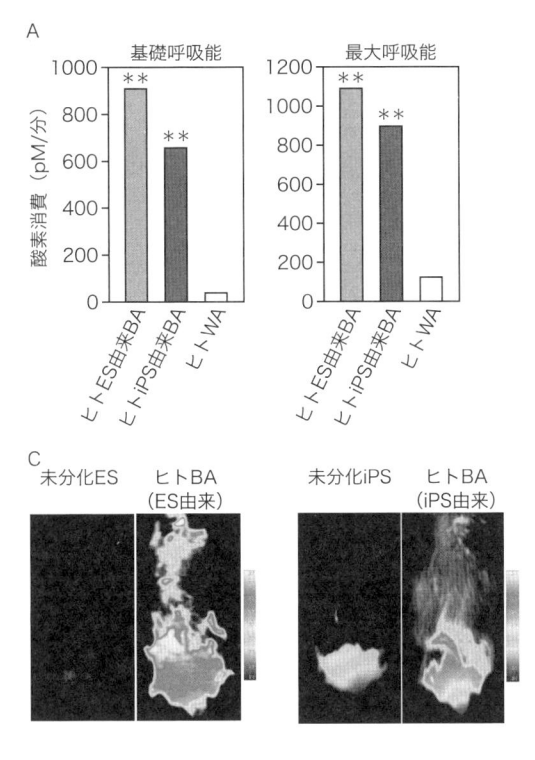

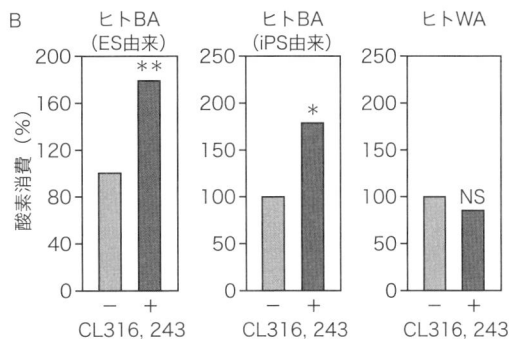

図2　ヒトES/iPS由来BAの機能評価(1)：呼吸と熱産生に関する交感神経刺激応答性

A：ヒトBAとヒトWAについて基礎および最大のミトコンドリア呼吸能を酸素消費速度(OCR)で測定した。ヒトBAはヒトWAより圧倒的に高いOCR値を示す。B：ヒトBA，ヒトWAをβ_3アドレナリン受容体特異的アゴニストCL316,243で刺激して4時間後のOCRを測定した（刺激前を100％とする）。ヒトBAでのみOCR値が上昇した（$*p < 0.05$，$**p < 0.01$）。C：ヒトBAまたは未分化細胞をマウスに移植（殿部皮下）し，βアドレナリン受容体アゴニストのイソプロテレノルを投与して4時間後に赤外線カメラで撮影した。ヒトBA移植群でのみ皮膚温が上昇した。

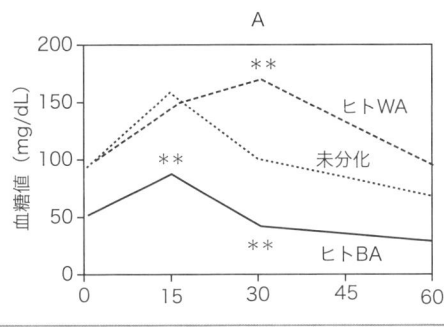

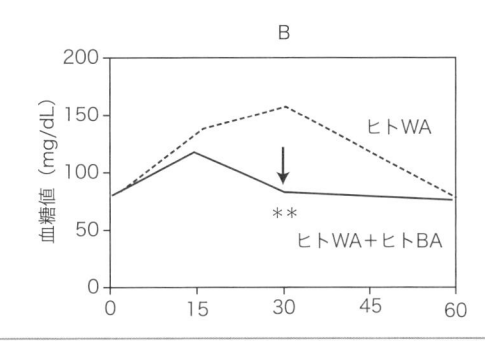

図3　ヒトBAの糖代謝改善作用

経口ブドウ糖負荷試験。ヒトBAまたはヒトWAをマウスに移植し，16時間の絶食後にβアドレナリン受容体アゴニストのイソプロテレノルを投与し，さらに4時間後にブドウ糖を経口投与して経時的に血糖値を測定した。ヒトBA移植群ではすべての時点で血糖値が低下した。一方，ヒトWA移植群では30分後の血糖値が顕著に上昇したが（A），ヒトBAとヒトWAを同時に移植すると30分後の血糖値は正常化した（B）（$**p < 0.01$）。

に移植部の皮膚温が上昇し（**図2C**），交感神経刺激に応じた熱産生を行うことが確認された。さらに，ヒトES/iPS由来褐色脂肪細胞（以下「ヒト褐色脂肪細胞」）の糖代謝への影響を調べたところ，ヒト褐色脂肪細胞移植により耐糖能が向上することが確認された。

以上，筆者らが作製したヒト褐色脂肪細胞は，耐糖能障害の治療効果を発揮する「高機能性褐色脂肪細胞」であることが実証され，創薬研究への使用を含めた新たな展開が期待される。

参考文献

1) Nishio M, Yoneshiro T, Nakahara M, et al.: Production of fanctional classical brown adipocytes from human pluripotent stem cells using specific hemopoietin cocktail without gene transfer. Cell Metabolism, 16: 394-406, 2012.

（佐伯久美子）

【Topics 4】
マクロファージは褐色脂肪組織に燃料を補給する

　免疫系には，微生物に遭遇したか否かにかかわらず備わっている自然免疫系と，微生物との遭遇により後天的に形成される獲得免疫系がある．マクロファージは自然免疫系の生体防御機構で食細胞として働くとともに，炎症性サイトカインやケモカインを産生し，感染や組織損傷の起こった局所での危険因子を排除する炎症反応において中心的な役割を果たしている．さらに，獲得免疫系を誘導するために，抗原提示細胞としても働く多彩な機能をもった細胞である．病原体と戦うときには，マクロファージは炎症性マクロファージへと分化する．一方，インターロイキン4（IL-4）というサイトカインの刺激を受けると免疫反応の調節，組織修復などの機能をもつ抗炎症性マクロファージに分化する．

　マウスを寒冷暴露すると，脳は神経系を介してカテコールアミンを白色と褐色脂肪組織に放出して，褐色脂肪を活性化して熱を産生させる．カテコールアミンに反応して白色脂肪から放出され血流に乗って褐色脂肪に到達した遊離脂肪酸が，熱産生のためのエネルギー供給源である．しかし最近，抗炎症性マクロファージがカテコールアミンを産生すること

がわかった．マクロファージのIL-4またはIL-4受容体遺伝子をノックアウトして抗炎症性マクロファージへとシフトするのを阻害すると，白色脂肪組織は褐色脂肪組織に燃料を補給することができなくなる．褐色脂肪組織での熱産生能も著しく低下し，体温が維持できなくなる（図1）[1]．したがって，白色と褐色脂肪組織にいるマクロファージは，寒冷ストレスに対して抗炎症性マクロファージへとシフトし，産生したカテコールアミンが，白色脂肪を刺激して脂肪を放出させるとともに，褐色脂肪の熱産生機構を活性化させると考えられる（図2）[2]．すなわち，多彩な機能をもつマクロファージに，「熱産生調節」という新たな機能が明らかにされた．

参考文献
1) Nguyen KD, Qiu Y, Cui X, et al.: Alternatively activated macrophages produce catecholamines to sustain adaptive thermogenesis. Nature, 480: 104-108, 2011.
2) Whittle AJ, Vidal-Puig A: Physiology: immune cells fuel the fire. Nature, 480: 46-47, 2011.

　　　　　　　　　（木崎節子，佐藤章悟，大河原知水）

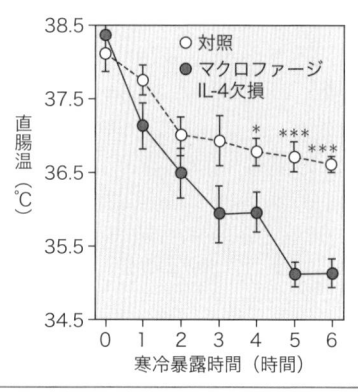

図1　IL-4遺伝子を欠損したマクロファージをもつマウスは寒冷（4℃）に暴露すると対照マウスに比べて体温が有意に低下する
＊$p < 0.05$，＊＊＊$p < 0.001$　vs. マクロファージIL-4欠損（文献1より引用）．

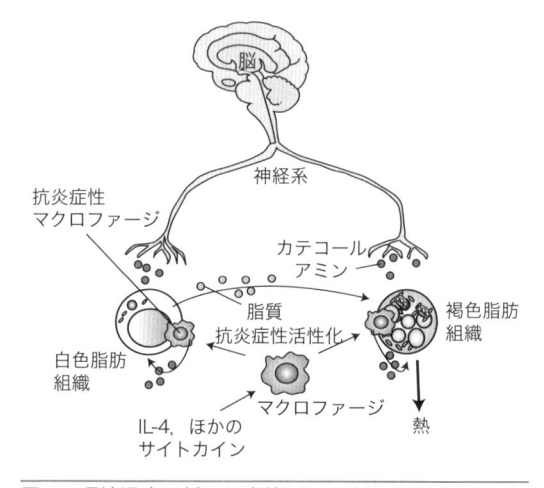

図2　環境温度の低下に応答して，脳とマクロファージは化学伝達物質（カテコールアミン）を白色と褐色脂肪組織に放出する．カテコールアミンは白色脂肪から脂質を放出させるとともに，褐色脂肪を活性化してその脂質を使って熱を産生させる（文献2より引用）．

第3章
脳が調節する褐色脂肪組織の熱産生

燃える褐色脂肪の不思議

　もし，褐色脂肪組織で熱をやみくもにつくっていたら，私たちの身体はどうなってしまうだろうか。産生された多量の熱は体温を著しく上昇させ，やがて，生体のさまざまな化学反応を行う酵素が変性して活性を失い，生命機能を維持できなくなってしまうだろう。また，熱の産生にはエネルギーを消費するので，食物から体内に蓄積したエネルギーが枯渇し，身体を動かすことすらままならなくなるだろう。つまり，私たちが健康に生きていくためには，生体が必要とする量の熱を，必要とする時に褐色脂肪組織がつくり出すことが大切なのである。では，褐色脂肪組織の熱産生の調節はどのようにして行われているのだろうか。そこには，人間を含めた恒温動物に備わった，精緻な仕組みが活躍しているのである。そして，その仕組の中心的な役割を果たしているのは，脳である。

1. 褐色脂肪組織の熱産生は無意識に起こる

　例えば，私たちが冬の寒い夜に屋外へ出ると，冷たい空気によって身体の熱が奪われ，体温が低下してしまう。これを防ぐために，私たちの身体は，まず皮膚の温度センサー（温度受容器）によ

図3-1　環境温度の低下によって生じる脳の反応
意識の上で温度を知覚するのと同時に，無意識下では体温維持のための熱産生を指令する。

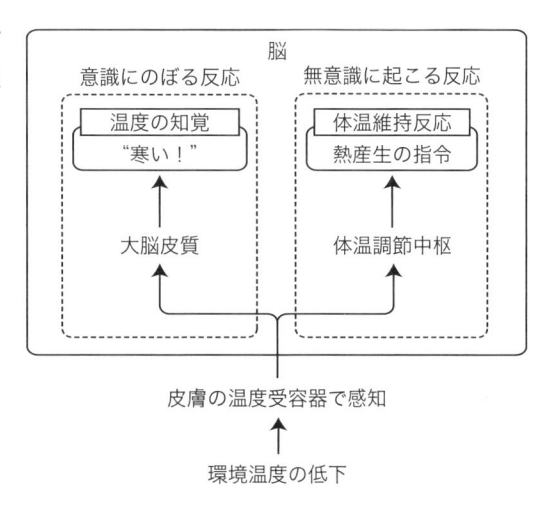

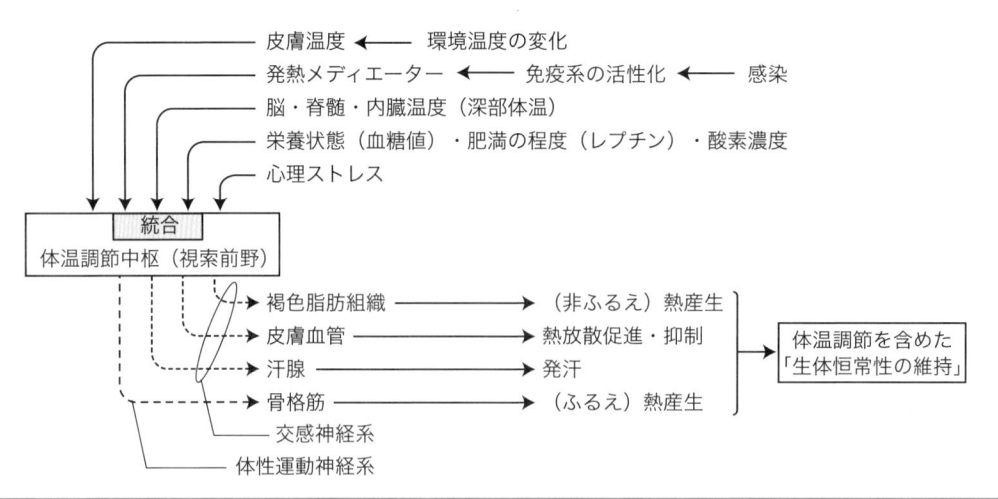

```
     皮膚温度  ←―― 環境温度の変化
     発熱メディエーター ←―― 免疫系の活性化 ←―― 感染
     脳・脊髄・内臓温度（深部体温）
     栄養状態（血糖値）・肥満の程度（レプチン）・酸素濃度
     心理ストレス
  ┌─統合─┐
  │体温調節中枢（視索前野）│
         ├→ 褐色脂肪組織 ――――→ （非ふるえ）熱産生       ┌──────────┐
         ├→ 皮膚血管 ――――→ 熱放散促進・抑制            │体温調節を含めた│
         ├→ 汗腺 ――――→ 発汗                      │「生体恒常性の維持」│
         └→ 骨格筋 ――――→ （ふるえ）熱産生             └──────────┘
         交感神経系
         体性運動神経系
```

図3-2　体温調節中枢を中心とした情報の入力・統合と指令の出力
脳の体温調節中枢へはさまざまな神経性・液性情報が入力され，それらが統合される。体温調節中枢は，その情報をもとに，生体の恒常性を維持するために必要な生体反応を惹起する指令を，褐色脂肪組織を含めた効果器へ出力する。

って外気温が低いことを感知する。この情報が脳の大脳皮質へ伝えられると，私たちは「寒い」ということを感じる（**図3-1**）。一方，これと同時に，皮膚で感知した温度情報は，脳にある「体温調節中枢」へも伝えられ，そこから褐色脂肪組織へ向かって，熱をつくるように指令する信号が伝えられる。このようにして，体温が低下してしまう前に素早く熱をつくり，体温を一定に保つことができるのである。大脳皮質での寒さの知覚は意識にのぼるが，寒さの情報が体温調節中枢へ伝えられることによって行われる褐色脂肪組織の熱産生の指令は，無意識に起こるものである（**図3-1**）。そのおかげで，私たちがたとえ眠っていても，褐色脂肪組織の熱産生は調節され，体温を一定に保つことが可能となっている。

　近年，褐色脂肪組織の熱産生の調節を行う脳や神経の仕組みが徐々に解明されてきた[4,5]。しかし，人体を用いた研究には制約が多く，こうした仕組みの多くは，人間と同じ恒温動物であるラットやマウスを用いた研究によって明らかとなったものである。こうした実験動物も褐色脂肪組織をもち，人間と非常によく似た熱産生反応を起こすことができる。

2. 褐色脂肪組織の熱産生の司令塔，体温調節中枢

　なぜ，褐色脂肪組織の熱産生の調節は，脳を経由して行われなければならないのだろうか。皮膚で感知した温度情報が，そのまま褐色脂肪組織に伝達されてもよいように思うが，なぜそのようになっていないのだろうか。実は，褐色脂肪組織の熱産生の調節に必要な情報は，皮膚の温度情報だけではない。脳・脊髄や内臓を含めた身体の深い部分の温度情報，免疫系からの感染シグナル，栄養状態，酸素摂取の状態，心理ストレスなど，さまざまな因子が褐色脂肪組織の熱産生に影響を与

図3-3 体温調節中枢から褐色脂肪組織への熱産生指令の伝達にかかわる脳部位

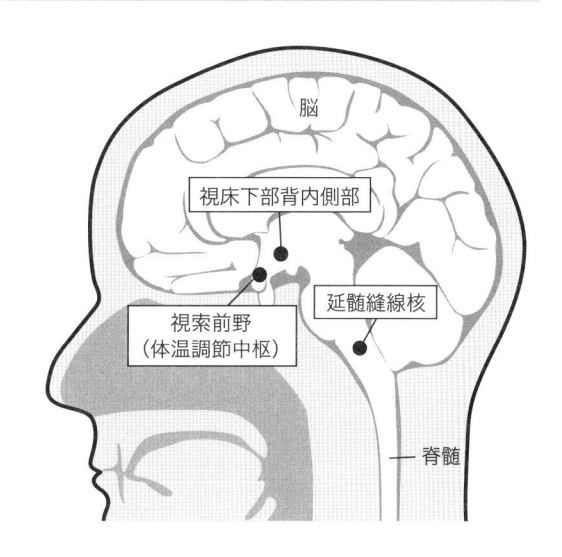

える（**図3-2**）。脳には，こうした情報やシグナルを統合し，生命を維持するのに最適な状態を保つ（「生体恒常性の維持」という）ために必要な生体反応を起こすための指令を，褐色脂肪組織を含めたさまざまな臓器や器官へ出力する役割がある（**図3-2**）。例えば，体温を一定に保つための器官としては，褐色脂肪組織以外にも，皮膚の血管，骨格筋，汗腺などがある。皮膚の血管はその血管径を変えることにより皮膚の血流量を調節し，身体の深部からの血流によって送られてくる体熱の環境中への放散を制御することによって体温の調節に寄与する。骨格筋は，著しい寒冷環境において「ふるえ」を起こすことで，熱を産生する。汗腺は暑熱環境で汗を分泌し，それが蒸発する際に体表面から熱を気化熱として奪うことを利用して，体温を下げるように作用する。

こうした脳の仕組みのなかで司令塔の役割を果たしているのは体温調節中枢である。体温調節中枢は，脳の視床下部の最前部に位置する「視索前野」と呼ばれる場所に存在している（**図3-3**）。視索前野の体温調節中枢には，皮膚で感知した温度の情報が入力されるだけでなく，局所の脳組織の温度をモニターする神経細胞（ニューロン）も存在している。この神経細胞は「温度感受性ニューロン」と呼ばれており，その多くは，細胞周辺の組織温度があがることによって活動が上昇する「温ニューロン」と呼ばれるものである（**図3-4**）[12]。皮膚を冷却しなくても，視索前野近辺の脳組織の温度を人為的に下げると，褐色脂肪組織の熱産生が起こることが知られている。脳組織の温度低下によって起こる温ニューロンの活動の低下が，体温調節中枢から褐色脂肪組織への熱産生指令につながるのだろうと考えられている[4]。

また，体温調節中枢には，後に述べるように，感染時に産生される発熱メディエーター，プロスタグランジンE_2（PGE_2）を感知するための受容体をもつ神経細胞もある（**図3-5**）[10]。この神経細胞にPGE_2が作用すると，褐色脂肪組織へ熱の産生を行うように指令を出すことで体温を上昇させ，発

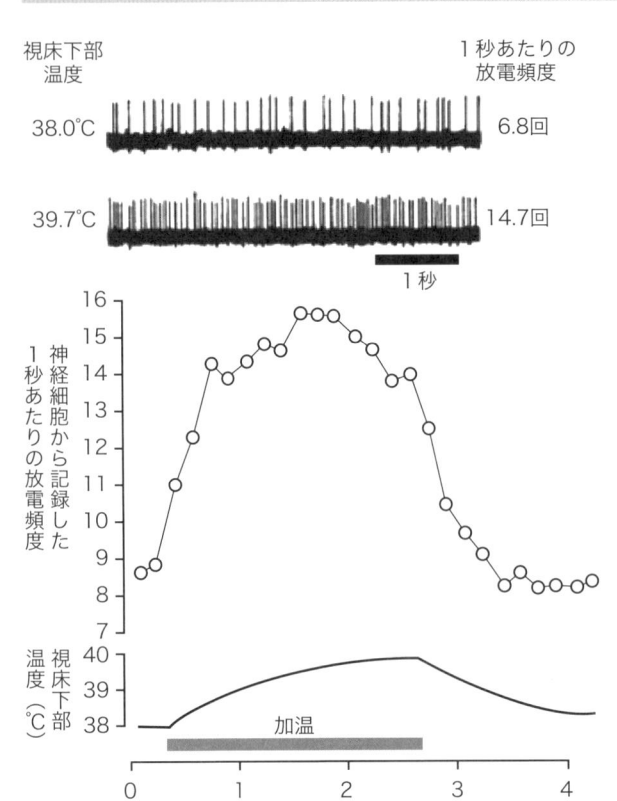

図3-4 ネコの視索前野・前視床下部の温ニューロンの神経活動の記録
視床下部の脳組織を加温することによって放電（神経活動）の頻度が上昇する（文献12より改変）。

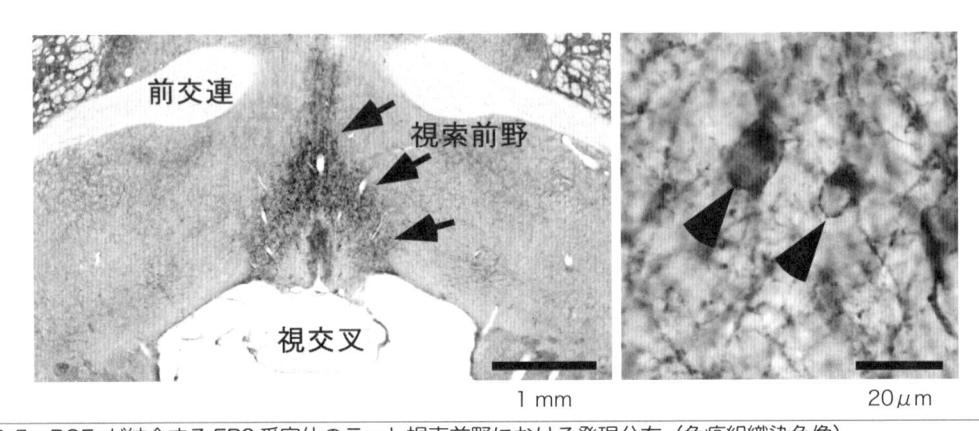

図3-5 PGE₂が結合するEP3受容体のラット視索前野における発現分布（免疫組織染色像）
左：視索前野のなかでも、矢印で示した部位にEP3受容体が密に分布する。右：その部分を拡大すると、EP3受容体は視索前野のニューロンに発現し、細胞体（矢頭）と樹状突起に分布することがわかる（文献10より改変）。

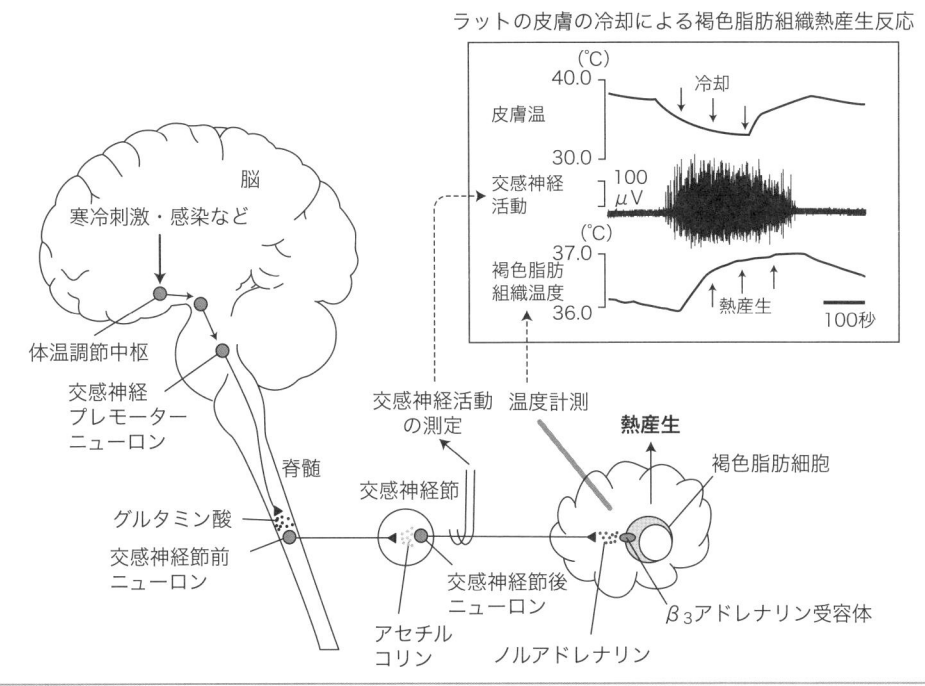

図3-6 脳から交感神経系を経た褐色脂肪組織への熱産生指令の伝達
麻酔下のラットの交感神経節後ニューロンの神経線維から交感神経活動を記録し，また同時に，褐色脂肪組織の温度を測定することにより，熱産生反応を実験的にとらえることができる（実験データは，文献6より改変）。

熱（fever）を起こす。このように，体温調節中枢には，皮膚や脳の温度情報や感染などのさまざまな情報の統合を行い，それをもとに，その状況において適切な強度の熱産生を起こすよう，指令を褐色脂肪組織へ送り出す役割がある。

3. 脳から褐色脂肪組織への指令を伝達する交感神経

　脳から褐色脂肪組織への指令の伝達はどのように行われているのだろうか。脳からさまざまな臓器や器官へ指令を伝達する神経には，大きく分けて2種類ある。1つは運動神経で，私たちの意志によって骨格筋を動かす際に，脳からの指令を骨格筋へ伝える神経である。そしてもう1つは自律神経と呼ばれる神経で，意志や意識の有無とは関係なく，脳からさまざまな臓器・器官や（血管などの）平滑筋へ指令を伝達することで，体温や血圧など，生命維持にかかわる機能の調節を行う。脳からの指令を最終的に褐色脂肪組織へ送り届けるのは，後者の自律神経のなかでも交感神経と呼ばれる神経である。

　体温調節中枢からの熱産生の指令は，いくつかのニューロンを経て伝達され，脊髄の交感神経節前ニューロンを活性化する（**図3-6**）。交感神経節前ニューロンは，脊髄から交感神経節へ神経線維

を伸ばしており，脳からの指令を伝達する際には，神経線維の終末からアセチルコリンと呼ばれる神経伝達物質を放出することによって，交感神経節内に存在する交感神経節後ニューロンを活性化する。活性化された交感神経節後ニューロンは，褐色脂肪組織内へ伸ばした神経線維を伝って指令を伝達し，その終末からノルアドレナリンという神経伝達物質を放出する。交感神経節後ニューロンの神経線維を伝った指令は電気信号（電位変化）として伝達されるので，その電位変化を測定することで，脳から交感神経を介した熱産生指令の伝達をとらえることができる。例えば，ラットに（体幹部の皮膚を冷却する）寒冷刺激を与えると（たとえ麻酔をかけて眠らせていても），褐色脂肪組織のなかを走る交感神経線維の電気活動が上昇し，褐色脂肪組織の温度が上昇する（**図 3-6**）[6]。これは，寒冷刺激によって褐色脂肪組織での熱産生が惹起されたことを示している。

交感神経の終末から放出されたノルアドレナリンが褐色脂肪細胞の表面にあるβ_3アドレナリン受容体に結合すると，褐色脂肪細胞内のミトコンドリアにある脱共役タンパク質（UCP）1という膜タンパク質によって熱が産生される[1]。褐色脂肪組織内を走る交感神経以外にも，副腎髄質から放出されるアドレナリンが血流によって褐色脂肪組織へ運ばれ，褐色脂肪細胞のβ_3アドレナリン受容体に結合することによって熱産生が起こることがあるが，褐色脂肪組織の交感神経を介した制御のほうが，脳からの指令を素早く伝達することができる。

4. 体温調節中枢から交感神経への指令伝達をになう交感神経プレモーターニューロン

体温調節中枢から交感神経への指令の伝達において要となるニューロンの1つは，交感神経プレモーターニューロンと呼ばれ，延髄に存在する。交感神経プレモーターニューロンは，脳内のさまざまな場所からの入力を受け取ってそれらを統合し，脊髄の交感神経節前ニューロンへ信号を送る。褐色脂肪組織への熱産生指令を中継する交感神経プレモーターニューロンは，延髄のなかでも正中部の深い場所に位置する縫線核と呼ばれる領域（**図 3-3**）に分布しており，その神経線維は脊髄へ伸びて，交感神経節前ニューロンに直接シナプスを形成する（**図 3-6**）[8]。熱産生の指令を伝えるときには，このシナプスにおいてグルタミン酸という神経伝達物質（MEMO 3-1 参照）を放出し，交感神経節前ニューロンを活性化する[8]。交感神経プレモーターニューロンのなかには，グルタミン酸に加えてセロトニンという神経伝達物質を同時に放出し，交感神経節前ニューロンをより強く活性化させるものもある。

すでに述べたように，ラットの体幹部の皮膚を冷却すると褐色脂肪組織の交感神経活動が上昇するが，延髄の縫線核に微量のムシモール（神経抑制剤，MEMO 3-1 参照）を注入して交感神経プレモーターニューロンの活動を抑制すると，この交感神経活動が即座に消失し，褐色脂肪組織の温度上昇も止んでしまう（**図 3-8**）[6]。このことから，延髄縫線核に分布する交感神経プレモーターニュ

MEMO 3-1

【神経伝達の仕組み】

　神経回路は，ニューロン（神経単位）と呼ばれる神経細胞によって構成され，ニューロンからニューロンへと信号が伝達されることによって機能する。ニューロンは，細胞核をもつ細胞体，ほかのニューロンからの入力を受け取る樹状突起，ほかのニューロンへ信号を出力する神経線維（軸索）の構造をもつ（**図3-7**）。樹状突起で受け取った信号は，細胞膜の電位変化（活動電位と呼ばれる電気信号）として，細胞体，神経線維を伝わり，終末まで伝達される。終末は，信号を次に伝える相手のニューロンの樹状突起とシナプスを形成しており，信号が終末に伝達されると神経伝達物質が放出される（**図3-7**）。受け手の樹状突起側には，神経伝達物質を受け取る受容体が並んでいる。それぞれの神経伝達物質の種類に応じて，特異的に受け取る（結合する）ことのできる受容体が決まっており，受容体は，親和性のない神経伝達物質と結合することはできない。

　神経伝達物質にはいくつかの種類があり，代表的なものは，グルタミン酸とGABA（ギャバ）である。グルタミン酸は興奮性神経伝達物質であり，受け手のニューロンを興奮（活性化）させる。活性化されたニューロンは，細胞膜に活動電位を発生させ，軸索終末からさらに次のニューロンへ向けて神経伝達物質を放出する。一方，GABAは抑制性神経伝達物質であり，これを受け取ったニューロンは抑制されるので，活動電位を発生させることができなくなり，次のニューロンへ神経伝達物質を放出することができなくなる。神経伝達物質には，ほかにアセチルコリン，ノルアドレナリン，セロトニンなどがあり，これらの神経伝達物質が興奮性と抑制性のどちらの作用をもたらすかは，受け手のニューロンがもつ受容体の種類によって異なる。

　こうした神経伝達の仕組みを利用して，褐色脂肪組織の熱産生の調節にかかわるニューロン群の同定が行われてきた。例えば，GABAの受容体はほとんどすべてのニューロンがもつので，GABAを脳内の特定の部位に微量注入すると，その部位に細胞体と樹状突起をもつニューロンをほぼすべて抑制することができる。したがって，GABAを神経抑制剤として用いることができる。実際には，すぐ代謝されて効果がなくなるGABAではなく，より強力で，神経抑制の効果が長続きするGABA受容体の作動薬（アゴニスト）である，ムシモールがよく用いられる。ラットの脳内の特定の部位にムシモールを微量注入し，褐色脂肪組織の熱産生が抑制されれば，その部位に熱産生の発現にかかわるニューロン群が存在することがわかるのである。

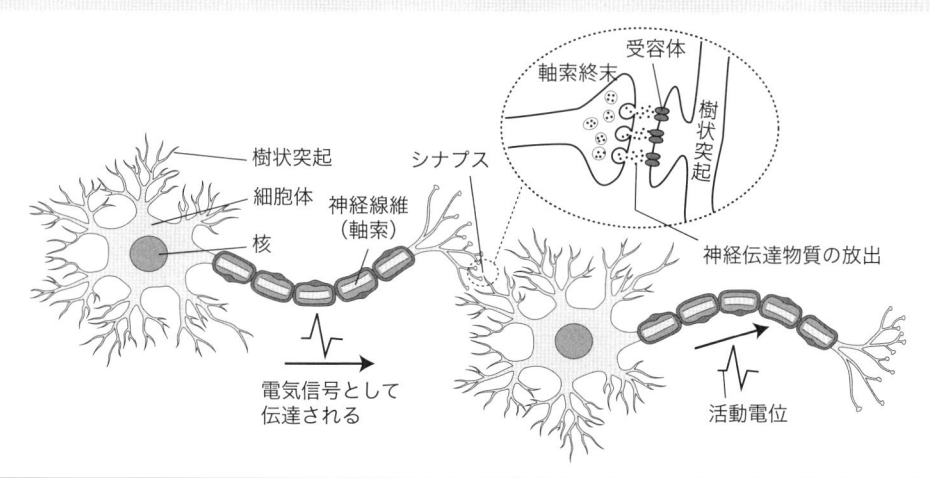

図3-7　ニューロン（神経細胞）の構造と神経伝達の仕組み

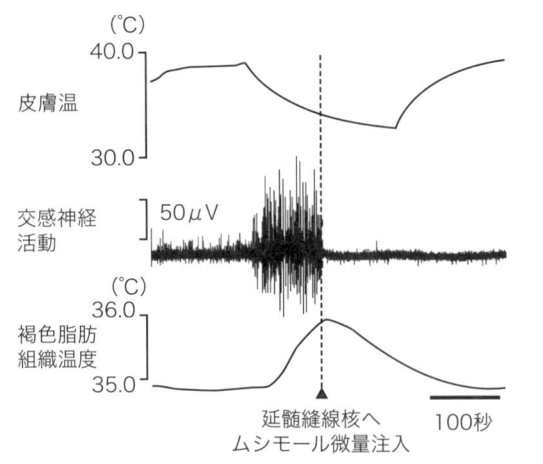

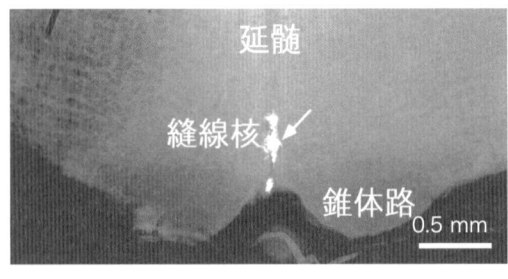

図3-8 ラット延髄の縫線核の神経活動を抑制することによる，褐色脂肪組織熱産生の消失
ラットの延髄縫線核へムシモールを微量注入し（右写真，矢印），この領域のニューロンの活動を抑制すると，皮膚冷却によって生じた褐色脂肪組織の交感神経活動が即座に消失し，褐色脂肪組織の温度上昇も止まった．その後，皮膚冷却をしばらく継続しても，熱産生反応は生じない（文献6より改変）．

ーロンを介した指令の伝達が褐色脂肪組織の熱産生には必要であることがわかる．

　ラットを使った実験の結果から，熱産生の調節に関する興味深いメカニズムが示されている．それは，交感神経プレモーターニューロンが，体温調節中枢である視索前野から，常にGABAと呼ばれる神経伝達物質（MEMO 3-1参照）による抑制を受けているということ，そして，この抑制のレベルを調節することによって，交感神経プレモーターニューロンの活動，ひいては下流の交感神経を介した熱産生信号の強さを調節しているということである（図3-9）[4, 5]．例えば，GABAを受け取る受容体をふさぐ拮抗薬を延髄の縫線核に微量注入すると，交感神経プレモーターニューロンへの抑制信号が遮断されるので，それだけで褐色脂肪組織の交感神経活動が上昇し，熱の産生が起こる．また，視索前野から延髄へ向かう神経線維を切断しても，同様に褐色脂肪組織の熱産生が起こる．さらに，視索前野の神経細胞が，GABAを含有する神経線維を延髄の縫線核へ伸ばしていることも知られている[7]．こうした実験結果が示唆することは，熱産生の制御の仕組みが，「熱を産生する必要があるときに体温調節中枢が交感神経系を直接活性化させる信号を出す」という単純なものではなく，「熱を産生する必要のないときには交感神経系を常に抑制しておき，熱の需要があるときにはその抑制を解除すること（脱抑制という）によって交感神経系を活性化する」という複雑なものであるということである．自動車に例えていうならば，体温調節中枢は普段，ブレーキをかけた状態で交感神経系が走り出すのを止めているが，熱産生を起こす必要があるときにはブレーキをゆるめることで交感神経系を走らせるのである．なぜ生体がこのような仕組みを進化の過程で選択したのかはわかっていない．しかし，熱産生という機能が暴走してしまうと，エネルギーを失うだけでなく，すぐに高体温症になって死にいたってしまう（恒温動物の多くは，5℃程度体温が上昇するだ

図 3-9 褐色脂肪組織の熱産生の調節メカニズム
熱産生の必要がないときには，常時，体温調節中枢からの下行性の抑制が交感神経出力を抑えている（左）。寒冷刺激や発熱メディエーターの作用によって体温調節中枢からの抑制が低下すると，それまで抑制されていた視床下部背内側部や延髄縫線核のニューロンが脱抑制され，交感神経出力を亢進させる。これによって褐色脂肪組織の熱産生が惹起される（右）。

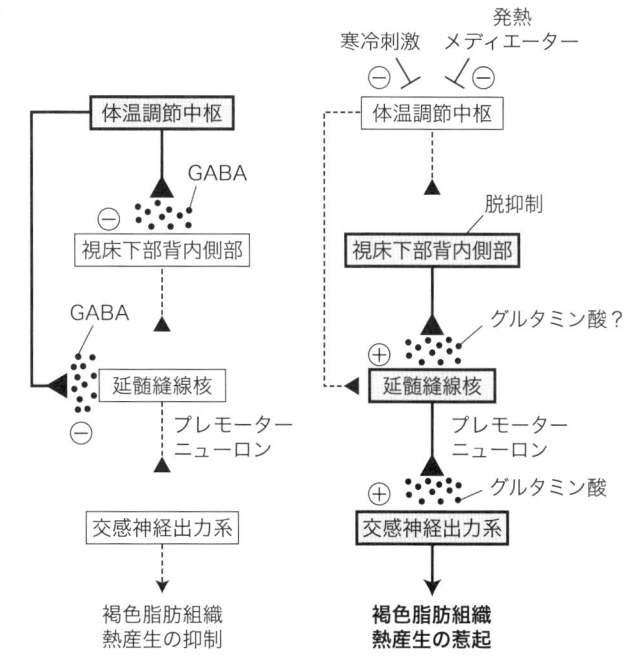

けで生命の危険にさらされる）。したがって，「熱の産生を抑制する」ということを主眼に置いた仕組みになっているのかもしれない。

5. 交感神経プレモーターニューロンを活性化する視床下部背内側部

交感神経プレモーターニューロンが活性化されるためには，体温調節中枢からの抑制が解除されるだけでなく，どこかから興奮性の入力を受ける必要がある。この興奮性入力を行う脳の領域の1つとして，視床下部背内側部が知られている（図3-3）。ラットの視床下部背内側部の神経細胞の活動を，ムシモールを微量注入することによって抑制すると，寒冷刺激による褐色脂肪組織の熱産生反応が消失する[6]。また，視床下部背内側部の神経細胞が神経線維を延髄の縫線核へ伸ばしている。したがって，褐色脂肪組織へ熱産生の指令を伝達する際には，視床下部背内側部の神経細胞を活性化させ，それらが延髄縫線核の交感神経プレモーターニューロンを活性化させるための興奮性入力を行う必要がある（図3-9右）。

興味深いことに，熱を産生する必要のないときには，交感神経プレモーターニューロンと同様，視床下部背内側部の神経細胞も体温調節中枢から常に抑制を受けている（図3-9左）。視索前野の神経細胞の一部は，GABAを含有した神経線維を視床下部背内側部の神経細胞へ伸ばしている[7, 11]。また，延髄縫線核の場合と同様，GABA受容体の拮抗薬を視床下部背内側部に微量注入すると，それだけで褐色脂肪組織の交感神経活動が上昇し，熱の産生が起こる。したがって，寒冷環境などで

熱を産生する必要があるときには，体温調節中枢は延髄縫線核の交感神経プレモーターニューロンへの抑制を解除するだけでなく，視床下部背内側部の神経細胞への抑制も解除し，脱抑制された視床下部背内側部の神経細胞が興奮性の出力を行うことで交感神経プレモーターニューロンを活性化させ，交感神経系を介した褐色脂肪組織の熱産生を起こさせるものと考えられる（図3-9右）[4, 5]。視床下部背内側部の神経細胞が交感神経プレモーターニューロンを活性化させるときに神経線維の終末から放出する神経伝達物質は，グルタミン酸ではないかと考えられている。また，抑制から解除された視床下部背内側部の神経細胞を活性化させるために必要な興奮性信号がどこから入力されるのかについてはわかっていない。

　では，視床下部背内側部には，体温調節中枢から交感神経系への熱産生指令を伝達する以外に，どのような役割があるのだろうか。実は，視床下部背内側部はストレス反応を引き起こす際に関与する部位であることが知られている。動物に心理ストレスを与えた際に生じる血圧や脈拍の上昇反応が，視床下部背内側部の神経細胞の活動を抑制することで減弱することがわかっている。生体が心理ストレスを受けると，褐色脂肪組織の熱産生を起こし，体温が上昇する（Topics 5「ストレスで起こる褐色脂肪組織の熱産生」76ページ参照）。したがって，視床下部背内側部には，上位の脳領域から心理ストレスの信号を受け取る役割があり，寒冷時だけでなく，ストレスを受けたときにも熱産生指令を交感神経系へ伝えているのかもしれない。

6. 体温を一定に保つ2つの制御機構：フィードバックとフィードフォワード

　ここまで述べてきたように，褐色脂肪組織の熱産生は，体温を一定に保つ生体機能の1つである。身体の奥深い部分（核心部）の温度（深部体温）は，環境温度の変化などさまざまな要因の影響を受けて変動しうる。そして，そういった体温の変動は，ときに生命機能に重大な影響を与えることがある。したがって，生体には，外的要因の影響をできるだけ小さくし，体温を常に一定に保つための堅強な仕組みが備わっている。

　その仕組みを理解しやすくするために，身体を1つの大きな恒温槽に見立てて考えてみる（図3-10）。恒温槽に期待される機能は，槽内の水を設定温度に温め，その温度を一定に保つことである。恒温槽には，水を温めるためのヒーターと槽内の水温を均一にするための循環ポンプが付いている。これらと同じ役割を，生体ではそれぞれ褐色脂肪組織と，心血管による血液循環系がになっている。恒温槽の制御部は，水温が設定温度に保たれるようにヒーターの出力を調節する。しかし，設定温度に保つには，水温の情報が恒温槽の制御部へ伝えられる必要がある。そのため，水槽に水温計が取り付けられており，水温の情報が常に制御部へ伝えられるようになっている。制御部は水温を設定温度と比較し，水温が設定温度に近づくようにヒーターを制御する。例えば，制御部がヒーターをオンにすると，水温が上昇する。水温計から伝えられる水温が設定温度を上まわるようになると，

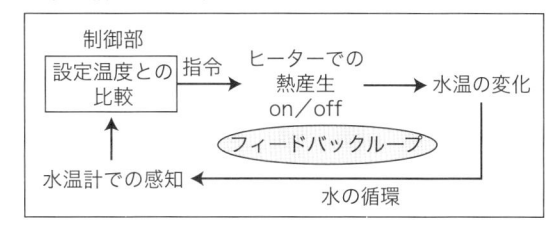

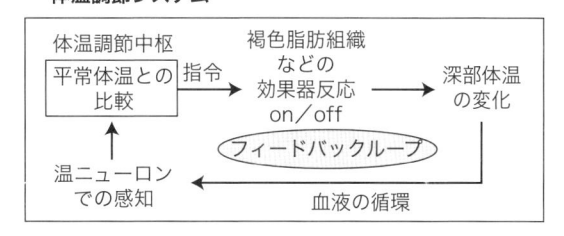

図3-10 フィードバック制御の仕組み
恒温槽が水温を一定に保つ仕組みと生体が深部体温を一定に保つ仕組みはよく似ている。

制御部はヒーターをオフにする。そのうち水温が低下するが、設定温度を下まわるようになると、再び制御部はヒーターをオンにする。このような制御の仕組みを、（ネガティブ）フィードバック機構という（図3-10）。これは、制御部からの出力の結果が制御部にもどり、次の出力を決定するというループ状の制御機構である。人間を含めた恒温動物の体温調節においても同じような仕組みがある。

恒温動物の体温調節の場合の制御部は、体温調節中枢を司令塔とした脳であり、深部体温（恒温槽の水温）を測る主要な温度計は、体温調節中枢にある温ニューロンであると考えられる（図3-10）。体温調節中枢のある視索前野は、脳の深い位置にあり、核心部からくる血流の豊富な部位であるため、その脳組織の温度は身体の核心部の温度変化を反映して変動する。体温調節中枢が発した指令によって褐色脂肪組織をはじめとした体温調節効果器の反応が生じ、深部体温が変動すると、それを温ニューロンが感知し、体温調節中枢は深部体温を平常体温へもどす方向の反応を起こすように次の指令を発する（図3-10）。この仕組みによって生体は、深部体温を一定に保とうとするのである。ここで、「体温調節中枢はどのようにして平常体温を設定しているのか」という重要な疑問が生じる。これに関してはいくつかの仮説が立てられ、研究が進められているが、いまだ答えは得られていない。

こうしたフィードバック制御の欠点は、深部体温（あるいは恒温槽の水温）が設定温度から逸脱しないと次の反応を指令できないという点である。したがって、フィードバック制御しかもたないシステムでは、制御を乱すさまざまな外的要因（外乱）が発生しても、その影響が現われてからでなければ修正を行うことができない（図3-11）。この欠点を補う仕組みが、フィードフォワード制

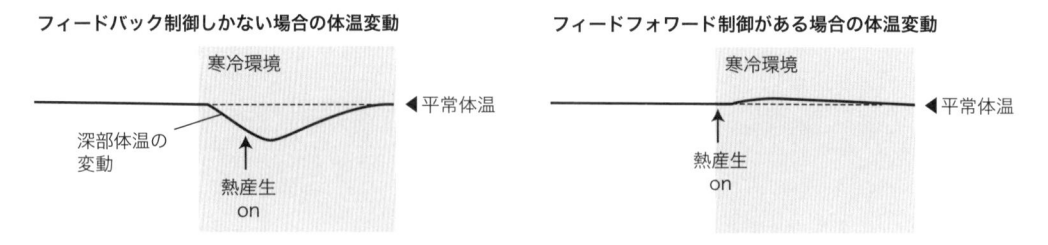

図3-11 フィードフォワード制御の有無による，寒冷環境下での体温変動の違い（モデル図）
フィードフォワード制御の仕組みをもたず，フィードバック制御のみで体温を調節する場合（左），環境温度が低下した際に，深部体温が低下しないと熱産生の指令を出すことができない。フィードフォワード制御の仕組みをもつ場合（右），環境温度の低下を即座に感知し，深部体温の低下がはじまってしまう前に，熱産生の指令を出すことができる。

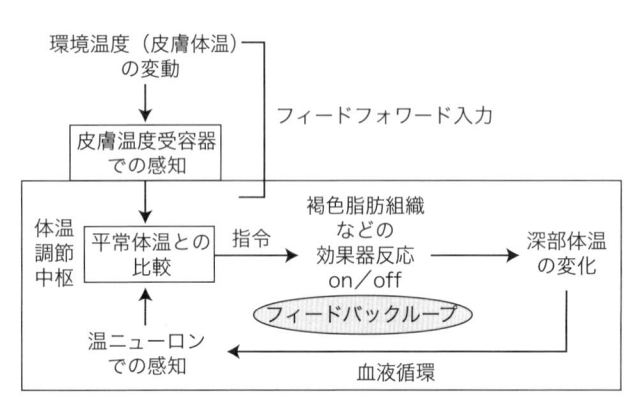

図3-12 フィードフォワード制御とフィードバック制御の両方を備えた体温調節システム

御である。これは，体温を変動させうる外乱をあらかじめ感知し，体温が変動してしまう前にそれを防ぐための反応を起こす仕組みである。体温の場合でも恒温槽の水温の場合でも，その制御に影響を与える最大の外乱は環境温度の変動である。そこで，恒温槽の水槽のそばに気温を測る温度計を取り付け，気温情報を制御部に伝えるように改良するとしよう。そうすると，気温に大きな変動が生じ，水温への影響が予測される際には，それを予防するようなヒーターの制御が可能になり，気温変化による影響を最小限にとどめた，優れた水温維持が実現できる。

体温調節の場合，生体を取り巻く環境の温度を感知するのは，皮膚の表面のすぐ下を走る感覚神経の先端にある温度受容器である。温度受容器で感知した環境温度の情報を脳の体温調節中枢へいち早く伝達することにより，例えば，気温が急速に低下したときには，その影響を受けて体温が低下してしまう前に体温調節中枢が指令を出し，褐色脂肪組織の熱産生や骨格筋のふるえ熱産生などを起こすことが可能となる（**図3-11**，**図3-12**）。暖かい部屋から出て，冬の寒い外気に身をさらすと，すぐにブルブルとふるえることがあるが，これはこうしたフィードフォワード制御によって生み出される反応である。フィードフォワード制御によって，「深部体温が設定から逸脱しないと次の反応を指令できない」というフィードバック制御の欠点を補うことができ，変動する温度環境のもとでも，深部体温の変動を小さくすることができるのである（**図3-11**）。

図3-13 皮膚で感知した環境温度の情報が脳へ伝達される仕組み
大脳皮質への神経経路は温度の知覚にかかわる一方，体温調節中枢への経路は，熱産生を含めた体温調節指令に必要なフィードフォワード情報を伝達する。

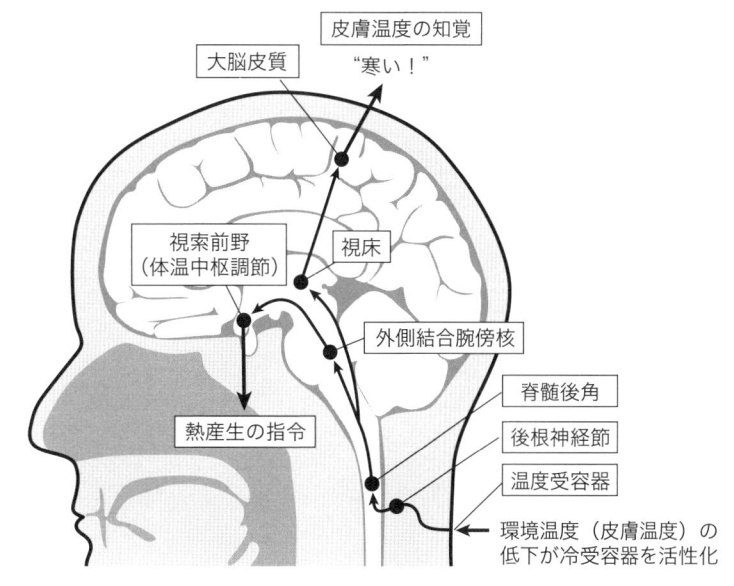

7. 皮膚からの温度情報を体温調節中枢へ伝える神経経路

　フィードフォワード制御に必要な，皮膚からの環境温度の情報は脳へどのように伝えられるのだろうか。温度受容器で感知された環境温度の情報は，まず感覚神経によって脊髄の後角と呼ばれる場所へ入力される（図3-13）。脊髄後角のニューロンがこの情報を受け取ると，それを次に脳へ伝達する。脊髄後角のニューロンは脳のいくつかの場所へ神経線維を伸ばし，皮膚からの温度情報を伝えるが，そのなかでも間脳の視床と呼ばれる場所へ入力し，さらに視床から大脳皮質へ伝達する神経経路は，脊髄視床皮質路と呼ばれ，皮膚の温度を意識のうえで「寒い」「冷たい」「暑い」などと知覚するための神経経路として知られている（図3-13）[14]。

　この脊髄視床皮質路で伝えられる皮膚温度の情報が褐色脂肪組織のフィードフォワード制御にも機能するかどうかを調べるために，筆者らはラットの視床を破壊し，脊髄視床皮質路を遮断する実験を行った（図3-14）[9]。視床を破壊されてもラットは生きていたが，皮膚を冷却したときに生じるはずの大脳皮質の脳波の反応が起こらなくなっていたので，脊髄視床皮質路が機能していないことがわかった（つまり，このラットは温度を意識のうえで「感じる」ことができない）。しかし，皮膚を冷却することによる褐色脂肪組織の熱産生は，普通のラットと変わらない程度に生じた（図3-14）。この実験結果は，褐色脂肪組織の熱産生の制御に機能する環境温度の情報が，脊髄視床皮質路によって脳へ伝達されるのではなく，別の神経経路によって伝達されるものであることを示している。そして，さらに私たちが意識のうえで「寒い」と感じている間にも，意識にのぼらないところで，体温が下がらないように熱をつくるための別の自律的な仕組みが機能していることがわかる（図3-1）。

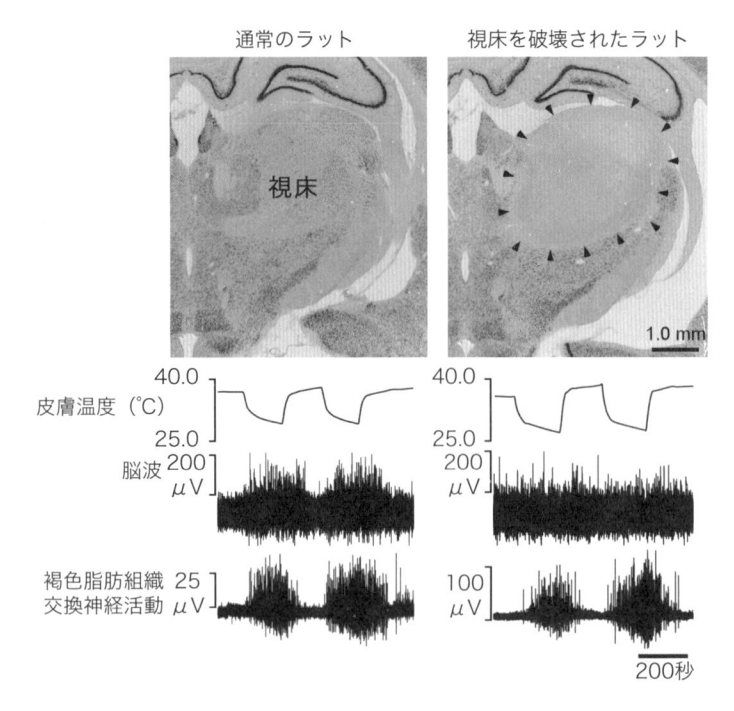

図3-14 脊髄視床皮質路の遮断による,温度知覚と熱産生反応への影響

ラットの視床を破壊することによって脊髄視床皮質路を遮断すると,皮膚の温度変化に応じた脳波(大脳皮質から記録)の変動が消失する(右)。これは,皮膚の温度を知覚する機能が喪失したことを示している。一方,皮膚の温度低下によって惹起される褐色脂肪組織の交感神経活動に対しては,視床の破壊の影響がみられない(文献9より改変)。

では,褐色脂肪組織の熱産生の制御に必要な皮膚からの温度情報は,どのようにして伝達されるのだろうか。視索前野のなかの一部の神経細胞の活動を抑制すると,皮膚冷却による褐色脂肪組織の熱産生が消失するので,熱産生に必要な皮膚の温度情報は,体温調節中枢である視索前野に入力されることがわかる。視索前野へ神経線維を伸ばす神経細胞群のうち,皮膚冷却に反応して活性化されるものを脳のなかで探索すると,橋という脳領域にある外側結合腕傍核という場所(図3-13)に,そうした神経細胞群が密集して存在することがわかった[9]。外側結合腕傍核の神経細胞は,脊髄後角の神経細胞から入力を受けることが知られているので,これによって皮膚の冷覚情報を受け取り,活性化されるものと考えられる。ムシモールを外側結合腕傍核に微量注入し,これらの神経細胞の活動を抑制すると,皮膚冷却による褐色脂肪組織の熱産生が消失する[9]。したがって,褐色脂肪組織の熱産生に必要な皮膚からの冷覚情報は,脊髄後角の神経細胞から外側結合腕傍核へ伝達され,次に,外側結合腕傍核の神経細胞から視索前野へ伝達されることによって,体温調節中枢へ入力されることがわかる(図3-13)。皮膚の温度受容器で感知された冷覚が体温調節中枢に入力されると,視床下部背内側部や延髄縫線核を常時抑制している体温調節中枢の神経細胞の活動が低下し,脱抑制された視床下部背内側部や延髄縫線核の神経細胞が褐色脂肪組織への交感神経出力を亢進させ,熱産生を起こすものと考えられる(図3-9右)。

図3-15 感染シグナルが免疫系から脳内の体温調節中枢へ伝達される仕組み
プロスタグランジンE_2（PGE_2）の合成酵素群の遺伝子発現を伴う。COX-2：シクロオキシゲナーゼ-2，mPGES：プロスタグランジンE合成酵素，AA：アラキドン酸，PGH_2：プロスタグランジンH_2（文献18より改変）。

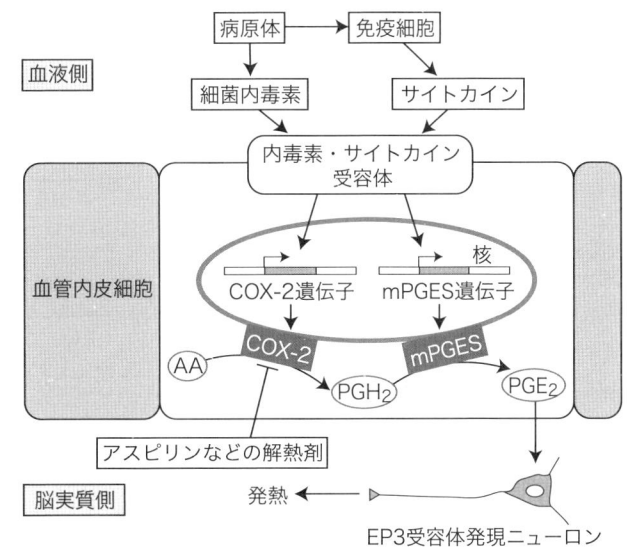

8. 感染性発熱

　風邪をひくなど，感染が起こったときに熱が出ることは，誰でも経験したことがあるだろう。発熱するときにも褐色脂肪組織で熱が産生されることが動物実験からわかっている。発熱時の褐色脂肪組織の熱産生も，寒冷刺激による熱産生と同様に，体温調節中枢からの指令によって起こる。このときに体温調節中枢に作用する発熱メディエーターはPGE_2という脂質分子であり，感染時には次のようなメカニズムで産生される（**図3-15**）[18]。

　まず，感染が起こると免疫系が活性化される。そうすると，サイトカインと呼ばれるペプチド性

MEMO 3-2
【発熱は生体にとって有益なのか？】

　感染が起こったときに発熱を起こし，体温を上昇させることの意義は何だろうか。例えば，解熱剤を投与して発熱を抑制すると，白イタチでは体内のインフルエンザウイルスが増加し，バクテリア感染したウサギでは死亡率が上昇することが知られている。またヒトでも，臨床的に，発熱の大きさと死亡率低下との相関が知られている[2]。こうした発熱の効能には次のような2つの理由があると考えられている。まず，発熱で生じる1～3℃の体温上昇は，白血球などの免疫細胞の活性化をもたらし，また，抗ウイルス作用などをもつインターフェロンの効果を促進させる。したがって，体温上昇による免疫系の活性化が，体内に侵入した病原体の駆除を促進するものと考えられている[2]。もう1つは，体温を上昇させることによって，生体内の温度環境が病原体の増殖に最適な温度域よりも高くなる。これによって病原体の増殖を抑制する効果があると考えられている[4]。

　したがって，解熱剤によってむやみに発熱を抑えることは，生体に備わったこうした防御機能を弱めることにつながるのかもしれない。しかし，高熱や長期にわたる発熱は，体力を消耗させるだけでなく，脳障害を引き起こす危険性がある。そのような場合には，積極的に解熱剤を投与すべきである。

のシグナル分子が免疫細胞から放出され，脳の血管内皮細胞に作用する。それによって，血管内皮細胞内でシクロオキシゲナーゼ-2やプロスタグランジンE合成酵素などの酵素群の遺伝子発現が誘導される。これらの酵素群は，PGE_2の合成を行う。合成されたPGE_2は，血管内皮細胞から脳の実質（神経細胞が存在する空間）内へ拡散し，体温調節中枢の神経細胞の表面にあるPGE_2の受容体に結合する。これが引き金となって，体温調節中枢から褐色脂肪組織へ指令が送られ，強い熱産生が起こる。市販されている解熱剤に含まれる主成分の多くは，シクロオキシゲナーゼの活性を阻害することでPGE_2の合成を抑制し，解熱作用を発揮するものである（図3-15）。

この発熱の仕組みにかかわるPGE_2の受容体は，EP3という種類の受容体で，体温調節中枢である視索前野のたくさんの神経細胞の表面に存在している（図3-5）[10]。そして，この受容体をもたないマウスは，感染が起こっても発熱を起こすことができない[17]。したがって，体温調節中枢のEP3受容体は，発熱メディエーターであるPGE_2と結合することで，発熱誘発の神経メカニズムの引き金を引くという，「発熱スイッチ」と呼ぶべき役割をになっているのである。培養細胞を用いた実験などから，EP3受容体は，7回膜貫通型の代謝型受容体と呼ばれるもので，抑制性のGTP結合タンパク質と共役することが知られている[13]。したがって，PGE_2が視索前野のEP3受容体と結合すると，細胞内のサイクリックAMP（cAMP）が減少し，この受容体を発現する神経細胞の活動が低下するものと考えられている。

EP3受容体をもつ視索前野の神経細胞は，神経線維を視床下部背内側部や延髄縫線核へ伸ばしており，その終末からGABAを放出することがわかっている[7, 11]。したがって，この神経細胞は，上述した視床下部背内側部や延髄縫線核の神経細胞を常時抑制することで褐色脂肪組織の熱産生を制御する神経細胞かもしれないが，まだよく調べられてはいない。しかし，この可能性は，EP3受容体をもつ視索前野の神経細胞が視床下部背内側部や延髄縫線核の神経細胞を常時抑制しており，感染時にPGE_2がEP3受容体と結合すると，視索前野の神経細胞の活動が低下することで抑制が解除され，脱抑制された視床下部背内側部や延髄縫線核の神経細胞の働きによって褐色脂肪組織の熱産生が惹起されるという発熱メカニズムのモデル（図3-9右）と矛盾しないので，現在有力視されている[5]。

9. 肥満を防ぐための褐色脂肪組織熱産生

褐色脂肪組織では，生体のエネルギー源である糖や脂肪を代謝し，「燃焼」させることで熱を産生することから，この熱産生機能が，肥満を予防する作用をもつものと考えられている。もしこれが正しいとするならば，体内の「肥満の程度」を脳へ伝達する仕組みがあり，脳はその情報を受けたうえで褐色脂肪組織の熱産生を制御する必要があるだろう。事実，そのような仕組みは存在する。鍵を握るのは，白色脂肪細胞から分泌されるレプチンというホルモンである。レプチンは，白色脂

図3-16 白色脂肪組織より分泌されるレプチンの中枢作用
レプチンは視床下部の弓状核へ作用し，摂食抑制作用と褐色脂肪組織熱産生（代謝）の亢進作用を示す。

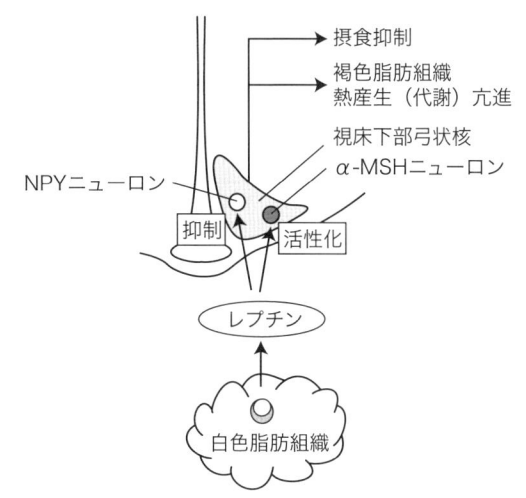

　肪組織の量に比例して分泌量が増える．したがって，大雑把な言い方をすれば，肥満の程度が強いほどレプチンは多く分泌されるのである．分泌されたレプチンは血流に乗って脳へ到達し，いくつかの脳部位の神経細胞に作用する．そのなかでも代表的な脳部位が，視床下部の弓状核である．弓状核には摂食促進作用をもつニューロペプチドY（NPY）を含有する神経細胞と，摂食抑制作用をもつ色素細胞刺激ホルモン（α-MSH）を含有する神経細胞が存在し，レプチンは，前者を抑制し，後者を活性化することによって，摂食抑制作用を発揮する（**図 3-16**）[15]．

　レプチンをラットの静脈に投与（注射）すると，褐色脂肪組織の熱産生ならびに全身のエネルギー代謝が上昇する．このレプチンの作用も弓状核に作用することによって生じるものと考えられている．また，レプチンによる褐色脂肪組織の熱産生は，延髄の縫線核を抑制することによって消失する[3]．したがって，レプチンは「肥満の程度」を脳へ伝達するホルモンとして機能し，脂肪を「燃焼」させるために，体温調節や発熱に機能する熱産生の神経回路を活性化するものと考えられる．しかし，レプチンのシグナルが弓状核からどのようにして熱産生の神経回路を活性化するのかについてはほとんどわかっていない．

10. 糖や酸素の供給状態に応じた褐色脂肪組織熱産生の調節

　褐色脂肪組織の熱産生には糖や酸素を消費するが，これらは脳や筋肉など，ほかのさまざまな器官・臓器の機能においても必須である．糖や酸素が全身に十分に供給されている状態では問題はないが，飢餓や窒息に陥ると，全身に供給される糖や酸素の量が極端に減少する．このような状態では，生存に必要な臓器への糖や酸素の供給を優先しなければ命を失ってしまう．特に脳の神経細胞は糖の消費量が多く，また，脳への酸素供給が数分途絶えただけで機能を失う．そして，脳がにな

う生命維持の機能は広範にわたるため，脳への糖や酸素の供給はほかの臓器・器官よりも優先される必要がある．そのため低血糖や低酸素状態では，褐色脂肪組織の熱産生は抑制される．

血中の糖濃度の感知は，視床下部や延髄の一部で行われている．また，動脈血の酸素濃度は頸動脈や大動脈弓のセンサー（化学受容器）で感知され，その情報は延髄へ伝達される[14]．最近では，肺・気管に分布する迷走神経の終末のセンサーでも酸素が感知されることがわかってきた[16]．肺での換気がうまくいかないと，血中の酸素濃度が低下するだけでなく，二酸化炭素濃度が上昇する．これは，延髄の化学受容器で感知される[14]．ラットにおいて，低血糖や低酸素（高二酸化炭素）の状態にすると，褐色脂肪組織の熱産生が抑制されるので，低血糖や低酸素，高二酸化炭素の情報が熱産生の神経回路を抑制するように作用すると考えられるが，その詳しい仕組みはまだわかっていない．

おわりに

本章では，体温維持，発熱，ストレス性体温上昇，肥満予防の脂肪燃焼などに活躍する褐色脂肪組織の熱産生が，脳・神経系によってどのように調節されているのかについて解説してきた．褐色脂肪組織の熱産生の調節においては，視索前野に位置する体温調節中枢が司令塔となって，重要な役割を果たしていることはまちがいない．体温調節中枢が中心となったこの熱産生調節の中枢メカニズムにうまく作用し，褐色脂肪組織の活性を上昇させる薬が開発できれば，夢の「やせ薬」になるかもしれない．しかし一方で，この中枢神経メカニズムは，生命維持に機能する重要なシステムでもあるため，やせる目的で褐色脂肪組織の熱産生を亢進させることが生命を危険にさらす可能性も否定できない．

これまで述べてきたように，この中枢神経システムには，まだわかっていない部分も数多く残されている．特に，体温調節中枢が平常体温を設定する仕組みは，最大の疑問である．この仕組みは，体温調節システムの核心部分であるだけでなく，全身の代謝量を決定する重要な仕組みであるため，肥満の発生メカニズムとも大いに関連する．今後の研究が発展し，体温調節やエネルギー代謝調節を含めた，恒常性維持にかかわる脳・神経システムの全貌が明らかになることを願う．

参考文献

1) Cannon B, Nedergaard J: Brown adipose tissue: function and physiological significance. Physiol Rev, 84: 277-359, 2004.
2) 彼末一之, 中島敏博：脳と体温―暑熱・寒冷環境との戦い, 共立出版, 東京, 2000.
3) Morrison SF: Activation of 5-HT1A receptors in raphe pallidus inhibits leptin-evoked increases in brown adipose tissue thermogenesis. Am J Physiol Regul Integr Comp Physiol, 286: R832-R837, 2004.
4) Nakamura K: Central circuitries for body temperature regulation and fever. Am J Physiol, 301: R1207-R1228, 2011.
5) 中村和弘：褐色脂肪組織熱産生の中枢神経調節メカニズム．肥満研究, 17: 87-95, 2011.
6) Nakamura K, Morrison SF: Central efferent pathways mediating skin cooling-evoked sympathetic thermogenesis in brown adipose tissue. Am J Physiol, 292: R127-R136, 2007.
7) Nakamura K, Matsumura K, Kaneko T, et al.: The rostral raphe pallidus nucleus mediates pyrogenic transmission from the preoptic area. J Neurosci, 22: 4600-4610, 2002.

8) Nakamura K, Matsumura K, Hübschle T, et al.: Identification of sympathetic premotor neurons in medullary raphe regions mediating fever and other thermoregulatory functions. J Neurosci, 24: 5370-5380, 2004.
9) Nakamura K, Morrison SF: A thermosensory pathway that controls body temperature. Nature Neurosci, 11: 62-71, 2008.
10) Nakamura K, Kaneko T, Yamashita Y, et al.: Immunocytochemical localization of prostaglandin EP3 receptor in the rat hypothalamus. Neurosci Lett, 260: 117-120, 1999.
11) Nakamura Y, Nakamura K, Morrison SF, et al.: Different populations of prostaglandin EP3 receptor-expressing preoptic neurons project to two fever-mediating sympathoexcitatory brain regions. Neuroscience, 161: 614-620, 2009.
12) Nakayama T, Eisenman JS, Hardy JD: Single unit activity of anterior hypothalamus during local heating. Science, 134: 560-561, 1961.
13) Narumiya S, Sugimoto Y, Ushikubi F: Prostanoid receptors; structures, properties and functions. Physiol Rev, 79: 1193-1226, 1999.
14) 小澤瀞司, 福田康一郎 他編：標準生理学, 第7版, 医学書院, 東京, 2009.
15) Spiegelman BM, Flier JS: Obesity and the regulation of energy balance. Cell, 104: 531-543, 2001.
16) Takahashi N, Kuwaki T, Kiyonaka S, et al.: TRPA1 underlies a sensing mechanism for O_2. Nature Chem Biol, 7: 701-711, 2011.
17) Ushikubi F, Sugimoto Y, Murata T, et al.: Impaired febrile response in mice lacking the prostaglandin E receptor subtype EP3. Nature, 395: 281-284, 1998.
18) Yamagata K, Matsumura K, Inoue W, et al.: Coexpression of microsomal-type prostaglandin E synthase with cyclooxygenase-2 in brain endothelial cells of rats during endotoxin-induced fever. J Neurosci, 21: 2669-2677, 2001.

（中村和弘）

【Topics 5】

ストレスで起こる褐色脂肪組織の熱産生

　心理ストレスを受けると体温が上昇する——これはストレス性体温上昇と呼ばれ，人間を含めた哺乳動物の多くで生じる生理反応である。ストレス性体温上昇は，脳・神経系の働きによって起こるものであるが，その反応の発現にかかわる神経回路メカニズムはあまりわかっていない。しかし最近，この体温上昇に褐色脂肪組織の熱産生が寄与することがわかってきた。

　ラットに社会的敗北ストレスという心理ストレスを与えると，即座に2℃程度の体温上昇が起こる（図1）。社会的敗北ストレスとは，ラットが攻撃性の高い個体と接触することにより，攻撃や威嚇などを受けるストレスで，人間関係のストレスに近い動物実験モデルである。われわれは，社会的敗北ストレスを受けてラットの体温が上昇する際に，延髄の縫線核に分布する交感神経プレモーターニューロンが活性化されていることを見出した（図2）[1]。第3章で述べているように，このプレモーターニューロンの活性化は，褐色脂肪組織の熱産生につながる。したがって，われわれの実験結果は，心理ストレスによって活性化された延髄縫線核の交感神経プレモーターニューロンが，褐色脂肪組織の熱産生を引き起こし，ストレス性体温上昇の発現に関与することを示唆している。実際に，社会的敗北ストレスによる体温上昇は，（褐色脂肪細胞が熱産生信号を受け取る）β_3アドレナリン受容体を拮抗薬の投与によってふさぐことで減弱する（図1）。また，社会的敗北ストレスを受けたラットの褐色脂肪組織で素早い熱産生反応が起こることをわれわれは確認している。したがって，心理ストレスに反応して褐色脂肪組織で産生される熱がストレス性体温上昇に寄与するものと考えられる。

　これらのことは，寒冷刺激や感染（発熱メディエーター）によって駆動される熱産生の神経回路が，心理ストレスによっても活性化されるということを示している。もしかしたら，ストレスによる脈拍や血圧の上昇反応に関与する視床下部背内側部（第3章参照）が，ストレスによる褐色脂肪組織の熱産生にも関与するのかもしれない。しかし，ストレス信号が脳のどこからどのようにして熱産生の神経回路を活性化するのかについてはわかっていない。それどころか，私たちが「ストレス」と呼ぶものの，脳のなかでの実体すらわかっていないのである。今後の研究の進展が待たれる。

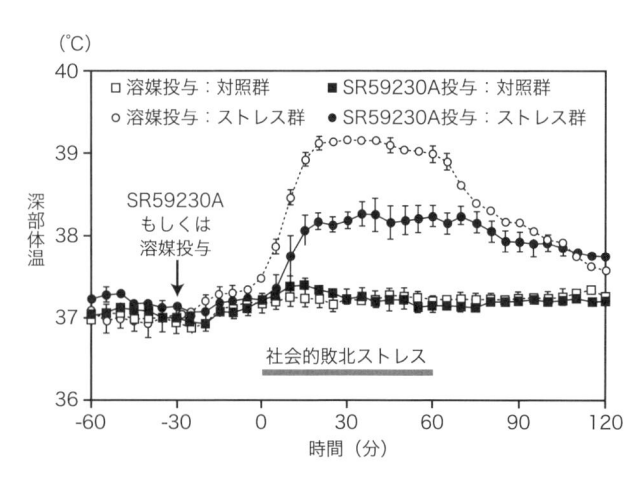

図1　ラットに社会的敗北ストレスを与えたときにみられる体温上昇
60分間の社会的敗北ストレス負荷によって生じる深部体温（腹腔内温度）の上昇（○）は，β_3アドレナリン受容体を遮断する拮抗薬の前投与（矢印）によって減弱した（●）（文献1より改変）。

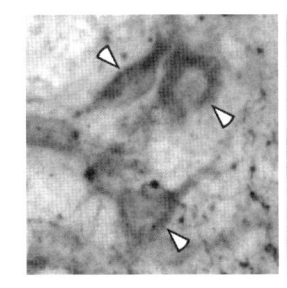

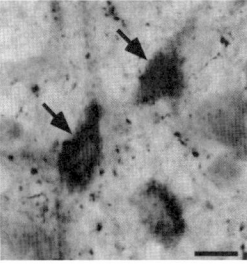

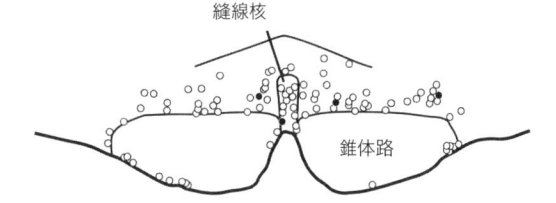

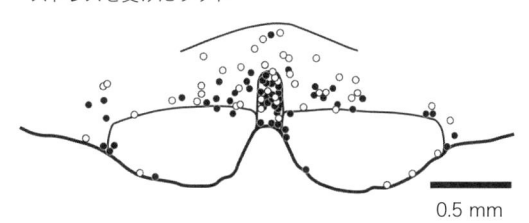

【Topics 5】

図2　社会的敗北ストレスを受けたラットの延髄縫線核で観察される交感神経プレモーターニューロンの活性化
上（写真）：延髄縫線核の交感神経プレモーターニューロン．対照群（左）のラットのプレモーターニューロンは細胞体（矢頭）の中の核が白く抜けて見えるが，社会的敗北ストレスを受けたラット（右）では活性化されたニューロン（矢印）の核が活性化マーカーで染色され，黒く染まって見える（文献1のカラー写真から改変）．
下：延髄縫線核における交感神経プレモーターニューロンの分布と社会的敗北ストレスによる活性化．活性化されていないニューロンを○印，活性化されたニューロンを●印で示す．ストレスを受けたラットでは活性化された交感神経プレモーターニューロンが増加している（文献1より改変）．

　では，そもそも，ストレスを受けたときに体温を上昇させることの生物学的意義とは何だろうか．それは次のように考えられている．野生動物が天敵と対峙し，「戦うか逃げるか（fight or flight）」という状況になったとき，いずれの選択肢を選ぶにしても身体を素早く動かす必要がある．そのためには，体温を少し上昇させ，筋肉や中枢神経系を温めることで，筋運動や神経機能のパフォーマンスをあげることが役立つのである．多くの場合，同時に脈拍や血圧も上昇するが，これも，筋肉や中枢神経系への酸素と栄養（エネルギー源）の供給を増やすことでパフォーマンスをあげているのである．現代社会を生きる人間が日常生活で天敵動物に対峙することはまれだが，ストレスによって起こるこうした自律生理反応は人間にもあり，人間関係などで生じる心理ストレスによって体温や脈拍（ドキドキする），血圧が上昇することは，多くの人が経験しているだろう．

こうして受けるストレスが長期間にわたる強いものになると，恒常的に高体温になることがある．こうしたストレス症状は心因性発熱と呼ばれるもので，長期的に高体温が続くため，著しい疲労感に悩まされる．心因性発熱は，感染による発熱とは異なり，風邪薬に含まれる（シクロオキシゲナーゼを阻害する作用をもつ）解熱剤は効果を示さない[2]．したがって，心因性「発熱」とは呼ぶものの，引き金となるメカニズムは，プロスタグランジン E_2 の関与する感染性の発熱とは異なるものである．

参考文献
1) Lkhagvasuren B, Nakamura Y, Oka T, et al.: Social defeat stress induces hyperthermia through activation of thermoregulatory sympathetic premotor neurons in the medullary raphe region. Eur J Neurosci, 34: 1442-1452, 2011.
2) 岡　孝和：疲労と微熱. 治療, 90: 525-530, 2008.

（中村和弘）

【Topics 6】
褐色脂肪組織は安眠をもたらすか

　夜寝つけない，朝起きるまでに何度も目が覚めるといった入眠や睡眠に何らかのトラブルがある睡眠障害をもつ人の数が増加している．厚生労働省の平成19年国民健康・栄養調査では，20～40歳代の約3割が「睡眠による休養が十分にとれていない」と回答し，20歳以上で眠るために薬や酒を使うことがある人の割合は約2割に達していた[5]．また，別の調査では，睡眠障害のなかで最も高頻度に認められる不眠は，成人のおよそ5人に1人が訴えていることが報告されている[4]．

　人は睡眠に入ると最初に深い睡眠（徐波睡眠と呼ばれる）が現われ，100分前後の周期でレム睡眠（眼球が動いている時期．身体の睡眠といわれている）とノンレム睡眠（眼球の動きがみられない時期．脳の睡眠といわれている）が繰り返される．睡眠後期ではノンレム睡眠は浅くなり，レム睡眠が増加して覚醒へ向かう[7]．睡眠時には体温も変動することがわかっている．夜になると末梢での熱放散増加により皮膚温が上昇し，逆に深部体温が低下してくる．この体温低下は徐波睡眠時に大きく起こり，その後，睡眠後期に上昇してくる[10]．したがって，就寝前に入浴によって身体を温めて熱放散を増加させると，入眠までの時間が短くなり徐波睡眠も増加する[3]．また，睡眠時の環境温度は睡眠の質や量に変化を与える．例えば，高温，多湿の環境で睡眠をとると徐波睡眠やレム睡眠が減少し，睡眠時の中途覚醒が増加する[3]．逆に，眠ってから少し環境温度をさげると徐波睡眠が増加することが報告されている[3]．

　褐色脂肪組織の役割は熱産生であることから，睡眠と褐色脂肪組織の関係について動物実験が行われている．Sokoloffら[8]は，生後1週間程度のラットに褐色脂肪組織を活性化させるβアゴニストを投与して，褐色脂肪組織での熱産生を増加させた場合の賦活睡眠（レム睡眠）の出現の程度を観察した．その結果，βアゴニスト投与群では対照群に比べて賦活睡眠の出現が増加した．一方，成体のラットではβアゴニストの投与によって，徐波睡眠が増加することが示されている[2]（図1）．この徐波睡眠の増加は，褐色脂肪組織でのエネルギー消費を制限し，過度の体温上昇を抑えるための生体反応であると推察

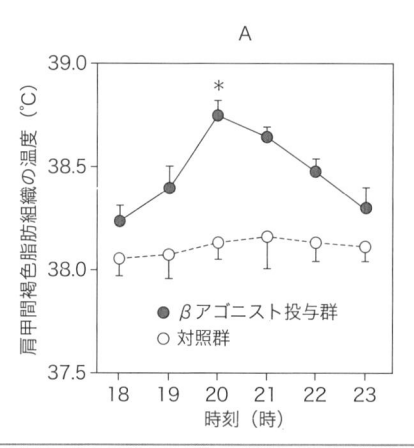

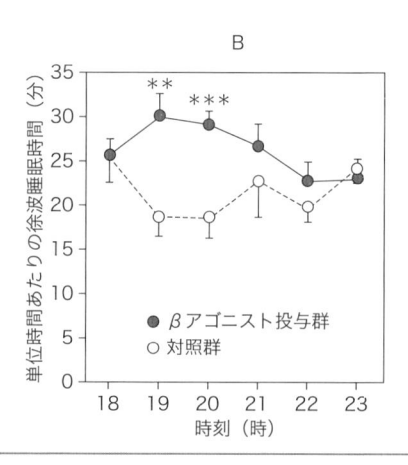

図1　褐色脂肪組織を活性化させた場合の徐波睡眠の変化
ラットに褐色脂肪組織を活性化させるβアゴニストを投与すると，褐色脂肪組織の熱産生が対照群に比べて増加するとともに（A），徐波睡眠も増加した（B）．＊$p<0.001$，＊＊$p<0.05$，＊＊＊$p<0.01$ vs. 対照群（文献2より改変）．

【Topics 6】

表1 睡眠時のラット深部肩甲間褐色脂肪組織温度（文献1より改変）

環境温度（℃）	深部肩甲間褐色脂肪組織温度（℃）	
	寒冷順化前	
	ノンレム睡眠時	レム睡眠時
24	36.58 ± 0.13*	36.56 ± 0.14
4	37.44 ± 0.24	36.97 ± 0.26 *, **
	寒冷順化後	
	ノンレム睡眠時	レム睡眠時
24	36.29 ± 0.20*	36.18 ± 0.21
4	37.13 ± 0.16	36.47 ± 0.20*

睡眠時に環境温度を4℃にした群では，ノンレム睡眠時の深部肩甲間褐色脂肪組織温度が寒冷順化の有無にかかわらず環境温度24℃の群よりも高くなった。＊p＜0.001 vs. 環境温度4℃ノンレム睡眠時，＊＊p＜0.01 vs. 環境温度24℃レム睡眠時。

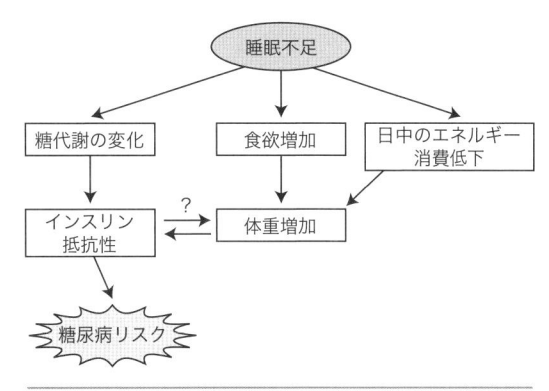

図2 睡眠不足と糖尿病のリスク
睡眠不足は糖代謝に影響し，これがインスリン抵抗性（インスリンの作用不全）の惹起につながる可能性がある。また，睡眠不足による食欲増加や日中のエネルギー消費低下によって体重増加が引き起こされる。これらのことから睡眠不足は糖尿病のリスクを増加させると考えられる（文献9より改変）。

されている。さらに，ラットの睡眠時に環境温度を4℃まで下げると，ノンレム睡眠時に褐色脂肪組織の熱産生が亢進することがわかっている（表1）[1]。また，ラットの睡眠時に睡眠障害の1つである睡眠時無呼吸（睡眠中にいびきとともに呼吸が止まる）のモデルとして間欠的低酸素暴露を行ったところ，体重減少とともに褐色脂肪組織重量の減少が観察されている[6]。

現代社会における過度のストレスなど睡眠障害の原因はさまざまであるが，これを解消することは大きな課題である。睡眠は心身の疲労回復をもたらすだけでなく，記憶を定着させる，免疫機能を強化するといった役割ももっていることや，睡眠時間が糖尿病などの生活習慣病の発症に関与することが指摘されており（図2）[9]，睡眠の重要性はますます高まっている。睡眠と褐色脂肪組織の関連についてはまだ報告が少なく，今後のさらなる検討が望まれる。就寝前の入浴や褐色脂肪組織の活性化が徐波睡眠の増加をもたらすことから，褐色脂肪組織は安眠をもたらすキーファクターになるかもしれない。

参考文献

1) Calasso M, Zantedeschi E, Parmeggiani PL: Cold-defense function of brown adipose tissue during sleep. Am J Physiol, 265: R1060-R1064, 1993.
2) Dewasmes G, Loos N, Delanaud S, et al.: Activation of brown adipose tissue thermogenesis increases slow wave sleep in rat. Neurosci Lett, 339: 207-210, 2003.
3) 亀井雄一，内山 真：快眠法．Modern Physician, 25: 55-59, 2005.
4) Kim K, Uchiyama M, Okawa M, et al.: An epidemiological study of insomnia among the Japanese general population. Sleep, 23: 41-47, 2000.
5) 厚生労働省：平成19年国民健康・栄養調査結果の概要，2008.
6) Martinez D, Vasconcellos LF, de Oliveira PG, et al.: Weight loss and brown adipose tissue reduction in rat model of sleep apnea. Lipids Health Dis, 31: 26, 2008.
7) 森本武利，彼末一之 編：やさしい生理学，改訂第5版．南江堂，東京, pp. 222-224, 2005.
8) Sokoloff G, Blumberg MS: Active sleep in cold-exposed infant Norway rats and Syrian golden hamsters: the role of brown adipose tissue thermogenesis. Behav Neurosci, 112: 695-706, 1998.
9) 内山 真：不眠・睡眠不足とメタボリックシンドローム．医学のあゆみ，223: 837-841, 2007.
10) Van Someren EJ: Mechanisms and functions of coupling between sleep and temperature rhythms. Prog Brain Res, 53: 309-324, 2006.

（櫻井拓也，石橋義永，井澤鉄也）

第4章 いろいろな動物の褐色脂肪組織とその役割

燃える褐色脂肪の不思議

　褐色脂肪研究の歴史は古く，1960年代に褐色脂肪が非ふるえ熱産生の部位として認知されるようになってから，多くの動物種において褐色脂肪の探索やその機能解析が行われている。多様な生態や生息環境をもつ動物と褐色脂肪との関係からは，褐色脂肪の熱産生・体温調節機構における生理的な役割がみえてくる。本章では，紹介される機会の少ない実験動物以外の哺乳類動物から得られた知見を中心に紹介する。

　さまざまな動物における褐色脂肪について比較生物学的に検証するためには，何をもって褐色脂肪組織であると判断するか，ということが問題になる。現在のように分子生物学的手法による脱共役タンパク質1（UCP1）の遺伝子発現やタンパク質の検出が容易になる以前の報告においては，解剖学的または組織形態学的な解析が中心に行われている。その名の通り肉眼的に褐色を呈している褐色脂肪組織には，小さな脂肪滴をたくさん含んだ（多房性）褐色脂肪細胞が存在し，大きな脂肪滴を1つ含む（単房性）白色脂肪細胞とは区別される。発達したミトコンドリアを多数含むのも褐色脂肪細胞の特徴といえるだろう。In vivoにおける機能面からの解析では，褐色脂肪組織そのものの温度変化やノルアドレナリンに誘導される非ふるえ熱産生の指標としての酸素消費量が測定されている。褐色脂肪による熱産生はノルアドレナリンにより誘導されるが，in vivoにおいてノルアドレナリンに誘導される非ふるえ熱産生は，そのすべてが褐色脂肪によるものではないことに注意が必要である[6]。また，動物種によっては褐色脂肪を体外に取り出して，in vitroでの機能解析も行われている。ある動物種に褐色脂肪が存在するのか否か，さらには機能しているのか否かを結論づけるにはさまざまな「証拠」が必要だが，必ずしもすべての証拠がそろっていない場合もある。

1. 褐色脂肪はどこに，どのくらいあるのか

　褐色脂肪組織の存在量は，体重の0.3％（ヒツジの新生仔）から5％（モルモット）まで種によってさまざまである[1]（**表4-1**）。褐色脂肪の量は環境や齢によって大きく変動し，多くの動物では

表4-1 さまざまな動物における褐色脂肪のおおよその存在量（文献1より作成）

動物種		褐色脂肪量（/体重%）	条件など
食虫目	ハリネズミ	3.5 %	冬眠開始時
		1.0 %	冬眠終了時
翼手目	コウモリ	3.3 %	冬眠中
げっ歯目	ラット	1.7 %	
	マウス	1.2 %	新生仔
	ハムスター	0.3 %	新生仔
	モルモット	5.0 %	
	ジリス	2.7 %	
	シマリス	0.5 %	腋下部のみ
	マーモット	2.0 %	
	レミング	0.7 %	新生仔
ウサギ目	ウサギ	5.0 %	新生仔
偶蹄目	ヒツジ	0.3 %	新生仔

図4-1 マウスにおける褐色脂肪の存在部位
多くの動物種では頸部から肩部，腋下部，心臓や大動脈の周囲などに褐色脂肪組織が認められる（文献6より改変）。

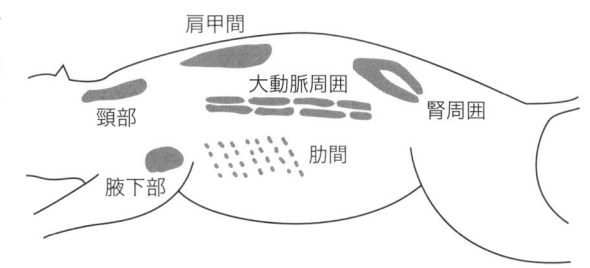

出生後まもなくの新生児期に最も多く，加齢に伴い減少する。冬眠動物では成体においても豊富に存在し，冬眠の周期によって変動がみられる。これらの変動の詳細については後述するが，褐色脂肪量が状況により多様に変動することは，褐色脂肪が出生に伴う急激な環境温度の低下に対応した体温維持や，冬眠からの覚醒時に急速に体温を上昇させる際に重要な発熱組織であることを考えると当然のことといえる。

　褐色脂肪組織の存在部位は，おおまかにいえば多くの動物種で共通している。マウスやラットにおける典型的な褐色脂肪の存在部位を図4-1に示すが，多くの動物種で褐色脂肪組織が認められるのは頸部から肩部，腋下部，心臓や大動脈の周囲などである。これらは，血流を効率よく温め体温を維持するために都合のよい部位だと思われる。マウスやラットでは肩甲骨の頭側から肩甲骨の内側にかけて存在する肩甲間は，褐色脂肪組織の最も豊富な存在部位であり，肉眼的にも判別しやすく採取しやすいこともあり，実験によく用いられている。マウスやラットと同じげっ歯目のハムスターやモルモットでも主要な存在部位として知られており，モルモットでは全身の褐色脂肪のうち半分程度が肩甲間に存在すると概算されている[1]。コウモリもこの部位に多量の褐色脂肪をもつが，

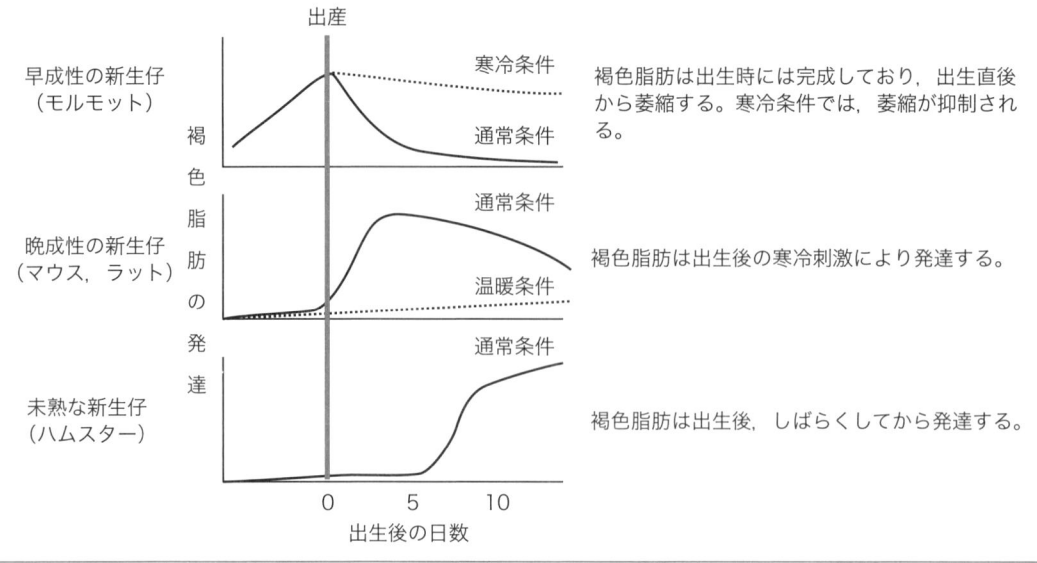

図4-2 新生仔の褐色脂肪組織（文献6より改変）

肩部から腋下部のほうへ伸びていく葉（lobe）と肩甲骨の下部に伸びていく葉に分かれているとの報告がある[1]。一方，マウスやラットと同じげっ歯目の動物でも，マーモットやジリスなどでは肩甲間の褐色脂肪はあまり発達しておらず，腋下部の褐色脂肪組織が肩や頸部まで広く発達している。腹腔内においては腎周囲などに存在する。多くの動物種においては主要な存在部位ではないが，ヒツジの新生仔では全身の褐色脂肪の約80％が腎周囲に存在する。このように，存在部位も動物の生態や生息環境などの影響により進化の過程で多様になったと考えられる。

2. 出生時の体温維持と褐色脂肪

　熱産生をになう褐色脂肪の生理的役割として代表的なものの1つに出生時の体温調節がある。ほとんどの哺乳類動物では，胎児は母親の37℃前後の体温に保たれた子宮内から外界に誕生する際に急激な環境温度の低下を経験する。体温を維持するためには積極的に熱を産生する必要があるため，多くの動物種において新生仔期には多量の褐色脂肪が存在する。褐色脂肪の発達時期は動物種によって異なり，胎児期に発達し出生時には完成している動物や，出生後に発達する動物もいる[6]（**図4-2**）。

　新生仔は，母体内で成長しよく発達した状態で生まれる早成性（precocial）の新生仔と，未発達な状態で母体から生まれる晩成性（altricial）の新生仔の大きく2つのグループに分けられる（**表4-2**）。それぞれのグループにより褐色脂肪を含めた体温調節能の発達が異なるので，グループごとに紹介する。

表 4-2 早成性と晩成性の新生仔

	早成性	晩成生
在胎期間	長い	短い
産仔数	少ない	多い
新生仔の特徴	体毛におおわれている 目は開いている すぐに歩行可能	体毛が生えそろっていない 目は閉じている 群れて寒さから身を守る

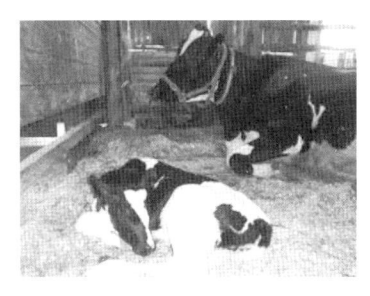

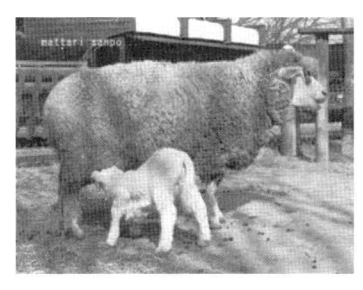

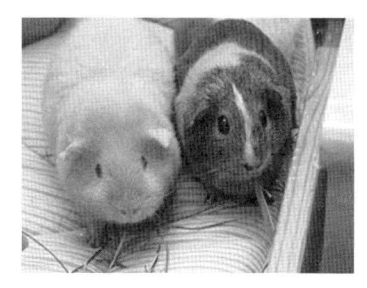

ウシ　　　　　　　　　ヒツジ　　　　　　　　モルモット

図 4-3　早成性の新生仔

1）早成性の新生仔と褐色脂肪：ウシ，ヒツジ，モルモット

　早成性の新生仔は母体内で成長し，よく発達した状態で生まれる。例えば，目は開いていて，身体は体毛でおおわれ，すぐに歩行が可能であるなどの特徴がある。このグループにはウシが含まれるが，仔ウシが産まれてすぐに立ちあがることを思い浮かべるとわかりやすい。このグループでは，褐色脂肪は胎児期に発達し，完成した状態で出生する。出生に伴う環境温度の低下に対応して熱を産生し，出生直後から萎縮していく。このグループには，ウシ，ヒツジ，ヤギなどの反芻動物やげっ歯目のモルモットなどが含まれる（図 4-3）。

　ヒツジの妊娠期間は 145〜150 日であり，褐色脂肪の発達がはじまるのは妊娠 70 日頃からである。Klein ら[29]は，妊娠 121〜124 日（グループ 1），妊娠 137〜140 日（グループ 2），出生時〜4 日齢（グループ 3）の胎児や新生仔から褐色脂肪を採取し，褐色脂肪細胞を単離して機能を調べた。無刺激時およびノルアドレナリン刺激時の酸素消費量（熱産生量）はいずれもグループ 2 で最大であり，胎児期にすでに完成した褐色脂肪が存在することを示している。妊娠 130 日頃の褐色脂肪組織には交感神経支配が認められており，この時期には褐色脂肪の機能を調節する経路も完成していると思われる。実際，この時期に実験的に早産させたヒツジの新生仔でも，寒冷刺激に応じた熱産生能があることが知られている。UCP1 mRNA 発現は出生時に最大となり，その後急速に減少して数日後には検出できないレベルとなる[7]。

　モルモットの妊娠期間は 60〜70 日間であり，出生の 23〜33 日前には成体で褐色脂肪組織が存

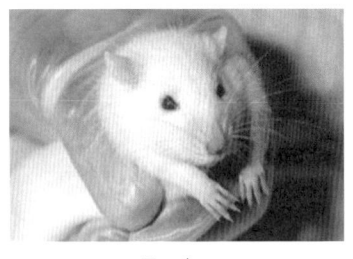

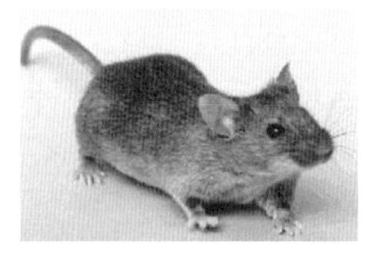

図4-4 晩成性の新生仔

ラット　　　　　　　　　マウス

在する肩甲間の部位にさまざまな分化過程の脂肪細胞が認められ，14〜18日前には多房性の脂肪滴を含む成熟した褐色脂肪細胞で占められる[2]。出生1週間後には組織中に単房性の脂肪滴をもつ脂肪細胞が出現しはじめ，生後3〜4週間のうちに大部分が単房性の脂肪細胞に占められるようになり，最終的には皮下などの白色脂肪組織と似た組織形態となる。ノルアドレナリンに誘導される非ふるえ熱産生量は出生直後に最大であり，基礎代謝量の250％となる[5]。新生仔を温暖な環境（28〜32℃）で飼育した場合，非ふるえ熱産生量は1ヵ月後には基礎代謝量の10〜15％まで減少する。この結果は，前述の形態学的な解析と一致しており，モルモットの褐色脂肪は出生後から急速に萎縮して機能を失うと考えられる。一方，出生後に3〜8℃の環境で飼育した場合は1ヵ月後においてもノルアドレナリンにより基礎代謝の67.5％の非ふるえ熱産生が誘導されることが示されている。このことから，萎縮のスピードは外気温により大きく影響されることがわかる。

2）晩成性の新生仔と褐色脂肪：ラット，マウス，ネコ

　早成性の新生仔とは異なり，晩成性の新生仔はとても未発達な状態で産まれる。例えば，目は閉じたままで，身体は体毛におおわれない丸裸の状態である。早成性の新生仔が1匹（頭）もしくは数匹（頭）で生まれるのに対し，このグループの動物は多産であり，多くは5匹以上の仔を産む。生後間もなくは，仔は群れることで身を寄せ合って寒さから身を守るが，後述のハムスターとは異なり，体温を一定に維持する能力はすでにもっている。これらの動物では，胎児期に褐色脂肪が形成されはじめるが，出生後に発達して数日で機能が最大となる。このグループにはラットやマウスが含まれる（図4-4）。

　ラットの妊娠期間は20〜22日であり，出生の6日前においては肩甲間に褐色脂肪細胞は認められない。3日前頃からさまざまな分化過程にある脂肪細胞が出現し，細胞内の脂肪滴やミトコンドリアの数が増加して発達していく[2]。ノルアドレナリンにより誘導される非ふるえ熱産生は，生後12時間の新生仔ではほとんど認められないが，生後3日目には大きく増加する[34]。UCP1 mRNAは出生直前（妊娠21.5日）の胎児でも検出されるが，出生の数時間に著しく増加する[41]。Obregonら[37]は，UCP1 mRNAは胎児期には低レベルであり出生後12〜20時間で10倍に増加するが，そのような増加は出生後3〜4時間の新生仔では認められないことを示した。これらの結果は，ラッ

トでは出生後に褐色脂肪が発達することを示している。また，前に述べた出生後のUCP1 mRNAの増加は，新生仔を室温28℃で飼育した場合には認められるが，室温35℃で飼育すると認められない[38]。したがって，ラット新生仔では出生後の寒冷刺激により褐色脂肪が発達すると考えられる。

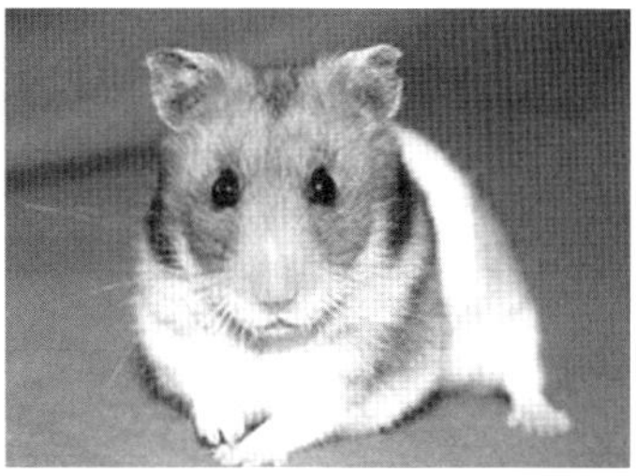

ネコもこのグループに属する。ネコの新生仔には，肩甲間や腋下，頸部などラットと同様の部位に多房性脂肪滴をもつ褐色脂肪細胞が存在するが，生後1週間ほどで単房性脂肪滴をもつ白色脂肪細胞に置き換わる[1]。生後12時間の新生仔にノルアドレナリンを投与すると酸素消費量の増加とともに体温が上昇するが，この反応は生後2〜3日で最大となり，生後1ヵ月の個体ではほとんど認められない[34]。

図4-5 未熟な新生仔（ハムスター）

3）未熟な新生仔と褐色脂肪：ハムスター

ここまで，褐色脂肪の形成が胎児期にはじまり，早成性の新生仔では出生時に，晩成性の新生仔では出生後数日の間に完成して熱産生を行うことを紹介した。しかし，ハムスターはいずれのグループとも異なり，かなり特徴的な褐色脂肪の発達様式が認められる（図4-5）。晩成性の新生仔は未発達な状態で出生するが，ハムスターはさらに未熟な状態で産まれる。出生時には体温調節機能がほとんどなく，ふるえ熱産生も含め熱産生能をもたないため[21]，体温は外気温に規定される。例えば，生後10日までの新生仔では，外気温を35℃から25℃まで低下させても熱産生は誘導されず，体温は37℃付近から外気温近くまで低下する[42]。しかし，生後10日を過ぎる頃から徐々に外気温の低下に反応するようになり，生後15日前後でやっと熱産生が誘導されるようになる。体温調節能が完成し，体温を維持できるようになるのは生後17〜21日である。このような事実から，ハムスターは出生直後は"変温動物"だと表現されることがある。

ハムスターの成体では肩甲間に豊富な褐色脂肪組織が存在するが，新生仔の同部位には単房性の脂肪滴をもつ白色脂肪細胞のみが存在し，褐色脂肪細胞は認められない。出生後も白色脂肪細胞が数とサイズを増していき，生後数日までの間に肩甲間の脂肪組織のほとんどを占めるようになる[48]。生後7日目頃から褐色脂肪前駆細胞と思われる細胞の集団が血管周囲に散在するようになり，それらが次第に数を増し，多房性脂肪滴を溜め込み褐色脂肪細胞へと分化する。生後10〜15日では褐色脂肪細胞が組織の大部分を占めるようになり，褐色脂肪組織の形成が完了する。この知見に一致して，UCP1タンパク質は生後7日以内の新生仔では検出されず，8日目から検出されはじめて17日目に最大になることが報告されている[24]。したがって，ハムスターでは出生後1週間以上過ぎてから褐色脂肪組織が形成されはじめ，完成するまでには2週間以上の期間が必要だと考えられる。このように，ハムスターにおける褐色脂肪組織の発達過程は，ほかの動物種に比べてきわめて遅く

表 4-3 冬眠動物と非冬眠動物の例

分類名（目）	冬眠動物	非冬眠動物
げっ歯目	シマリス，ジリス，マーモット，ヤマネ，ゴールデンハムスター	タイワンリス，ラット，マウス，チャイニーズハムスター
単孔目	ハリモグラ	カモノハシ
有袋目	フクロヤマネ，キタオポッサム	フクロネコ，ウォンバット，カンガルー
食虫目	ハリネズミ	トガリネズミ
翼手目	ヒナコウモリ，カグラコウモリなど	
食肉目	アナグマ，ヒグマ	イヌ，ネコ
霊長目	コビトキツネザル	カニクイザル，マーモセット

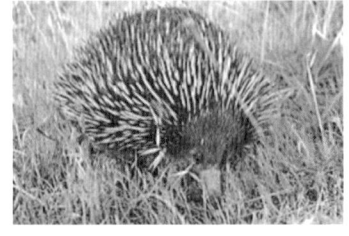

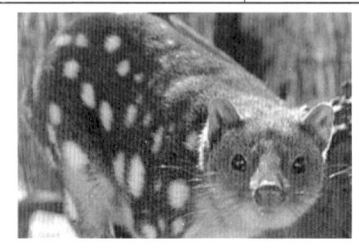

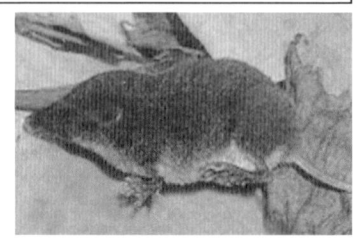

ハリモグラ　　　フクロネコ　　　トガリネズミ

特殊である。ハムスター以外にこのような発達過程をたどる動物種は，いままでのところ報告されていない。

3. 冬眠から覚めるときの体温上昇と褐色脂肪

　冬眠から覚醒するときの体温上昇に，褐色脂肪による熱産生が重要であることはよく知られている。冬眠は，体温のみならず心拍や呼吸など全身の活動を低下させ，低温や食物不足などの厳しい環境を生き抜くための戦略である。哺乳類では単孔目（ハリモグラ），有袋目（フクロヤマネなど），食虫目（ハリネズミなど），翼手目（一部のコウモリ），霊長目（コビトキツネザルなど），げっ歯目（マーモット，ジリス，ハムスターなど），食肉目（アナグマ，ツキノワグマなど）の7目に冬眠する動物種が含まれる[28]（**表4-3**）。

　冬眠期間は持続的冬眠と中途覚醒からなる。冬眠中は体温が環境温度近くまで低下するが，中途覚醒の際は体温が急激に上昇する（図4-6）。例えばリチャードソンジリスでは，5℃前後の体温が数時間のうちに37℃前後まで上昇する。この急激な体温上昇は，褐色脂肪による非ふるえ熱産生およびふるえ熱産生による。

1）リスやハムスター

　げっ歯目はリス科とネズミ科に分けられ，それぞれに冬眠する種を含む。リス科ではジリス，マーモット，シマリスなどが，ネズミ科ではハムスター，ヤマネなどが冬眠を行う（図4-7）。一般に，

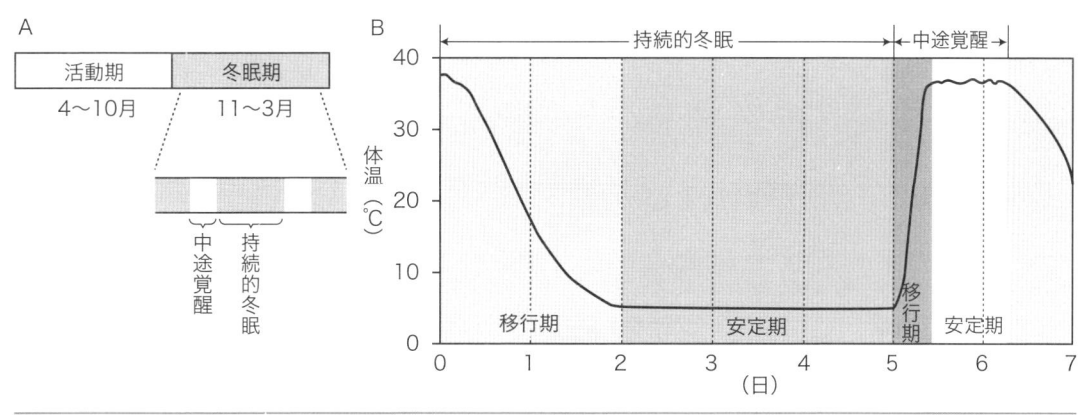

図4-6　冬眠周期と冬眠中の体温変化
A：冬眠周期。活動期と冬眠期からなり，冬眠期には持続的冬眠と中途覚醒が交互に繰り返される。B：冬眠中の体温変化。体温は冬眠の開始とともに徐々に低下し，中途覚醒の際は急激に上昇する（文献29より引用）。

図4-7　冬眠するげっ歯目
げっ歯目はリス科とネズミ科に分けられ，リス科ではジリス，マーモット，シマリスなどが，ネズミ科ではハムスター，ヤマネなどが冬眠をする。

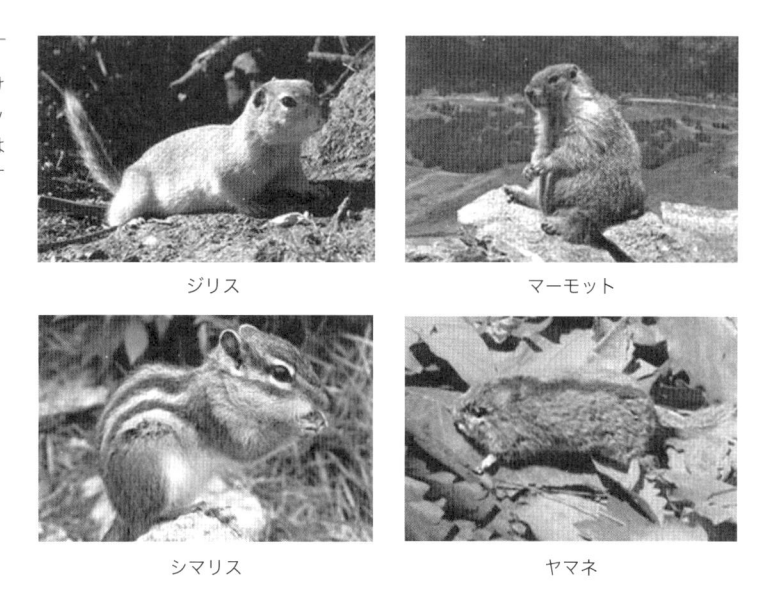

冬眠前には摂食量が増えて体脂肪が増加し，褐色脂肪の脂肪含量も増加する。覚醒時には細胞内の脂肪が熱産生の燃料として使われ，脂肪含量および組織重量が減少する。マーモットは体重の約2％にあたる60gもの褐色脂肪をもつが，冬眠から覚醒すると組織重量は75％減少する。ジュウサンセンジリスも体重の約2〜3％の褐色脂肪をもつが，組織重量の40％程度を占める脂肪のうちの約半量が冬眠からの覚醒により燃焼される。メガネヤマネは1回の覚醒につき褐色脂肪に蓄えた脂肪の75％を消費するという[47]。

褐色脂肪の活性の指標として測定されるパラメータの1つにGDP結合能がある。冬眠からの覚醒時にGDP結合能が急性に増加することがゴールデンハムスター[23]，ジリス[36]などで報告されてお

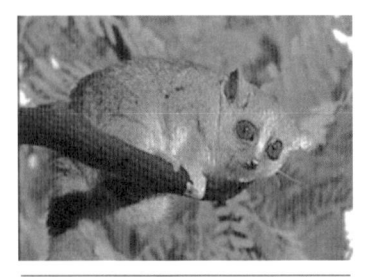

図4-8　ハイイロショウネズミキツネザル
冬眠する霊長類。

り，冬眠からの覚醒時に褐色脂肪が積極的に熱産生を行っていることを示している。一方で，覚醒時にはGDP結合能が増加するもののミトコンドリア量やUCP1 mRNA発現に変化がないことが，ジリス[33]やヤマネ[31]で報告されている。mRNA発現解析についてはさらなる検証が必要ではあるものの，寒冷刺激やノルアドレナリン投与により褐色脂肪が活性化する際には，UCP1の活性化と同時に発現量が増加するので，冬眠からの覚醒の際に活性化のみが起こるとすれば興味深い現象である。

2) ハリネズミ

　げっ歯目以外の冬眠動物についての知見も簡単に紹介する。ここでは有胎盤哺乳類について述べ，単孔目と有袋目については後述する。食虫目では7科のうちハリネズミ科とテンレック科に冬眠する種が存在する。冬眠前のハリネズミには体重の3.0％ほどの褐色脂肪が存在し，冬眠初期（1月）には1.5％に，後期（3月）には0.9％に減少し，覚醒後さらに減少して6月には繊維状の痕跡を残すのみになる[40]。一方で，Edwardsら[14]は，褐色脂肪量は夏期に少なく冬期に多いものの，冬眠中と覚醒後には違いがないことを示した。しかし，覚醒時には褐色脂肪組織の温度がほかの組織に比べて大きく上昇するため，褐色脂肪による熱産生が覚醒時の体温上昇に一定の寄与をしていると結論している。

3) コウモリ

　翼手目のなかで，冬眠する種を含むのはヒナコウモリ科，カグラコウモリ科，キクガシラコウモリ科，オヒキコウモリ科の4科である。コウモリは哺乳類動物のなかでも多量の褐色脂肪をもつ動物種として知られており，ヒナコウモリ科のオオクビワコウモリは体重の3.3％もの褐色脂肪をもつ[19]。冬眠からの覚醒時の体温上昇には，褐色脂肪による非ふるえ熱産生とともに，ふるえによる熱産生も重要であることが示されている[32]。冬眠しない種にも豊富な褐色脂肪が存在するので[9]，コウモリには冬眠をするか否かにかかわらず多くの種で褐色脂肪が存在するようである。

4) キツネザル

　霊長類のなかで冬眠する種はコビトキツネザル科に限定されている。ハイイロショウネズミキツネザルはマダガスカル島に生息する小型の霊長類であり，夜行性で，寒冷で乾燥した冬期を冬眠して過ごす（**図4-8**）。腋下部，頸部，肩甲骨周囲，心臓周囲，腎周囲などに褐色脂肪が存在することが組織学的に示されている[15]。UCP1タンパク質は，腋下部や腎周囲において多く発現しており，

その量は寒冷暴露により増加する。βアドレナリン受容体作動薬の投与により酸素消費量が増加するので，機能的な褐色脂肪が存在すると考えられる。Terrienら[49]は加齢の影響について調べ，老化個体においても成体と同程度の褐色脂肪やUCP1が存在し，βアドレナリン受容体作動薬投与により誘導される熱産生にも違いがないことを示している。寒冷暴露時の体温変化や褐色脂肪の形態学的変化（脂肪含量）などには加齢による違いが認められている。なお，霊長目のうち冬眠しない動物種においても，カニクイザル[27]，コモンマーモセット[45]などで褐色脂肪が存在するとの報告がある。

5）クマ

食肉目で冬眠するのは，イタチ科のアナグマや一部のクマ科動物である。アメリカクロクマに褐色脂肪があることを示唆する報告があるものの[11]，組織学的な解析やUCP1の発現解析にはいたっていないため，クマにおける褐色脂肪の存在は不明である。クマは冬眠する最大の哺乳類だが，体温の低下が小さく中途覚醒がないなど，ほかの動物の冬眠とは異なる点が多いので，褐色脂肪の必要性も違っているのかもしれない。

4. いろいろな動物の褐色脂肪

ここまでに紹介した新生仔と冬眠動物以外にも，いろいろな動物種の褐色脂肪に関する興味深い研究があるので，いくつかの話題についてエピソード的にとりあげて紹介する。

1）胎児の褐色脂肪：ヒツジを用いた珍しい研究

早成性の新生仔が出生時にはすでに完成された褐色脂肪と熱産生能をもつことは前述した。それでは，胎児の褐色脂肪は母体内でも活性化して熱産生を行うのだろうか。この問題については多くの研究があるが，1980年代から1990年代にかけてGunnとGluckman[18]がヒツジを用いて行った一連の研究を紹介する。彼らは妊娠末期の胎児の熱産生能を調べるために，子宮内の胎児に冷却用のコイルや体温測定用発信器，さまざまな代謝パラメータを測定するためのカテーテルを装着し，胎児を子宮内にとどめたまま，いろいろな条件下で酸素消費量や褐色脂肪組織の温度などを測定した。

まず，子宮内の温度を1～2時間かけて徐々に2℃低下させると胎児の体温はすみやかに下降した。このとき，胎児の褐色脂肪組織の温度は直腸温度と同様に低下し，脂肪分解の指標である血中遊離脂肪酸やグリセロール濃度には影響は認められなかった。この時期の胎児に機能的な褐色脂肪が存在することはすでに知られていたので，胎児の褐色脂肪の機能が何らかの因子により抑制されていると考え，いくつかの実験を行った。低酸素により褐色脂肪機能が抑制される可能性について

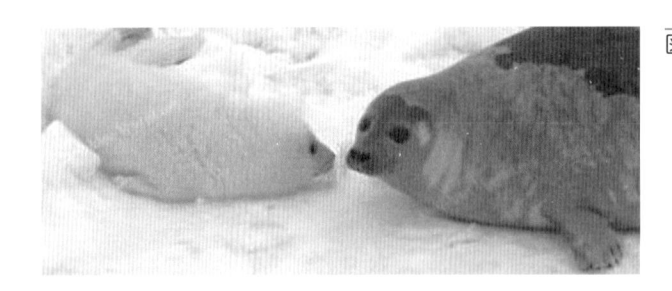

図4-9 タテゴトアザラシ

調べるために，胎児の気管に装着したカニューレから酸素を供給すると，低温にした子宮内の胎児の褐色脂肪組織温が上昇し，遊離脂肪酸やグリセロールもゆるやかに上昇した。加えて臍帯を閉塞すると，褐色脂肪組織温は血中遊離脂肪酸やグリセロールの上昇を伴って急速に上昇したが，臍帯の閉塞を解放するとすみやかにもとのレベルにもどった。

これら一連の実験から，胎児の褐色脂肪の機能は低酸素と母体由来の何らかの因子により抑制されていることがわかった。出生に伴いそれらの抑制が解除され，さらに外界からの寒冷刺激を受けることで褐色脂肪が活性化し，熱産生が開始すると考えられる。胎児の褐色脂肪が活性化されて熱が産生されると，子宮内の温度が上昇して胎児の生存にかかわるため，母体由来の因子により抑制されていることはとても理にかなったことといえる。母体由来の因子としては，プロスタグランジン E_2 やアデノシンなどの関与が示唆されている。

2）海棲哺乳類の褐色脂肪：流氷上で生まれるタテゴトアザラシ

クジラやイルカ，アザラシに代表される海棲哺乳類は，海水に触れることで常にある種の寒冷暴露を受けていると考えられる。皮下に蓄えた厚い皮下脂肪（白色脂肪）による断熱効果が体温維持に重要であることはよく知られているが，熱産生の機構についてはあまりわかっていない。前述の通り，成長とともに褐色脂肪が退縮していく動物種においても寒冷環境では退縮が抑制されることを考えると，海棲哺乳類がどのように体温を維持しているのかは興味深い。海棲ほ乳動物の褐色脂肪についての情報は少ないが，アザラシについていくつかの報告がある。

タテゴトアザラシ（図4-9）は北大西洋や北極海に分布するアザラシで，2〜3月に流氷上で出産する。この頃の外気温は－30℃まで低下することもあるほどの寒冷環境だが，新生仔は成獣に比べると寒冷環境に対してとても無防備な装備で産まれてくる。例えば，身体は成獣の毛とは異なり水にぬれやすい白い産毛におおわれており，皮下脂肪は出生時にはほとんどない。1965年に，Davydovら[12]は若いタテゴトアザラシ個体を用いて熱産生能について調べた。出生0〜7日までの新生仔は，冷水内に入ると酸素消費量が2倍以上になるが，生後8日以降の個体では大きな変動は認められない。この結果から，タテゴトアザラシでは寒冷刺激により誘導される熱産生機構が存在し，熱産生能は成長とともに減少すると推察された。

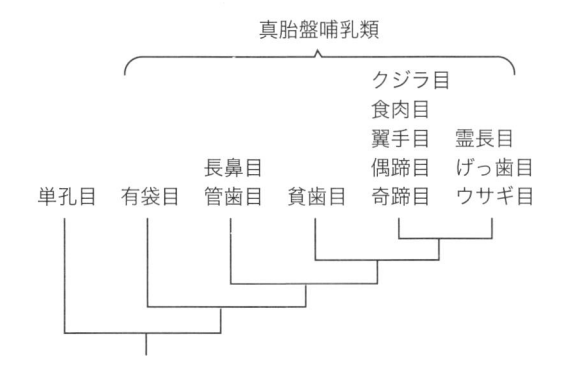

図4-10 哺乳類の主要なグループ

およそ10年後の1974年にGravら[16]は、タテゴトアザラシの新生仔を解剖し、頸部から腰部にかけた広い範囲において、皮膚の直下に皮下脂肪とは異なる黄みがかった茶色の脂肪組織が存在することを見出した。組織学的には豊富なミトコンドリアと多房性脂肪滴をもつ褐色脂肪細胞が認められた。皮下の褐色脂肪組織は多い部位では厚さ8 mmにまで及び、ほかにも頸部の筋肉中や腋下部、心臓周囲に存在すると記されている。さらに、冷水中の新生仔にβアドレナリン受容体の遮断薬（プロプラノロール）を投与すると、肩甲間の組織温度が急激に減少することを示し[17]、タテゴトアザラシの新生仔には褐色脂肪が存在し、体温調節に寄与していると結論した。

Gravらは、褐色脂肪が急激に萎縮するため実験には生後1日以内の新生仔を使用する必要があったと記載している。上記のDavydovらの研究結果[12]と考え合わせると、タテゴトアザラシの褐色脂肪は生後1週間程度ですみやかに萎縮する可能性が高い。新生仔の体脂肪は少ないものの、ほ乳期には急速に皮下脂肪の厚さが増していくので、褐色脂肪による熱産生の必要性が低下するのかもしれない。成獣に褐色脂肪がどの程度存在するのかは不明だが、海棲哺乳類の体温維持機構に褐色脂肪がどれだけ寄与しているのかは大変興味深い。また、同じアザラシでも生息域や生態は亜種によりさまざまで、タテゴトアザラシが流氷上で出産するのに対し、同じゴマフアザラシ属の近縁種であるゼニガタアザラシは陸上（岩場）で出産し、新生仔の産毛は母の体内で抜けて成獣と同じ体毛が生えてから産まれるなど、出生時に受ける寒冷刺激の強さが大きく異なる。このような生態や生息環境の違いが新生仔の褐色脂肪の形成や発達に与える影響も興味深いが、タテゴトアザラシ以外のアザラシではいまのところ報告はない。

3）褐色脂肪をもたない哺乳類？：カモノハシとカンガルー

哺乳類の多くの動物は、母体内で胎児に胎盤を通して栄養を送る有胎盤動物（真胎盤哺乳類）であるが、単孔目と有袋類は例外である（**図4-10、表4-4**）。いずれのグループの動物も身体は毛でおおわれ、乳腺があるなどの哺乳類の特徴をもつものの、カモノハシなど単孔目に属する動物は仔を卵で産む（卵生）。有袋類は胎性ではあるものの、仔を大変未熟な状態で産み、体外の育児嚢で育て

表4-4　単孔目と有袋目の特徴

	単孔目	有袋目	その他の哺乳類（真胎盤哺乳類）
属する動物種	カモノハシ，ハリモグラ	カンガルー，コアラなど	
特徴	仔を卵で産む（卵性）	未熟な仔を産み，育児嚢のなかで育てる	子宮内で胎児を育て，発育させてから産む
体温	外気温によりやや変動	ほぼ一定	ほぼ一定
体温調節能力	不完全	出生時は未発達	完全

る。単孔目と有袋目のほとんどは，オーストラリア大陸に分布しており，進化の初期に有胎盤の哺乳類から分岐し独自の進化を遂げた。これらの動物種においても褐色脂肪が探索されているが，単孔目ではいまのところ示されておらず褐色脂肪をもたないと考えられている[25]。単孔目動物は恒温動物ではあるものの，体温は外気温の影響により34～37℃の間で変動し，体温調節能力が低いことが知られている。

　有袋目動物の新生仔はとても未熟で体温調節能力に乏しいが，母親の育児嚢での生活を終える頃までには成体と同程度の調節能力が備わり，体温は37℃前後に保たれる。有袋目動物において非ふるえ熱産生が存在することは，ネズミカンガルー[35]やベネットワラビー[30]などカンガルー科の動物では示されている。Roseら[43]はフサオネズミカンガルーを用いて，寒冷刺激やノルアドレナリン投与による酸素消費量の変化を調べ，出生直後は反応がまったく認められないが，10週齢から上記刺激による増加が認められることを示した。反応は12週齢をピークに認められ，週齢が進むと反応は消失した。消失する時期は体毛が生えそろう時期と一致しており，この時期には熱産生の必要性が低下する可能性があげられている。また，寒冷に馴化させるとノルアドレナリンへの反応性が増加することが示されており，これらの熱産生に褐色脂肪が関与する可能性が示唆された。しかし，ラットのUCP1遺伝子配列をもとにUCP1 mRNAの検出を試みたものの，発現は確認されなかった[44]。これらの結果から，一部の有袋目動物はごく限られた時期には非ふるえ熱産生を行う可能性があるものの，褐色脂肪はもたないと考えられた[20]。

　一方，2008年にJastrochら[26]は有袋目のUCP1遺伝子配列を決定し，発現を解析した。フクロネコ科に属するオブトスミントプシス（ネズミに似た小型の有袋目動物）では肩甲間の脂肪組織にUCP1発現が認められ，寒冷刺激によりその発現が増加することが示された。同じフクロネコ科の近縁種ではUCP1発現は認められなかったので，この種に特異的である可能性もある。いずれにしても，これらの結果は有袋目動物でも限られた種においては褐色脂肪が存在する可能性を示している。ただし，形態学的な解析や熱産生の機能などの詳細は示されていないため，有袋類に機能的な褐色脂肪が存在するかについては，いまだ議論の余地がある。

図4-11 褐色脂肪をもたないブタ　　図4-12 ハチドリ

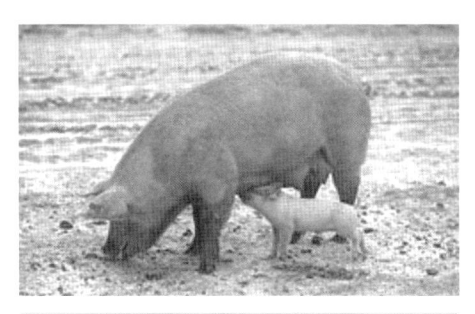

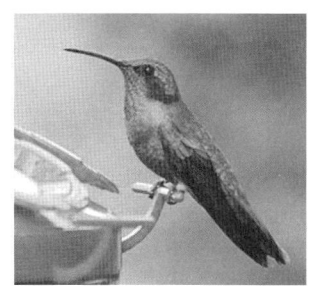

4）ブタは哺乳類なのにUCP1遺伝子をもたない

　哺乳類動物のうち，真胎盤哺乳類は新生仔期には多かれ少なかれ褐色脂肪をもつと想像されるが，ブタ（図4-11）には機能的な褐色脂肪が存在しないことがわかっている。ブタの新生仔は体温調節能が未発達で寒冷に弱いことが知られており，繁殖の際には保温箱や保温灯を設置して新生仔を寒さから守る必要がある。ブタの褐色脂肪については，解剖学的，組織学的にはそれと思われる組織が存在するという報告があるものの[10]，UCP1タンパク質は検出されないなど[50]，ブタに褐色脂肪が存在するかは不明なままだった。2006年にBergら[4]はゲノム解析の結果から，ブタではUCP1遺伝子の一部が欠けており，機能を失った偽遺伝子であることを示した。したがって，ブタではUCP1タンパク質が存在しないので，機能的な褐色脂肪をもたないと結論できる。

5）鳥に褐色脂肪はあるか

　ここまでは哺乳類動物について紹介したが，同じ恒温動物である鳥類についても簡単に紹介する。鳥類には褐色脂肪もしくは，それに類似した熱産生を行う脂肪組織はないことがわかっており，主にふるえ熱産生により体温を維持するとされている[22]。一方，小ガモを寒冷に暴露すると，ふるえ熱産生に加えて非ふるえ熱産生も誘導されることが実験的に示されており[3]，その約70％は筋肉で起きていると報告されている[13]。2001年に，鳥類のUCP遺伝子がニワトリ[39]およびハチドリ[51]（図4-12）においてクローニングされ，ニワトリでは筋肉に，ハチドリでは筋肉に加え心臓や肝臓で発現することが報告された。鳥類のUCPは，アイガモでは寒冷刺激や，鳥類の非ふるえ熱産生を誘導する主要なホルモンであるグルカゴンの投与により，ニワトリでは高脂肪食の給餌により発現が増加する[8]。また，ハチドリは体温が15℃以下に低下すると冬眠に似た休眠状態に入るが，鳥類のUCPは休眠-覚醒のサイクルに依存した発現変動を示し，休眠中に最も発現が高くなる[51]。これらの変動パターンは哺乳類のUCP1のそれに類似しているが，ゲノム解析により鳥類はUCP1遺伝子を欠いており，鳥類のUCPは哺乳類のUCP3に相同性が高いため[46]，体温調節以外の役割がある可能性が考えられている。

おわりに

　本章では，哺乳類動物を中心にいろいろな動物の褐色脂肪について紹介した。褐色脂肪による非ふるえ熱産生経路を含め，動物の体温調節機構は種によりさまざまである。生息環境の気候の違いはもちろんのこと，同じ環境においても外気温の影響は体表面積などの違いによっても影響を受ける。例えば，反芻動物の体温が胃内での食物の発酵により生じる熱により影響されるなど，動物種に独特な関連要因もあり面白い。古くからヒトの成人には褐色脂肪はほとんど存在しないと考えられてきたが，この数年のうちに急速に研究が進み，成人においても機能的な褐色脂肪が存在することが明らかになっている。ヒト以外の哺乳類動物における役割についてもさらに研究が進むことが期待される。

参考文献

1) Afcelius BA: Brown adipose tissue: its gross anatomy, histology, and cytology. In: Lindberg O, ed., Brown Adipose Tissue, American Elsevier, New York, pp. 1-31, 1970.
2) Barnard T, Skala J: The development of brown adipose tissue. In: Lindberg O, ed., Brown Adipose Tissue, American Elsevier, New York, pp. 33-71, 1970.
3) Barre H, Geloen A, Chatonnet J, et al.: Potentiated muscular thermogenesis in cold-acclimated muscovy duckling. Am J Physiol, 249: R533-R538, 1985.
4) Berg F, Gustafson U, Andersson L: The uncoupling protein 1 gene (UCP1) is disrupted in the pig lineage: a genetic explanation for poor thermoregulation in piglets. PLoS Genet, 2: e129, 2006.
5) Bruck K: Non shivering thermogenesis and brown adipose tissue in relation to age, and their integration in the thermoregulatory system. In: Lindberg O, ed., Brown Adipose Tissue, American Elsevier, New York, pp. 117-153, 1970.
6) Cannon B, Nedergaard J: Brown adipose tissue: function and physiological significance. Physiol Rev, 84: 277-359, 2004.
7) Casteilla L, Champigny O, Bouillaud F, et al.: Sequential changes in the expression of mitochondrial protein mRNA during the development of brown adipose tissue in bovine and ovine species. Sudden occurrence of uncoupling protein mRNA during embryogenesis and its disappearance after birth. Biochem J, 257: 665-671, 1989.
8) Collin A, Malheirosa RD, Moraeset VMB, et al.: Effects of dietary macronutrient content on energy metabolism and uncoupling protein mRNA expression in broiler chickens. Br J Nutr, 90: 261-269, 2003.
9) Dalquest WW, Werner HJ: The interscaplar gland of a tropical fruit bat. Anat Rec, 111: 345-353, 1951.
10) Dauncey MJ, Wooding FB, Ingram DL: Evidence for the presence of brown adipose tissue in the pig. Res Vet Sci, 31: 76-81, 1981.
11) Davis WL, Goodman DB, Crawford LA, et al.: Hibernation activates glyoxylate cycle and gluconeogenesis in black bear brown adipose tissue. Biochim Biophys Acta, 1051: 276-278, 1990.
12) Davydov AF, Makarova AR: Changes in heat regulation and circulation in newborn seals on transition to aquatic form of life. Fed Proc Transl Suppl, 24: 563-566, 1965.
13) Duchamp C, Barré H: Skeletal muscle as the major site of nonshivering thermogenesis in cold-acclimated ducklings. Am J Physiol, 265: R1076-R1083, 1993.
14) Edwards BA, Munday KA: The function of brown fat in the hedgehog (*Erinaceus Europqeus*). Comp Biochem Physiol, 30: 1029-1036, 1969.
15) Génin F, Nibbelink M, Galand M, et al.: Brown fat and nonshivering thermogenesis in the gray mouse lemur (*Microcebus murinus*). Am J Physiol Regul Integr Comp Physiol, 284: R811-R818, 2003.
16) Grav HJ, Blix AS, Pasche A: How do seal pups survive birth in Arctic winter. Acta Physiol Scand, 92: 427-429, 1974.
17) Grav HJ, Blix AS: Brown adipose tissue -a factor in the survival of harp seal pups. Can J Physiol Pharmacol, 54: 409-412, 1976.
18) Gunn TR, Gluckman P: Perinatal thermogenesis. Early Hum Dev, 42: 169-183, 1995.
19) Hayward JS, Ball EG: Quantitative aspects of brown adipose tissue thermogenesis during arousal from hibernation. Biol Bull, 131: 94-103, 1966.
20) Hayward JS, Lisson PA: Evolution of brown fat: its abscence in marsupials and monotremes. Can J Zool, 70: 171-179, 1992.
21) Hissa R, Lagerspetz K: The postnatal development of homoiothermy in the golden hamster. Ann Med Exp Biol Fenn, 42: 43-45, 1964.
22) Hohtola E: Facultative and obligatory thermogenesis in young birds: a cautionary note. Comp Biochem Physiol, 131: 733-739, 2002.

23) Horwitz BA, Hamilton JS, Kott KS: GDP binding to hamster brown fat mitochondria is reduced during hibernation. Am J Physiol, 249: R689-R693, 1985.
24) Houstek J, Janíková D, Bednár J, et al.: Postnatal appearance of uncoupling protein and formation of thermogenic mitochondria in hamster brown adipose tissue. Biochim Biophys Acta, 1015: 441-449, 1990.
25) Jastroch M, Withers K, Klingenspor M: Uncoupling protein 2 and 3 in marsupials: identification, phylogeny, and gene expression in response to cold and fasting in *Antechinus flavipes*. Physiol Genomics, 17: 130-139, 2004.
26) Jastroch M, Withers KW, Taudien S, et al.: Marsupial uncoupling protein 1 sheds light on the evolution of mammalian nonshivering thermogenesis. Physiol Genomics, 32: 161-169, 2008.
27) Kates AL, Park IRA, Himms-Hagen J, et al.: Thyroxine 5′-deiodinase in brown adipose tissue of the cynomolgus monkey Macaca fascicularis. Biochem Cell Biol, 68: 231-237, 1990.
28) 川道武男：第2章 冬眠の生態学, In: 川道武男, 森田哲夫, 近藤宣昭 編, 冬眠する哺乳類, 東京大学出版会, 東京, pp. 31-99, 2000.
29) Klein AH, Reviczky A, Chou P, et al.: Development of brown adipose tissue thermogenesis in the ovine fetus and newborn. Endocrinology, 112: 1662-1666, 1983.
30) Loudon A, Rothwell N, Stock M: Brown fat, thermogenesis and physiological birth in a marsupial. Comp Biochem Physiol A Comp Physiol, 81: 815-819, 1985.
31) Martins R, Atgie C, Gineste L, et al.: Increased GDP binding and thermogenic activity in brown adipose tissue mitochondria during arousal of the hibernating garden dormouse (*Eliomys quercinus L.*). Comp Biochem Physiol, 98A: 311-316, 1991.
32) Mejsnar J, Janský L: Shivering and nonshivering thermogenesis in the bat (*Myotis myotis Borkh.*) during arousal from hibernation. Can J Physiol Pharmacol, 48: 102-106, 1970.
33) Milner RE, Wang LCH, Trayhurn P: Brown fat thermogenesis during hibernation and arousal in Richardson's ground squirrel. Am J Physiol, 256: R42-R48, 1989.
34) Moore RE, Underwood MC: The thermogenic effects of noradrenaline in new-born and infant kittens and other small mammals. A possible hormonal mechanism in the control of heat production. J Physiol, 168: 290-317, 1963.
35) Nicol SC: Non-shivering thermogenesis in the potoroo, *Potorous tridactylus* (Kerr). Comp Biochem Physiol C, 59: 33-37, 1978.
36) Nizielski SE, Billington CJ, Levine AS: Brown fat GDP binding and circulating metabolites during hibernation and arousal. Am J Physiol Regul Integr Comp, 257: R536-R541, 1989.
37) Obregon MJ, Pitamber R, Jacobsson A, et al.: Euthyroid status is essential for the perinatal increase in thermogenin mRNA in brown adipose tissue of rat pups. Biochem Biophys Res Commun, 148: 9-14, 1987.
38) Obregon MJ, Jacobsson A, Kirchgessner T, et al.: Postnatal recruitment of brown adipose tissue is induced by the cold stress experienced by the pups. An analysis of mRNA levels for thermogenin and lipoprotein lipase. Biochem J, 259: 341-346, 1989.
39) Raimbault S, Dridi S, Denjean F, et al.: An uncoupling protein homologue putatively involved in facultative muscle thermogenesis in birds. Biochem J, 353: 441-444, 2001.
40) Rasmussen AT: The so-called hibernating gland. J Morphol, 38: 147-205, 1923.
41) Ricquier D, Bouillaud F, Toumelin P, et al.: Expression of uncoupling protein mRNA in thermogenic or weakly thermogenic brown adipose tissue. Evidence for a rapid beta-adrenoreceptor-mediated and transcriptionally regulated step during activation of thermogenesis. J Biol Chem, 261: 13905-13910, 1986.
42) Rink RD: Oxygen consumption, body temperature, and brown adipose tissue in the postnatal golden hamster (*Mesocricetus auratus*). J Exp Zool, 170: 117-123, 1969.
43) Rose RW, Kuswanti N, Colquhoun EQ: Development of endothermy in a tasmanian marsupial, *Bettongia gaimardi* and its response to cold and noradrenaline. J Comp Physiol B, 168: 359-363, 1998.
44) Rose RW, West AK, Ye JM, et al.: Nonshivering thermogenesis in a marsupial (the tasmanian bettong *Bettongia gaimardi*) is not attributable to brown adipose tissue. Physiol Biochem Zool, 72: 699-704, 1999.
45) Rothwell NJ, Stock MJ: Thermogenic capacity and brown adipose tissue activity in the common marmoset. Comp Biochem Physiol A Comp Physiol, 81: 683-686, 1985.
46) Saito S, Saito CT, Shingai R: Adaptive evolution of the uncoupling protein 1 gene contributed to the acquisition of novel non-shivering thermogenesis in ancestral eutherian mammals. Gene, 408: 37-44, 2008.
47) 芝田史仁：第5章 ヤマネ, In: 川道武男, 森田哲夫, 近藤宣昭 編, 冬眠する哺乳類, 東京大学出版会, 東京, pp. 162-186, 2000.
48) Smalley RL, Smalley KN: Brown and white fats: development in the hamster. Science, 157: 1449-1451, 1967.
49) Terrien J, Ambid L, Nibbelink M, et al.: Non-shivering thermogenesis activation and maintenance in the aging gray mouse lemur (*Microcebus murinus*). Exp Gerontol, 45: 442-448, 2010.
50) Trayhurn P, Temple NJ, Van Aerde J: Evidence from immunoblotting studies on uncoupling protein that brown adipose tissue is not present in the domestic pig. Can J Physiol Pharmacol, 67: 1480-1485, 1989.
51) Vianna CR, Hagen T, Zhang C-Y, et al.: Cloning and functional characterization of an uncoupling protein homolog in hummingbirds. Physiol Genomics, 5: 137-145, 2001.

（岡松優子）

【Topics 7】

UCPファミリーの遺伝子と構造

　遺伝子は転写調節にかかわるプロモーター領域の下流に，エクソンとイントロンと呼ばれる領域が交互に並んだ構造をもつ．遺伝子からmRNAが転写されて合成される際，イントロン部分は切り出され，エクソン部分のみがmRNAとして残る．mRNAのうち一部の配列が，タンパク質を構成するアミノ酸の遺伝情報をもつ（翻訳領域）．UCP1遺伝子は，ヒトでは第4染色体上に，マウスでは第8染色体上に存在し，6つのエクソンからなる[3]（**図1A**）．mRNAに転写された後，ヒト，マウスともに306アミノ酸からなるタンパク質へと翻訳される．6つのエクソンは，UCP1に存在する6ヵ所のミトコンドリア膜貫通領域をそれぞれコードしている．

　UCP2遺伝子とUCP3遺伝子は，ヒトで第11染色体，マウスでは第7染色体に隣接して存在する．UCP3遺伝子の下流にUCP2遺伝子が存在し，両者はヒトでは7.0 kb，マウスでは8.2 kbしか離れていない．いずれの遺伝子も複数のエクソンをもつが，遺伝子の上流（5'側）に翻訳されないエクソンが存在する．タンパク質に翻訳される領域はUCP1と同様に6つのエクソンからなり，それぞれのエクソンが6ヵ所の膜貫通領域をコードしている．UCP2タ

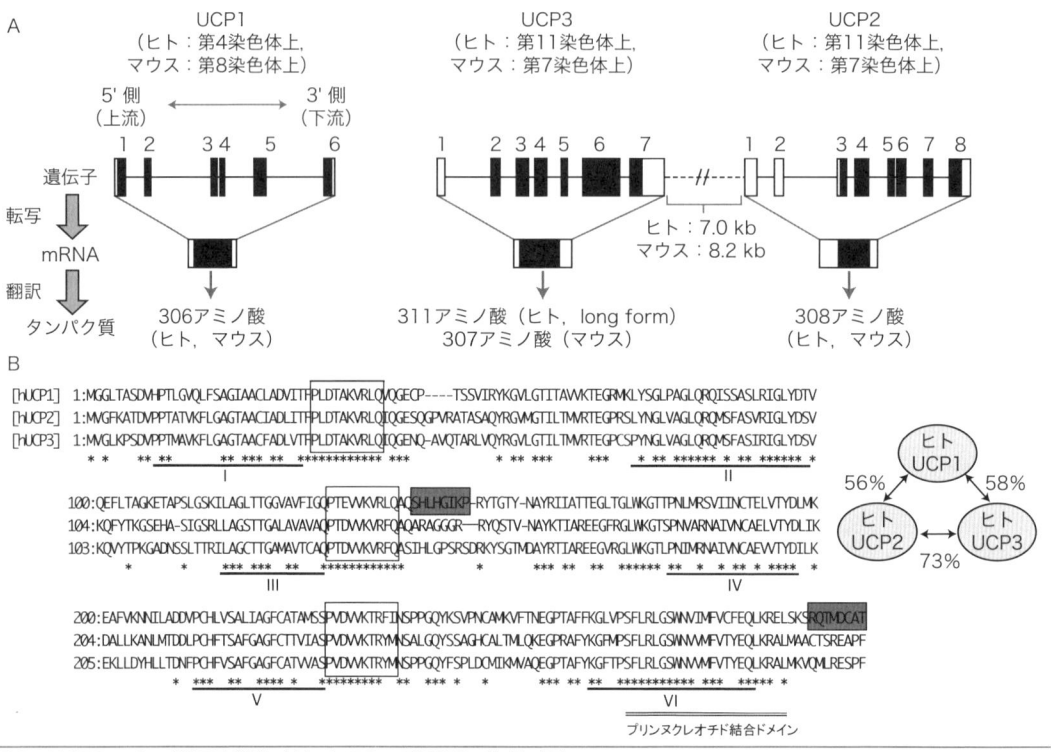

図1　UCP1〜3の遺伝子構造（A）とアミノ酸配列の比較（B）
A：遺伝子構造のうち，mRNAに転写されるエクソン領域を四角で示している．線部分はイントロン領域を示す．mRNAのうち，タンパク質に翻訳される領域を黒塗りで示している．B：ヒトUCP1〜3のアミノ酸配列を比較し，3つの遺伝子に共通したアミノ酸残基の下に＊を記した．四角で囲まれた領域はミトコンドリアキャリアータンパク質に共通のモチーフを，下線部（Ⅰ〜Ⅵ）は膜貫通領域を，二重下線部はプリンヌクレオチド結合ドメインを示す．反転したアミノ酸配列は，多くの動物種のUCP1において共通の配列を示す．

【Topics 7】

ンパク質はヒト，マウスともに308アミノ酸からなる。UCP3はマウスでは307アミノ酸からなり，ヒトでは311アミノ酸からなるUCP3L（long form）のほかに275アミノ酸からなるUCP3S（short form）が知られている。

UCP1～3のアミノ酸配列を比較すると，多くの共通構造をもつことがわかる（図1B）。例えば，UCP1が属するミトコンドリアキャリアータンパク質ファミリーに共通するモチーフ（図中の四角で囲まれた領域），6ヵ所の膜貫通領域（図中の下線部I～VI），UCP機能を制御するとされているプリンヌクレオチド結合ドメイン（図中の二重下線部）などが存在する。一方，UCP1のみに存在し，ほとんどの動物種のUCP1において保存された配列が存在するが（図中の反転部分），その機能についてはよくわかっていない[2]。

遺伝子やアミノ酸の配列がどれだけ類似しているかを相同性（ホモロジー）と呼ぶが，各UCPのアミノ酸配列を比較すると，UCP1とUCP2またはUCP3の間では56～58％が一致する。UCP2-UCP3間では73％が一致するので，UCP1とUCP2，3よりもUCP2とUCP3のほうが相同性が高いといえる。さまざまな動物のUCP1～3のアミノ酸配列を比較して進化系統樹を作成すると，UCP2とUCP3の遺伝的な距離がUCP1とよりも近いことが視覚的にもわかる（図2）[1]。

2つの遺伝子の相同性が高いということは，両者が共通の祖先遺伝子に由来する可能性が高いことを意味している。UCP遺伝子については，その起源となる遺伝子（proto-UCP）が脊椎動物の祖先においてコピーされてUCP1とproto-UCP2/3の2つになり（遺伝子重複），次に再び遺伝子重複が起こりproto-UCP2/3からUCP2とUCP3遺伝子が分岐したようである（図3）[4]。

なお，脊椎動物では5種類のUCPが同定されているが，UCP1に比較的近縁なのはUCP2とUCP3のみであり，UCP4，5は進化系統的にかなり遠縁であることがわかっている。

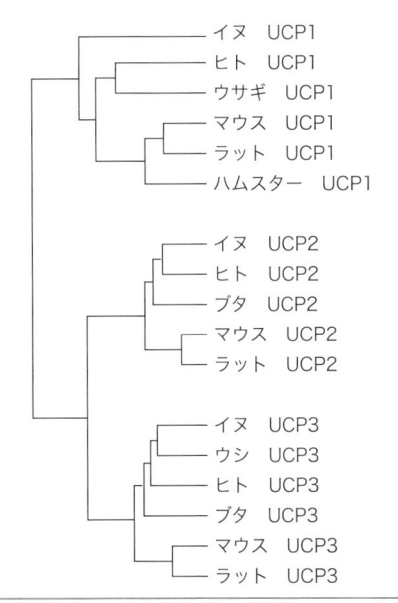

図2　哺乳動物のUCP遺伝子の系統樹
さまざまな哺乳動物のUCP1～3のアミノ酸配列を用いて作製した系統樹。水平方向の枝の長さは遺伝的距離を示す（文献1より改変）。

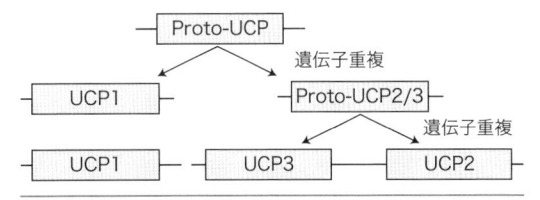

図3　UCP遺伝子の祖先と進化
UCP1～3は共通の祖先遺伝子（proto-UCP）に由来する。Proto-UCP遺伝子は，脊椎動物の祖先種において遺伝子重複によりUCP1遺伝子とproto-UCP2/3遺伝子に分岐し，その後，遺伝子重複が再び起こり，proto-UCP2/3遺伝子からUCP2遺伝子とUCP3遺伝子に分岐した（文献4より改変）。

参考文献

1) Ishioka K, Kanehira K, Sasaki N, et al.: Canine mitochondrial uncoupling proteins: structure and mRNA expression of three isoforms in adult beagles. Comp Biochem Physiol B Biochem Mol Biol, 131: 483-489, 2002.
2) Nedergaard J, Golozoubova V, Matthias A, et al.: UCP1: the only protein able to mediate adaptive non-shivering thermogenesis and metabolic inefficiency. Biochim Biophys Acta, 1504: 82-106, 2001.
3) Ricquier D, Bouillaud F: The uncoupling protein homologues: UCP1, UCP2, UCP3, StUCP and AtUCP. Biochem J, 345: 161-179, 2000.
4) Saito S, Saito CT, Shingai R: Adaptive evolution of the uncoupling protein 1 gene contributed to the acquisition of novel nonshivering thermogenesis in ancestral eutherian mammals. Gene, 408: 37-44, 2008.

（岡松優子）

【Topics 8】

UCPの仲間たち

　脱共役タンパク質UCPは，約300個のアミノ酸からなる単一ポリペプチド鎖でミトコンドリア内膜を貫通してプロトンキャリア活性を有している（図1）。以前は，哺乳動物の褐色脂肪組織にのみ発現する特殊な分子とされていたが，1990年代後半に類似の分子が動植物で相次いで発見された[1]。

　脊椎動物では5種類のUCP遺伝子（UCP1～5）が同定されているが，褐色脂肪細胞での熱産生をになっているのはUCP1であり，しかもUCP1は褐色脂肪細胞にのみ発現しているので，この細胞のマーカー分子とされている。一方，UCP2は脂肪組織や筋肉，肺，脾臓，肝臓，消化管など，ほとんどすべての組織・臓器に多かれ少なかれ発現しており，UCP3は骨格筋や心臓，褐色脂肪などに発現している。それらの働きについては，ミトコンドリア膜電位の微調整や活性酸素の産生調節などにかかわっているとされているが，少なくともUCP1のような通常条件での熱産生が主な機能ではなさそうである。

　植物のUCPは，イモやトマト，シロイヌナズナなど多くの植物での存在が確認されており，plant uncoupling mitochondrial protein（PUMP）と呼ばれている。これらの働きについても不明な点が多いが，ザゼンソウ（図2）では組織・時期特異的に発現して発熱を引き起こすとされている。ザゼンソウは，寒冷地の湿地に生育し花弁の重なりが座禅を組む僧侶の姿にみえることから名づけられたが，2～3月に開花する。その際，肉穂花序で発熱が起こり周囲の氷雪を溶かしていち早く顔を出して，この時期では数が少ない昆虫を引き寄せて受粉効率をあげている。この発熱に関与しているのがUCP（SrUCPA）であり，低温で誘導されると肉穂花序の全ミトコンドリアタンパク質の約3％を占めるほどにも達する。

参考文献
1) 稲葉(伊東) 靖子, 齋藤　茂：熱産生における脱共役タンパク質の役割と適応進化. 化学と生物, 46: 841-849, 2008.

（斉藤昌之）

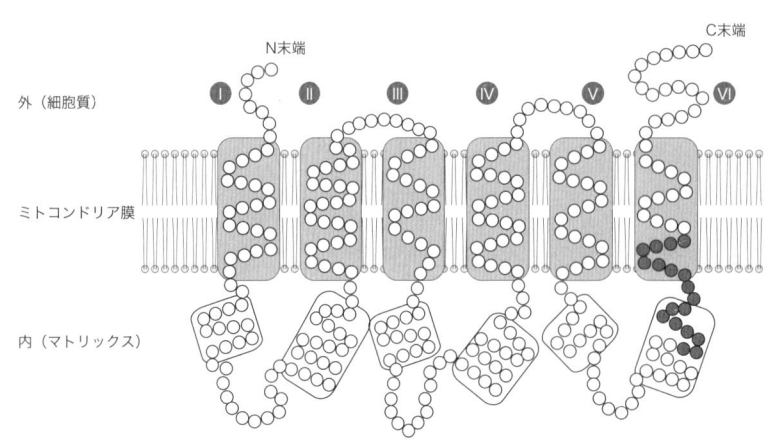

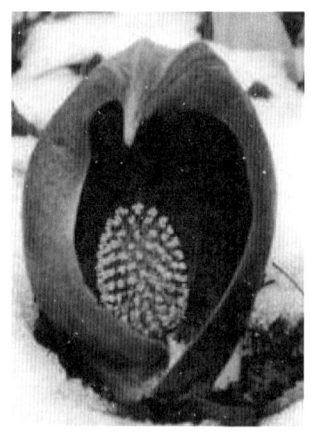

図1　UCPの構造
UCPは，膜貫通領域を2ヵ所（IとII，IIIとIV，VとVI）含む約100個のアミノ酸によって形成されるドメインが3回繰り返される構造をもち，N末端とC末端を細胞質側に向けてミトコンドリア膜を6回貫通している。白丸はアミノ酸を表わし，黒丸はプリンヌクレオチドが結合するおおよその領域を示す。膜貫通部分やマトリックス内のアミノ酸で四角で囲んだ領域はαヘリックス構造に富む。

図2　早春に雪の間から顔を出したザゼンソウ

【Topics 9】

UCPsはヒトの寿命を左右する

　UCP1のミスセンス突然変異（Met229Leu：第229番アミノ酸残基であるメチオニンがロイシンに変化）が日本人の約16％にみられ，安静時代謝量が100 kcal/日近く減弱していて，メタボリックシンドロームの誘因になる可能性があることはよく知られている。また，マウスの実験であるが，UCP2遺伝子を脳のヒポクレチン（オレキシン：食欲や睡眠に関係）神経細胞に強制発現させると，視床下部の温度が上昇し，体温低下指令が出て逆に深部体温が0.3〜0.5℃低下し，その結果，オスで12％，メスで20％寿命が延長する[1]（低体温が長寿を導くこともよく知られているが，心身の機能が低下して，普通の生活を送ることは困難であろう）。これらは，UCPsが寿命に関係することを示唆している。

　実際，UCP1[5]，UCP2[6]，UCP3[2,6]のいずれもヒトの寿命に関与する，と報告されている。UCP1では，A-Cハプロタイプ〔1本の染色体上の一塩基多型（SNP）の組み合わせ。A：アデニン，C：シトシン〕が高齢者の生存に有利である[5]。UCP2では，rs660339（SNPデータベースのリファレンス番号）が長寿遺伝子である[6]。興味深いことに，骨格筋に多く発現するUCP3のSNP（rs1800849）を有するヒトは握力が強い（対立遺伝子TアレルのほうがCアレルよりも強い）。握力が強いヒトは長寿であることが広くコンセンサスを得ている[4]。すなわち，

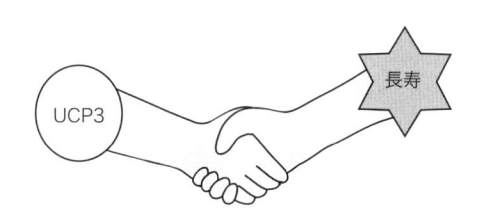

このSNPは長寿をもたらす可能性が高い。こうして，自分のUSPsの遺伝子型を知ることは，寿命ばかりではなく，QOL（生活の質）やADL（日常生活動作）と絡めても重要になりそうだ。

　こうしたUCPs効果は，"uncoupling-to-survive"仮説[6]，しかも"mild uncoupling"[3]によって説明できるかもしれない。つまり，ほどほどの抗酸化作用（ホルミシスにより，酸化ストレスの情報伝達作用などの善玉部分が活性化される）に加えて，代謝効率がアップするからである。これは，現在長寿をゲットする作戦として最も信じられている"カロリー制限"と共通性が多く[6]，魅力的である。こうして，サクセスフル・エイジングのための化学的アンカプラー（脱共役剤）の出現を大いに期待したい。

参考文献

1) Conti B, Sanchez-Alavez M, Winsky-Sommerer R, et al.: Transgenic mice with a reduced core body temperature have an increased life span. Science, 314: 825-828, 2006.
2) Crocco P, Montesanto A, Passarino G, et al.: A common polymorphism in the UCP3 promoter influences hand grip strength in elderly people. Biogerontology, 12: 265-271, 2011.
3) Mookerjee SA, Divakaruni AS, Jastroch M, et al.: Mitochondrial uncoupling and lifespan. Mech Ageing Dev, 131: 463-472, 2010.
4) Rantanen T, Volpato S, Ferrucci L, et al.: Handgrip strength and cause-specific and total mortality in older disabled women: exploring the mechanism. J Am Geriatr Soc, 51: 636-641, 2003.
5) Rose G, Crocco P, D'Aquila P, et al.: Two variants located in the upstream enhancer region of human UCP1 gene affect gene expression and are correlated with human longevity. Exp Gerontol, 46: 897-904, 2011.
6) Rose G, Crocco P, De Rango F, et al.: Further support to the uncoupling-to-survive theory: the genetic variation of human UCP genes is associated with longevity. PLoS One, 6: e29650, 2011.

（大野秀樹，野口いづみ，長澤純一）

【Topics 10】

UCP2は活性酸素を制御する

マクロファージは病原体に遭遇すると生体防御機構の自然免疫系で食細胞として働くとともに，病原体成分（病原体関連分子パターン）をToll様受容体（Toll-like receptor：TLR）などのパターン認識受容体で感知し，活性酸素と一酸化窒素（NO）を産生して病原体を攻撃し，感染局所での危険因子の排除において中心的な役割を果たしている．UCP2は，マクロファージに高発現していて，殺菌作用に重要な活性酸素とNOの産生を制御することで免疫反応に関与していることが明らかにされた．例えば，グラム陰性菌の細胞膜成分・リポ多糖がマクロファージのTLR4で認識されると，UCP2の遺伝子発現が抑制され，UCP2タンパク質量が著しく低下する．マクロファージにUCP2遺伝子を導入してUCP2を強発現させTLR4刺激による発現低下を阻害すると，活性酸素とNOの産生は著しく抑制される．このことは，UCP2には活性酸素とNOの産生を抑制する機能があることを示している．すなわち，病原体に遭遇するとTLRからのシグナルはUCP2の発現を抑制して，活性酸素の産生を高める（図1）[2]．マクロファージの誘導型NO合成酵素（iNOS）の遺伝子発現は，活性酸素によって増強されることから，UCP2の発現抑制により産生された活性酸素がNOの産生を増強する．このメカニズムによって，マクロファージの効率的な殺菌作用が発揮されていると考えられる．

近年，活性酸素は老化を促進すると考えられている．したがって，UCP2の活性酸素産生抑制作用は，老化や寿命にも関与していることが推測される．実際，マウスを使った実験で，UCP2遺伝子を欠損させると寿命が短くなることが報告された（図2）[1]．一方，肥満マウスでは，マクロファージのUCP2遺伝子発現が正常マウスと異なることが報告されている．したがって，肥満によるUCP2の発現調節異常は，活性酸素やNOの産生調節に影響を与え，肥満の病態に関与している可能性がある．今後，UCP2は，感染や炎症反応のコントロールに加えて，寿命の延伸や肥満の病態の解明などにおけるターゲット分子として期待される．

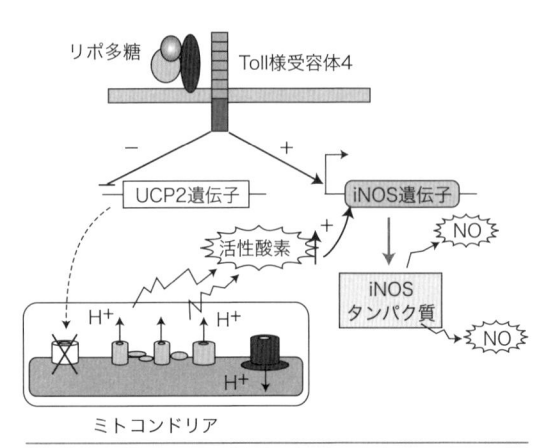

図1 UCP2は活性酸素の産生を抑制している

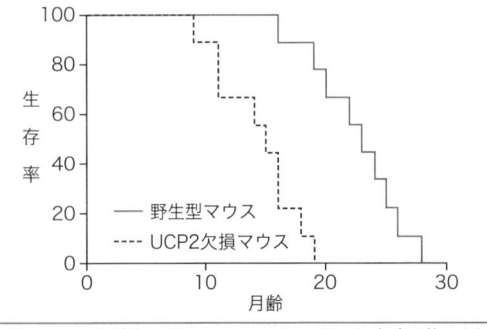

図2 UCP2遺伝子をノックアウトすると寿命が短くなる（文献1より引用）

参考文献
1) Andrews ZB, Horvath TL: Uncoupling protein-2 regulates lifespan in mice. Am J Physiol Endocrinol Metab, 296: E621-E627, 2009.
2) Kizaki T, Suzuki K, Hitomi Y, et al.: Uncoupling protein 2 plays an important role in nitric oxide production of lipopolysaccharide-stimulated macrophages. Proc Natl Acad Sci U S A, 99: 9392-9397, 2002.

（木崎節子，鈴木健二，芳賀脩光）

燃える褐色脂肪の不思議

第5章
ヒトの褐色脂肪とその機能

　「褐色脂肪」をキーワードにインターネットで検索してみると，見きることができないほどで，多数の記事が肥満予防などとの関係について言及している。しかしその多くは，ラットやマウスなどを用いた動物実験から得られた知見をそのままヒトに当てはめて拡大解釈・推定しており，ヒトでの確実なエビデンスに基づいているとはかぎらないのが現状である。実際，ヒト，特に成人の褐色脂肪について，その存在と働きが明らかにされはじめたのはここ2～3年のことである。本章では，ヒト成人の褐色脂肪についての最新知見を，われわれの成績を中心に紹介する。

1. ヒトの褐色脂肪の再発見

1) ヒト成人には褐色脂肪はない？

　ヒトも哺乳動物であることを考えると，褐色脂肪をもっていることは当然ともいえる。事実，小型で多房性の脂肪滴をもった脂肪細胞が存在することは古くから知られていた。例えば，イギリスのHeatonら[19]は，乳幼児から高齢者の突然死を剖検した52例について，全身18ヵ所の組織標本を光学顕微鏡で調べた。その結果，頸部，腋窩部，肩甲骨間，大動脈，腎周囲など，広範な部位に褐色脂肪細胞が存在することを報告している。わが国でもItoら[26]が生後1ヵ月から93歳までの司法解剖215例の腎周囲脂肪組織について組織学的に検索し，162例で褐色脂肪細胞を見出している。

　これらの報告に共通しているのは，新生児や1歳未満では脂肪組織中に褐色脂肪細胞が多数存在するが，成長するにつれて白色脂肪細胞に置き換わり，個体差が大きいものの成人では褐色脂肪細胞を見出せない例が多くなるという事実である。これは，ほかの大型哺乳動物での観察ともよく一致しており（第4章参照），ヒトでも新生児には褐色脂肪が豊富にあって，出生時の急激な寒冷暴露に際して体温の低下を防ぐ役割をになっているが[5, 25]（図5-1），成長するにつれて褐色脂肪細胞が消失し，「成人には褐色脂肪は存在しない，あるいは存在するとしてもごく少量でその生理的役割は無視できる」という定説の根拠になっていた。

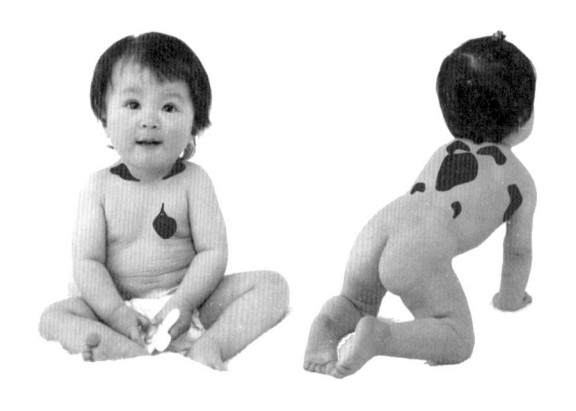

図5-1 新生児における褐色脂肪組織の分布
褐色脂肪は，新生児では，頸部，肩甲骨間，腋窩部，心臓周囲，腎周囲，後腹膜などに存在している。

2）ヒト褐色脂肪の再発見

　では，成人は本当に褐色脂肪をもっていないのだろうか。ヒト以外の大型哺乳動物でも成長するにしたがって褐色脂肪は急激に減少し，成体ではほぼ検出不可能である。しかし，マウスやイヌなどでは寒冷暴露やβ_3アドレナリン受容体作動薬など褐色脂肪を活性化する刺激を与えると，全身の脂肪組織にUCP1を発現する多房性脂肪細胞が出現することが知られている[38, 39, 49]。したがって，成人でも同様の刺激が加われば，褐色脂肪細胞やUCP1が出現する可能性は十分に考えられよう。事実，カテコールアミン産生腫瘍である褐色細胞腫（pheochromocytoma）の臨床例や長時間の寒冷暴露による凍死例など，慢性的に交感神経性の刺激がある場合には褐色脂肪細胞が組織学的に高頻度で検出され，UCP1 mRNAの発現も確認されるとの報告がみられる[6, 16, 30, 46]。

　このように，従来までのヒトの褐色脂肪の検出は，もっぱら組織学的手法やUCP1遺伝子発現解析によって行われてきた。これはヒトのみならずほかの動物でも同様で，褐色脂肪の活性を*in vivo*で直接測定する手段が実験動物でもごくかぎられていることを考えると，やむをえないことであった。ところが最近，褐色脂肪のグルコース代謝活性を指標にして，より直接的にヒトの褐色脂肪を同定・評価することが可能になってきた。そのきっかけとなったのは，核医学領域での画像診断法の1つである，2-fluoro-2-deoxyglucose（FDG）を用いた陽電子放射断層撮影（positron emission tomography：PET）での知見であった。

　FDG-PET/CTはFDG-PETとX線CTの2つの画像診断法を組み合わせた方法であり，現在ではがん検出法の1つとして広く普及しつつある。フッ素の放射性同位元素（^{18}F）でラベルしたグルコースであるFDGは，静脈注射するとグルコース同様に細胞に取り込まれFDG-6-リン酸に変化するが，解糖系で代謝されずに細胞内に蓄積される（図5-2A）。その後，FDGがγ線を放出するようになるので，PETでγ線をスキャンしてFDGの集積を画像化する（図5-2B）。例えば，グルコース利用が高い脳や心臓，FDGの尿への排出をになう腎臓や膀胱では強いFDG集積が認められる。これらは病的ではない正常な現象なので「FDGの生理的集積」と呼ばれる。一方，腫瘍細胞も糖代謝が活発でFDGをよく取り込むので，腫瘍があればFDG集積としてみつけることができる。ただ

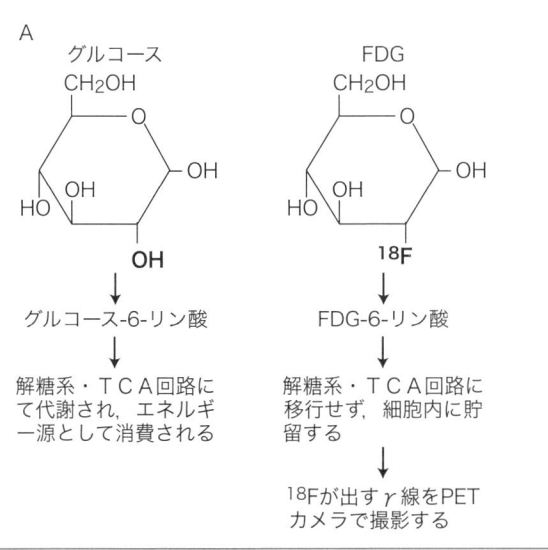

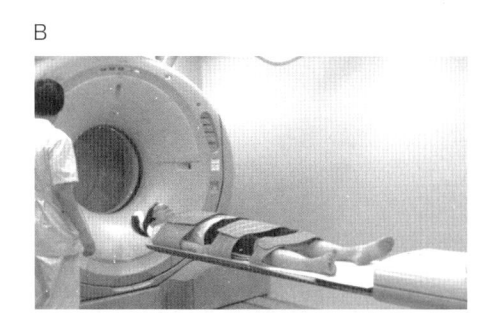

図5-2 ¹⁸F-fluorodeoxyglucose（FDG）を用いたがん検査
FDGはグルコースと同様に細胞内に取り込まれ，その後の反応を起こさず，細胞内に貯留する。FDGがもつ陽電子放出核「¹⁸F」は体内の電子と反応しγ線を出すようになる。このγ線をPETカメラで撮影すれば，グルコース取り込み活性が高い部位がPET画像に写る。がん細胞はグルコースやFDGをよく取り込むので，がんがあればPET画像に写る（写りにくい種類のがんもある）。

し，PETだけでは，FDGが集積した部位の組織の種類までは特定できない。そこで，X線CTを並行して行い，X線の吸収度の違いから組織を同定する。

2003年，Cohadeら[9]は，がん診断のために患者にFDG/PETを行った。すると，がん組織に加えて，頸部や肩部に左右対称に取り込みがみられるケースが少数ながらみつかった。さらに，X線CTとの同時撮影をすると，その部位が脂肪組織であることがわかったので，これを「USA-fat」と名づけ，ほかの部位の多量の脂肪組織とは異なるので「おそらく褐色脂肪であろう」との推測を記載した。

褐色脂肪でのグルコース利用が交感神経-βアドレナリン受容体-UCP1系に依存して亢進することは，古くからマウスやラットで知られていた。例えば，マウスやラットを寒冷暴露すると，インスリン濃度はさがるのに褐色脂肪でのグルコース利用（2-deoxyglucoseの取り込み）が増加する（**図5-3A**）[50]。この効果は交感神経を切除すると消失し，ノルアドレナリンを投与すると回復する。ノルアドレナリンの促進効果はUCP1欠損マウスではみられないので（**図5-3B**）[24]，インスリンに依存しないグルコース代謝亢進は，UCP1の脱共役活性によっている。これは，ミトコンドリアでのATP合成が不足するのを嫌気的解糖で補うためであろう。

いずれにせよ，褐色脂肪でのグルコース代謝はUCP1活性に依存して増えることはまちがいないので，上記のヒトのUSA-fatへのFDG集積は，活性化した褐色脂肪を反映していると思われる。USA-fatの検出例数は，外気温が低くなると増えるとの臨床データもこの考えを支持している[8]。

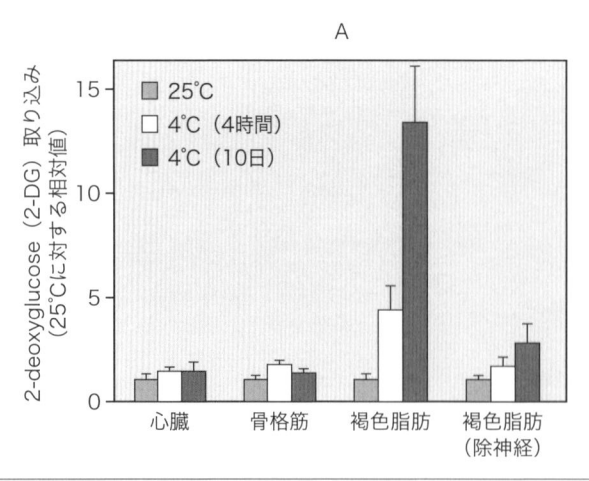

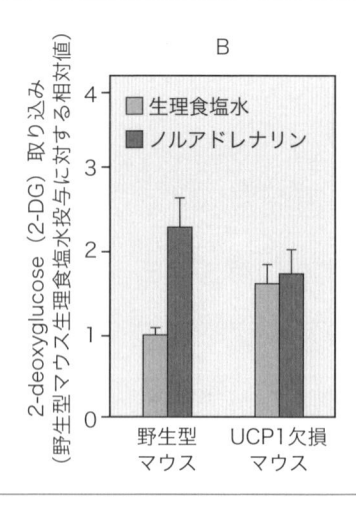

図 5-3 褐色脂肪組織におけるグルコース利用
A：寒冷刺激による褐色脂肪の活性化．ラットに 4℃，4 時間または 4℃，10 日間の寒冷暴露をした際の 2-DG 取り込み活性の変化（文献 50 より改変）．B：ノルアドレナリン投与による褐色脂肪の活性化．UCP1 を遺伝的に欠損しているマウスと，していないマウス（野生型マウス）における，ノルアドレナリン投与による 2-DG 取り込み活性の変化（文献 24 より改変）．

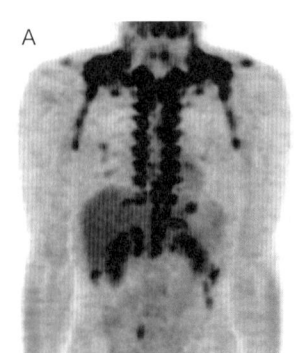

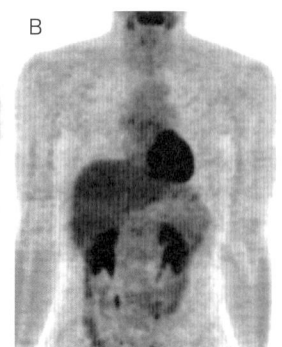

図 5-4 温暖条件と寒冷条件の FDG-PET/CT 画像
A：あらかじめ寒冷刺激を行った場合（室温 19℃にて足裏冷却を 2 時間）．B：寒冷刺激を行わなかった場合（室温 27℃の部屋にて安静）（文献 48 より引用）．

3）褐色脂肪の存在を成人で証明する

　もし USA-fat が褐色脂肪ならば，寒冷刺激などの交感神経性刺激を積極的に与えれば，FDG 集積が増加するはずである．実際に，われわれは 2006 年に健康成人を対象に，薄着になって室温 19℃の部屋にて足裏を間欠的に氷冷するという寒冷刺激を 2 時間与えた後に FDG-PET/CT を行い，鎖骨上部と胸椎近傍の脂肪組織に明瞭な FDG 集積を認めた（**図 5-4A**）．しかし，同一対象者であっても，寒冷刺激を行わなければ，このような FDG 集積はまったくみられなかった（**図 5-4B**）．これらの結果は，成人にも寒冷刺激で活性化される褐色脂肪が存在することを示している[48]．

　同様の知見は 2009 年にオランダやフィンランドのグループからも報告され，FDG 集積が多い部位の脂肪組織には UCP1 を発現する褐色脂肪細胞が多数存在することも組織学的に証明された[11, 54, 56, 64]（**図 5-5**）．Virtanen ら[56] は UCP1 に加え，PGC-1α（peroxisome-proliferator-activated recep-

図5-5 FDG-PET/CTと組織学的解析による褐色脂肪組織の再発見
FDG-PET/CTで検出される脂肪組織（A）は，多房性の脂肪滴をもち（B），特異的タンパク質であるUCP1をもった（C）褐色脂肪である（文献48より引用）。

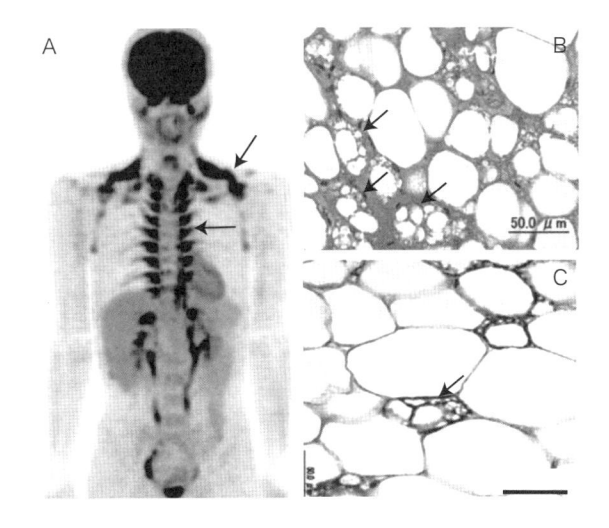

tor γ coactivator-1α），PRDM16（PR domain containing 16），DIO2（deiodinase, iodothyronine, type II），ADRB3（$β_3$-adrenergic receptor）といった褐色脂肪の機能および活性化に重要な役割をになう分子のmRNA発現を調べ，白色脂肪に比べてFDG-PET/CTで検出される脂肪組織で顕著に高いことを明らかにしているので，遺伝子発現レベルでも褐色脂肪の存在が確定している。

2. 褐色脂肪の検出・評価法

先に述べたように，従来までのヒトの褐色脂肪の検出は，もっぱら組織学的手法やUCP1遺伝子発現解析によって行われてきた。しかしこれらの方法では，褐色脂肪が存在するか否かはわかったとしても，その量や活性，機能を知ることはほぼ不可能に近い。FDG-PET/CTはこの限界を突破する方法であり，その有用性はきわめて高い。以下，ほかの評価法の可能性と併せて解説する。

1）標準的方法：寒冷刺激を与えてからのFDG-PET/CT

ヒトの褐色脂肪はFDG-PET/CTによって検出・評価できるが，その際には事前の寒冷刺激が重要となる。**図5-6**はわれわれが常用しているプロトコルである。足裏の氷冷が必要か否かは定かでないが，可能なかぎり最大の寒冷刺激を与え

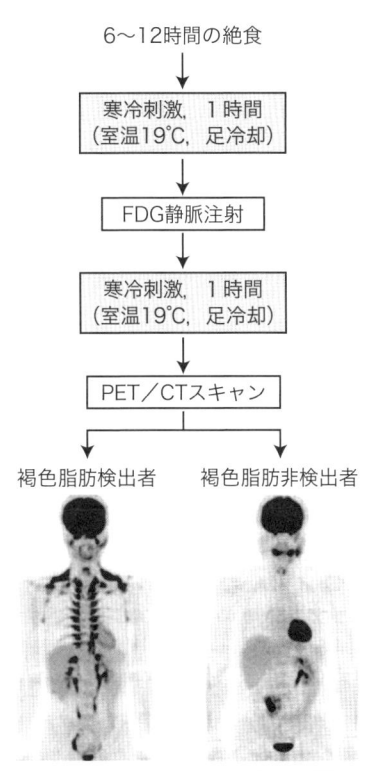

図5-6 褐色脂肪組織の標準的な評価方法：寒冷刺激を組み合わせたFDG-PET/CT

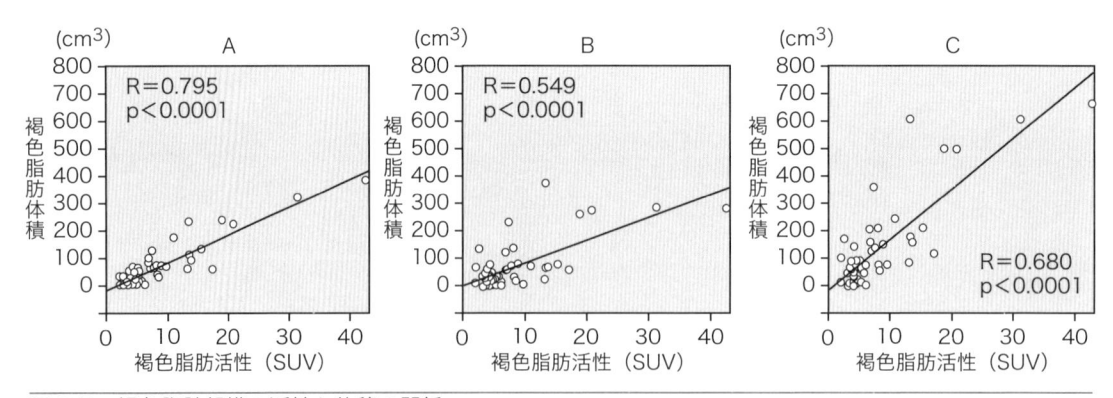

図5-7 褐色脂肪組織の活性と体積の関係
褐色脂肪が最も頻繁に検出される鎖骨上部のSUVと，全画像から算出した褐色脂肪体積の関係を調べた。鎖骨上部のみの褐色脂肪体積（A），傍胸椎・傍脊椎のみの褐色脂肪体積（B），それらの合計体積（C）のいずれも，SUVと強い正の相関を示した（文献56より引用）。

るために実施している。この寒冷刺激条件ではふるえ（四肢の不随意運動）は認められないし，実際に四肢骨格筋へのFDG集積もみられない。なお，寒冷感受性の個人差を考慮して，筋電図測定によってふるえが出る室温を，対象者ごとにあらかじめ設定してから，FDG-PET/CTを行っている研究者もいる[54]。また，より確実かつ迅速に寒冷刺激を与えるために，冷水を循環できる特殊なスーツ（ウォータースーツ）を着用させる場合もあるが[42]，現在のところそれらの方法による結果の異同については定かでない。

　褐色脂肪の検出にあたっては，得られた画像について腹部や皮下の脂肪組織，四肢の筋肉，肝臓などほかの部位と比較しながら，少なくともバックグラウンドよりも高いFDG集積があるか否かを肉眼的に判定して行われる。この定性的判定に加えて，鎖骨上部などの関心領域へのFDG集積量をstandardized uptake value（SUV）として算出し，定量的な指標とすることもできる。SUVは，仮に投与したFDGが体中に均等に分散した場合に「1」になるような指標であるが，褐色脂肪が画像上で視覚的に検出できる場合，SUVは2を上まわる。

　SUVは褐色脂肪の代謝活性の指標となるだけでなく，量の推定にも有用である。図5-7は，寒冷刺激後にFDG-PET/CTを行い褐色脂肪が検出された50名について，鎖骨上部および胸椎近傍の褐色脂肪体積を算出した結果であるが，SUVとよく相関することがわかる。したがって，SUVから褐色脂肪全体の活性と量の両方の情報を得ることができる。

　実験動物でもFDG-PET/CTを利用して褐色脂肪活性を評価した報告が出はじめているが，その際も寒冷刺激やβアドレナリン受容体作動薬投与で活性が高まることが確認されている。なお，動物ではPET/CTを用いなくても，^{3}Hや^{14}Cでラベルした2-deoxyglucoseを投与して採取した組織への取り込み量を直接測定できるので（図5-3），その手法がより一般的である。

表5-1 寒冷刺激の有無による褐色脂肪組織の検出率の差

	報告者	文献	対象者数（人）	褐色脂肪検出率（%）	都市（国）
臨床例の再解析（寒冷刺激なし）	Cypessら	11	1,972	5	ボストン（アメリカ）
	Au-Yongら	2	3,614	5	ノッティンガム（イギリス）
	Leeら	31	2,934	9	シドニー（オーストラリア）
	Ouelletら	43	4,842	7	ケベック（カナダ）
実験的検証（寒冷刺激あり）	Lichtenbeltら	54	24	95	マーストリヒト（オランダ）
	Saitoら	48	56	33	札幌（日本）
	Virtanenら	56	5	100	トゥルク（フィンランド）
	Yoneshiroら	62	162	41	札幌（日本）

2) 寒冷刺激を与えないFDG-PET/CTではどう変化するか

FDG-PET/CTで寒冷刺激を行わないと，検出感度は大幅に低下する．図5-4に示したとおり，褐色脂肪が多量にあっても温暖条件では活性化しないので，検出できていないのである．このことは，臨床例の再解析による報告と実験的研究の結果を比較してもよくわかる（表5-1）．すなわち，がんの診断を目的とした通常のFDG-PET/CTは快適な室温で行われるが，寒冷刺激が少ないために褐色脂肪検出率は5～9％程度と低いのに対して，積極的な寒冷刺激を行った実験研究では33～100％と差は歴然である．

検出率のみならず，褐色脂肪量でも同様のことがいえる．Cypessら[11]は，過去の臨床例（寒冷刺激なし）のFDG-PET/CTデータ1,972名分を再精査したところ，男性で11.6 g，女性で12.3 gの褐色脂肪が検出されたと報告している．Pfannenbergら[45]も寒冷刺激なしのFDG-PET/CT検査結果を再精査した結果，褐色脂肪が検出された260名の患者の平均重量を25.2 gとし，男性より女性のほうが多いと報告している．一方，寒冷刺激を実施しているLichtenbeltら[54]は褐色脂肪の平均重量を99.1 gとしている．同じく寒冷刺激を実施したわれわれの結果[36]でも，平均体積が137 cm^3（3～668 cm^3），平均重量は123 gとなった．

以上のように，褐色脂肪の活性や体積，量をFDG-PET/CTで適正に把握するためには，寒冷刺激などの活性化手順が必須である．

3) ほかのトレーサーを用いたPET/CTの試み

PET/CTはFDG以外のトレーサーを用いる方法もある．その1つが，脂肪酸誘導体である^{18}F-FTHA（^{18}F-fluoro-thia-heptadecanoic acid）を使った方法である．褐色脂肪での熱産生の主なエネルギー源は脂肪酸なので，活性化すると血中のFTHAをよく取り込むことは容易に想像できる．実際，寒冷刺激を行ったうえでFTHA-PET/CTを行うと，褐色脂肪に明瞭なFTHAの集積がみられる[42]．しかし，その感度（バックグラウンドや周囲の組織との差）はFDGを用いた場合と同程度

表5-2 X線CTによる褐色脂肪組織の評価の試み

報告者	寒冷刺激	鎖骨上部の脂肪組織			皮下脂肪組織			p値（鎖骨 vs. 皮下）	
		PET陽性	PET陰性	p値	PET陽性	PET陰性	p値	PET陽性	PET陰性
FDG取り込み活性（SUV）									
Babaら[3]	なし	6.6	0.9	＊	N/A	N/A	－	－	－
Huら[21]	なし	2.5	1.7	＊＊＊	0.5	0.4	n.s.	＊＊＊	＊＊＊
米代ら（未発表データ）	あり	13.0	1.6	＊＊＊	0.6	0.6	n.s.	＊＊＊	＊＊＊
CT値（Hounsfield units：HU）									
Babaら[3]	なし	－72	－104	＊	－102	－103	n.s.	＊＊＊	n.s.
Huら[21]	なし	－62	－73	＊＊＊	－87	－87	n.s.	＊＊＊	＊＊＊
米代ら（未発表データ）	あり	－77	－106	＊＊	－112	－120	n.s.	＊＊	n.s.

＊$p<0.05$，＊＊$p<0.01$，＊＊＊$p<0.001$。FDG取り込み活性は，①PETで褐色脂肪が検出された（PET陽性の）鎖骨上部脂肪組織→②PETで褐色脂肪が検出されなかった（PET陰性の）鎖骨上部脂肪組織→③皮下の白色脂肪組織の順で高い。CT値は，①PET陽性の鎖骨上部脂肪組織→②PET陰性の鎖骨上部脂肪組織→③皮下の白色脂肪組織の順で高い。ただし，PET陰性の鎖骨上部と皮下脂肪でCT値に差がない知見もある。CTのみで褐色脂肪を評価した場合，PETのSUVによる評価よりも精度が低いのかもしれない。

かそれ以下であるので，検出方法として特に優れているとはいえない。また，褐色脂肪はミトコンドリアが多いので，これを検出するPET核種を利用する方法もあるが，実験試行的段階にとどまっている。

4）脂肪組織の画像診断法の応用：X線CTとMRI

　PET以外の評価法については，実験動物でもヒトでもいくつか検証が開始されている。褐色脂肪と白色脂肪の違いの1つに細胞あたりの脂肪含量の差や，細胞質の量の違いがあるが，これを利用してより簡便なX線CTのみで褐色脂肪を評価しようとする試みである。X線CTで算出される値（CT値）は，X線の吸収度（透過度）を数値化したものであり，体内の器官や臓器を特定できる。吸収度にはHU（Hounsfield unit）という単位が利用されるが，これは空気を－1,000 HU，水を0 HUとする単位であり，骨や金属などの硬い物質では＋数百〜数千の値をとる。検査条件により若干の違いはあるが，白色脂肪は負の値（われわれの条件の場合は－100前後），筋肉は正の値（われわれの条件の場合は＋80前後）をとる。褐色脂肪は白色脂肪に比べ，細胞あたりの脂肪含量が少なく，ミトコンドリアなどの細胞質や血管走行などが豊富なので，CT値は白色脂肪よりも高値になることが予想される。

　実際に，Babaら[3]とHuら[21]は，鎖骨上部の脂肪組織（褐色脂肪組織）と白色脂肪のCT値の比較を行っている。鎖骨上部のCT値は皮下脂肪よりも高いし，同じ鎖骨上部でもPETでの活性が高いほうがCT値も高い（表5-2）。しかし，いずれの検討でも褐色脂肪と白色脂肪のCT値にかなりのオーバーラップがみられ，褐色と白色を明確に判別できるほどの精度にはいたっていないと思われる。

最近，MRIによりマウスとヒトの白色脂肪と褐色脂肪を区別できるとの報告もある[22,23]。MRIは，電磁波をあてたときの体内の原子（通常は水素原子）の反応を調べ，画像化することにより組織の状態を調べる方法である。そのためCTのような放射線被曝は避けられるというメリットはあるが，褐色脂肪の評価方法としての有用性については，今後の検討を待たねばならない。

5）サーモグラフィーによる評価

褐色脂肪は熱産生器官であるので，サーモグラフィーに代表されるような熱写真法（thermal imaging）やその他の体温測定法も候補となるかもしれない。インターネット上にかぎらず，学術論文でもサーモグラフィーで褐色脂肪を評価したとの記載がしばしばみられる。例えば，交感神経興奮薬であるエフェドリンを投与してサーモグラフィーで観察すると肩甲間の体表温度が高くなったので，褐色脂肪の活性化を確認したといった類の話である。しかし，これらにはどの程度の科学的根拠があるのだろうか。

Symondsら[52]は手を20℃の水に浸す寒冷刺激を行ったときの鎖骨上部の皮膚温度の低下を熱写真法により調べたところ，青年期（13〜18歳）や中年期以降（35〜58歳）の対象者に比べて，小児（3〜8歳）のほうが皮膚温度が高かったとしている。鎖骨上部の褐色脂肪活性は年齢が若いほど高いので，この結果は褐色脂肪の熱産生を反映しているのかもしれない。しかし，鎖骨上部にかぎらず，一般に体表温度は皮膚血管の血流量によって大きく変化するので，むしろこれを検出している可能性のほうが高い。いずれにせよ，ヒトの体表温度をサーモグラフィーなどで測定すれば褐色脂肪の活性や存在を評価できるというには，エビデンスが不足しているのが現状である。

以上のように，ヒト褐色脂肪の評価方法については，FDG-PET/CT以外にはまだ確立されていない。FDG-PET/CTでの放射線被曝や煩雑さ・高費用などの問題の軽減と併せて，より簡便で感度・確度の高い方法の開発が待たれる。

3．FDG-PET/CTで検出できない褐色脂肪細胞

1）FDG-PET/CTでの検出の有無と褐色脂肪組織/細胞の有無は同義ではない

褐色脂肪の標準的な評価法である寒冷刺激後のFDG-PET/CTであっても，検出されないことが，中高年者や夏季には多くみられる（後述）。しかし，FDG-PET/CTは組織の存在そのものを検出する方法ではなく，あくまでグルコースの代謝機能を評価しているにすぎないため，褐色脂肪の検出の有無と存在の有無は完全な同義とはいえない。つまり，①褐色脂肪が存在するが活性が著しく低い場合と，②褐色脂肪そのものが存在しない場合のいずれも，FDG-PET/CT上では「非検出者」と評価されることになる。

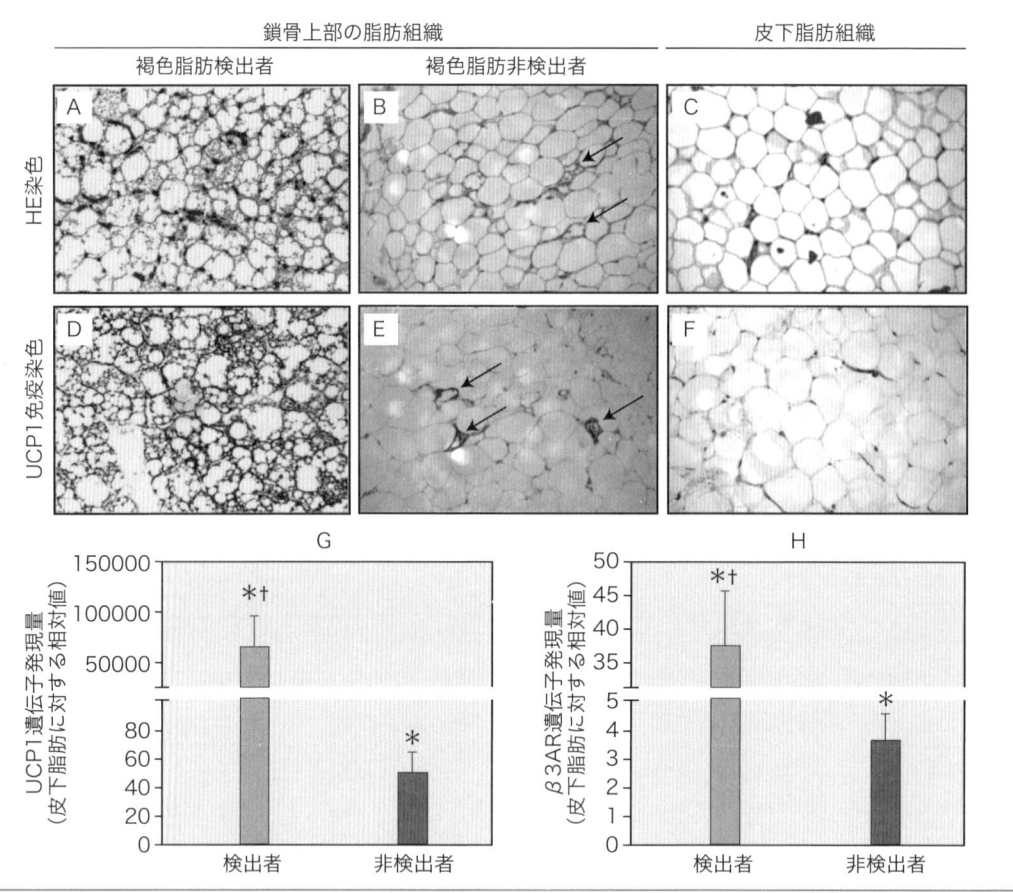

図5-8 褐色脂肪検出者と非検出者の褐色脂肪組織
β3AR：$β_3$アドレナリン受容体。＊$p<0.01$ vs. 皮下脂肪，†$p<0.01$ vs. 非検出者（文献33より改変）。

2）非検出者でも褐色脂肪細胞は存在する

　では，褐色脂肪が検出されないケースでも実は褐色脂肪細胞が残っているのだろうか。それとも完全に消失しているのだろうか。Leeら[33]はFDG-PET／CTを行ったうえで，褐色脂肪検出者と非検出者からそれぞれ鎖骨上部の脂肪組織と皮下脂肪組織を採取し，UCP1抗体を用いた免疫組織化学による検討を行った。検出者では，予想どおり鎖骨上部の脂肪組織に多房性の脂肪滴をもちUCP1陽性の褐色脂肪細胞が多量にみられ（図5-8A，D），皮下脂肪組織にはみられなかった（図5-8C，F）。しかし，非検出者であっても，同じ部位の脂肪組織に，散在性ではあるが褐色脂肪細胞が存在していた（図5-8B，E）。さらにUCP1と$β_3$アドレナリン受容体の遺伝子発現を調べても，いずれも検出者のほうが発現量は高いものの，非検出者でも皮下脂肪に比べてUCP1で約50倍，$β_3$アドレナリン受容体で約4倍の発現が認められた（図5-8G，H）。これらの結果は，FDG-PET／CTで褐色脂肪が検出できない者であっても少なからず褐色脂肪細胞が存在しうることを示している。

図5-9 寒冷刺激による褐色脂肪組織の活性化
非検出者の鎖骨上部脂肪組織でも寒冷刺激によるFDG取り込み活性の上昇が起こる。＊p＜0.05，＊＊p＜0.01，＊＊＊p＜0.001（米代ら，未発表データ）。

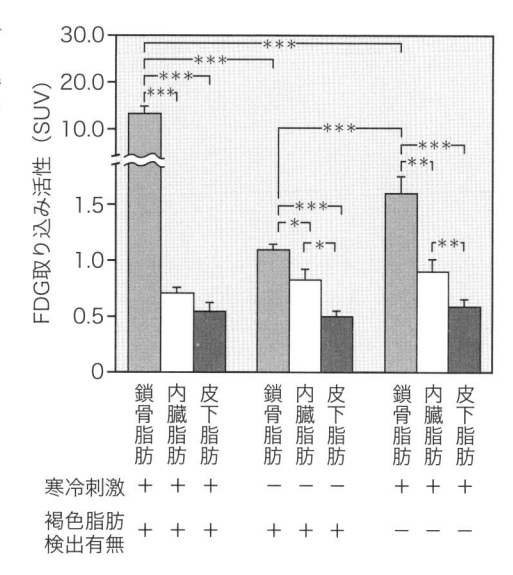

3）検出限界以下でも褐色脂肪細胞は活性化する

　それでは，これらの非検出者の褐色脂肪細胞は活性化する能力をもっているのだろうか。われわれは，寒冷刺激をしてFDG‐PET/CTを行い，いろいろな部位の脂肪組織へのFDG集積をSUVで評価した（米代ら，未発表データ）。検出者の鎖骨上部脂肪組織（褐色脂肪）では，寒冷刺激を与えるとSUVが大幅に上昇することが再確認されたが（**図5-9**），非検出者であっても同部位のSUVは寒冷刺激によって明らかに上昇した。この結果は，非検出者の鎖骨上部の脂肪組織が「画像上で視覚的には検出できない範囲」ではあるが，寒冷刺激によって活性化されていることを示している。

　このように，FDG‐PET/CTで非検出であったとしても，少ないながらも褐色脂肪細胞が存在しており，寒冷刺激に対する応答性をもっている。この事実は，肥満対策として褐色脂肪の活性化・増量法を探るうえできわめて重要である（後述）。

4．ヒト褐色脂肪の活性・量と影響因子

　2009年にFDG‐PET/CTによってヒト褐色脂肪を検出・評価できることが確定してから現在までに，多くの臨床的および実験的成績が集積しており，活性や量に影響するさまざまな内的および外的要因が明らかになりつつある。

1）年齢：歳をとると減る

　褐色脂肪が新生児にはあるが加齢に伴い減少することは，組織解剖学的観察でいわれていたが，FDG‐PET/CTによる評価でも基本的には同様の結果が得られている。**表5-3**にこれまでの臨床例

表 5-3 褐色脂肪組織の検出率における年齢と性別の影響

報告者	文献	対象者数（人）	平均年齢（歳）	褐色脂肪検出率（%）	検出率における性差	都市（国）
Gilsanzら	18	73	13	59	なし	ロサンゼルス（アメリカ）
Chalfantら	7	32	14	59	なし	ロサンゼルス（アメリカ）
Drubachら	12	172	14	44	なし	ボストン（アメリカ）
Gilsanzら	17	71	14	42	なし	ロサンゼルス（アメリカ）
Huら	21	101	14	48	なし	ロサンゼルス（アメリカ）
Bredellaら	4	15	28	47	N/A	ボストン（アメリカ）
Yilmazら	59	120	43	25	なし	イスタンブール（トルコ）
Wangら	57	28	44	21	なし	上海（中国）
Pfannenbergら	45	260	48	38	あり	テュービンゲン（ドイツ）
Leeら	31	2,934	51	9	あり	シドニー（オーストラリア）
Paceら	44	848	51	9	あり	ナポリ（イタリア）
Au-Yongら	2	3,614	52	5	あり	ノッティンガム（イギリス）
Huangら	20	1,740	54	2	なし	台南（台湾）
Cypessら	11	1,972	56	5	あり	ボストン（アメリカ）
Ouelletら	43	4,842	62	7	あり	ケベック（カナダ）

（低年齢 ↕ 高年齢）

調査対象者の平均年齢が高い報告ほど褐色脂肪の検出率は低い。検出率における性差がないとする報告も少なくない。特に，若年を対象としている報告ほど性差を認めないようである。

の報告を対象者の平均年齢順にまとめたものを示したが[2, 4, 7, 11, 12, 17, 18, 20, 21, 31, 43〜45, 57, 59]，10歳代では約半数に検出されるが中高年では10%以下に激減することがわかる。これらはいずれも寒冷刺激をしていない場合の結果であるが，実験的研究で積極的な寒冷刺激を加えると検出率があがることはすでに述べたとおりである（**表5-1**）。なお，年齢別の成績については，肥満との関係で後に詳細に紹介する（**図5-18**参照）。いずれにせよ，加齢に伴い褐色脂肪はゆるやかに減少するのはまちがいないが，詳細に調べると褐色脂肪検出率が青年期で最大になるとの報告がある[12, 18]。第二次性徴で起こる性ホルモンや成長ホルモンなどの変化が褐色脂肪に影響している可能性があり，今後の検討課題であろう。

2）性：男女差はなさそう

臨床報告では，男性に比べて女性のほうが褐色脂肪の活性と量が高いとするものが多い（**表5-3**）。しかし，Pfannenbergら[45]は，年齢層別に解析すると，若年から中年期には男女差は認められず，43歳以降で差が現われたとしている。さらに，寒冷刺激を加えた実験的検討[48, 62]や小児を対象にした報告[7, 12, 17, 18, 21, 57, 59]では性差がみられない。臨床例は寒冷刺激がないかきわめて弱い条件での結果であることを考慮すると，得られた男女差は褐色脂肪そのものの差ではなく寒冷刺激に対する感受性・応答性の違いに起因するのではないかと思われる。

図5-10 褐色脂肪組織の季節変動
A：同一対象者の夏と冬のFDG-PET/CT画像，B：褐色脂肪活性の季節変動。＊p＜0.011（文献48より引用）。

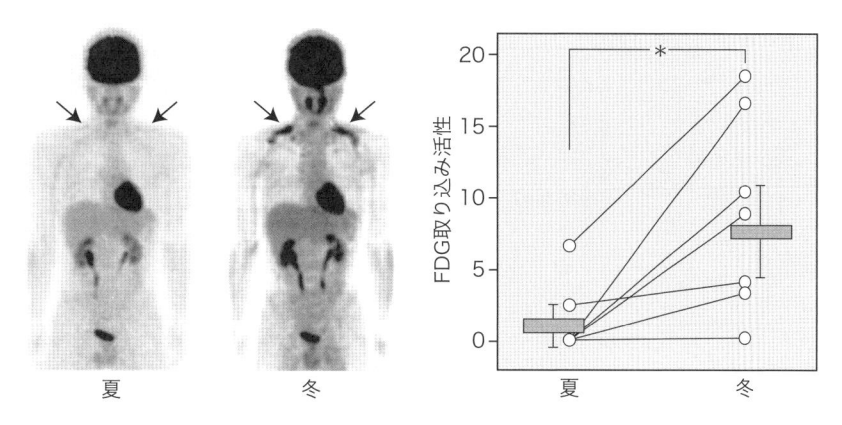

3）季節：冬になると増える

ヒトの褐色脂肪は2時間程度の短期の寒冷刺激により強く活性化されるが（図5-4），数ヵ月単位の持続的な寒冷刺激ともいえる季節性の気温変化（つまり冬期）によっても増加する。図5-10Aは同一対象者の夏と冬のFDG‐PET／CT画像である。夏には鎖骨上部に比較的弱い褐色脂肪が認められるのみであったが，冬になると鎖骨上部のシグナルが強くなり，胸部にも褐色脂肪が認められた。定量的に褐色脂肪活性を調べても，明らかな季節変動が認められた（図5-10B）[48]。

臨床例の再解析による検討でも，外気温と検出率に逆相関があるとの報告が多い[43,44]。Au‐Yougら[2]は幅広い年齢層を対象に，外気温の低下と日照時間の短縮に伴って褐色脂肪検出率が上昇することを示した。このように，褐色脂肪の活性には明らかな季節変動が存在するが，これは冬季に外気温が低下することにより，熱産生の必要性が高まり褐色脂肪が増加したととらえることができる。

4）その他の因子：地域，人種など

褐色脂肪の季節変動が気温変化によるのなら，寒い地域と暖かい地域では検出率や活性に違いがあるかもしれない。表5-3には都市の情報も記載したが，このかぎりでは検出率にかなりのばらつきがあり，一定の傾向は認められない。

また，寒冷刺激後の褐色脂肪検出率は，日本人若年者ではせいぜい50％程度であるが，オランダの報告では100％に近い[54]。臨床例においても，中国や台湾からの成績は，欧米の同世代での検出率よりも低いようである（表5-3）。褐色脂肪検出率が人種によって異なる可能性はあるが，白色脂肪量の人種差を考えると不思議ではないのかもしれない。いずれにしても，今後，関与する遺伝要因について一塩基多型の解析などによって明らかになるであろう。なお，われわれはごく最近，特定の一塩基多型が褐色脂肪に影響を及ぼすことを突き止めた（Topics 11「ヒト褐色脂肪組織と一塩基多型」126ページ参照）。また，褐色脂肪が体格，特に体脂肪量に及ぼす影響については，後に別項で詳しく紹介する。

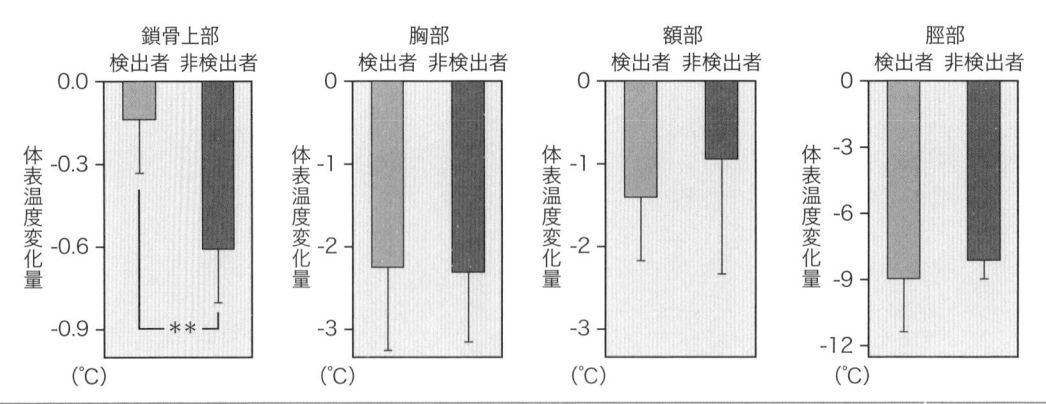

図5-11 室温19℃，2時間の寒冷刺激による体表温度の低下と褐色脂肪活性
室温19℃，2時間の寒冷刺激を実施した際の体表温度の低下を調べた。褐色脂肪に最も近傍の皮膚温である鎖骨上部の温度は，検出群に比べて非検出群でよりさがっていた。ほかの部位では，体温の応答に群間差が認められなかった。**p＜0.01（文献61より引用）。

5. ヒト褐色脂肪のエネルギー消費活性

　成人にも褐色脂肪が存在し寒冷刺激によって代謝活性が高くなるとしても，それが体温や全身エネルギー代謝の調節に実際に役立っているのか否かは別問題である。これに対する答えを得るために，われわれは，寒冷刺激や食事摂取に対する体温やエネルギー消費の応答を，褐色脂肪検出者と非検出者で比較した。これは，UCP1ノックアウトマウスと正常マウスを比較して，褐色脂肪やUCP1の生理的役割と寄与を明らかにするのと類似の手法である。

1）発熱機能を確認

　褐色脂肪の役割は，発熱活性によって寒冷環境で体温を維持することであるが，成人でもこれを確認することは重要である。図5-11は，FDG-PET／CTの際と同様の寒冷刺激（薄着で室温19℃，足裏を氷冷）を2時間行ったときの体表温度の変化を調べた結果である。非検出者は検出者に比べて，鎖骨上部で皮膚温度の低下がより大きいことがわかる[61]。このような差はほかの体幹部や末梢部ではみられない。鎖骨上部は褐色脂肪が検出される部位なので，この温度応答の差は，直近の褐色脂肪の発熱の違いが反映したものと考えられる。先述のように体表温度は局所の血流量によって大きく変化するので，即断はできないが，図5-11の結果はヒト褐色脂肪が実際に発熱していることを示す一例といえよう。

2）寒冷誘導熱産生には褐色脂肪が大切である

　褐色脂肪での熱産生は，全身のエネルギー消費にどの程度寄与しているのだろうか。図5-12は，図5-11と同様の寒冷刺激に対するエネルギー消費の応答を，褐色脂肪検出者と非検出者で比較し

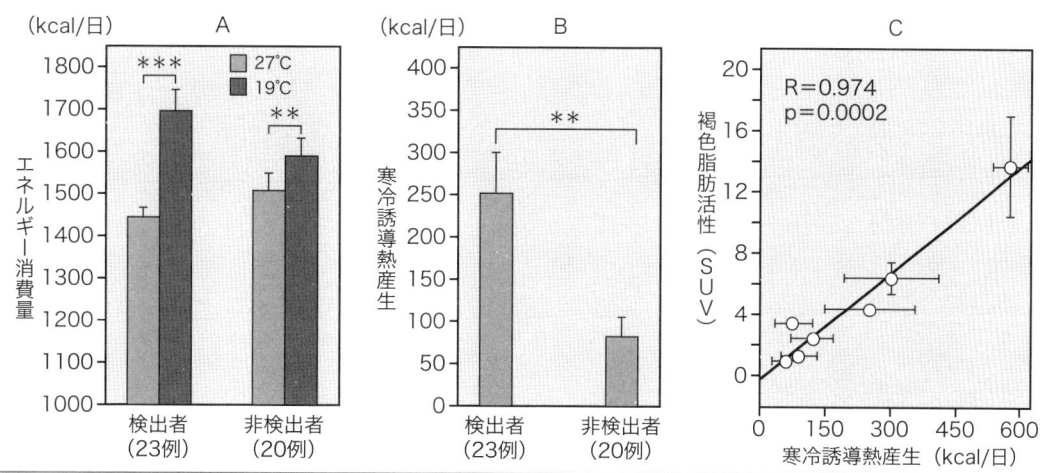

図5-12 急性の寒冷刺激によるエネルギー消費亢進（寒冷誘導熱産生）に対する褐色脂肪組織の寄与
A：急性寒冷刺激前後のエネルギー消費量，B：寒冷誘導熱産生，C：寒冷誘導熱産生と褐色脂肪活性。＊＊p＜0.01，＊＊＊p＜0.001（米代ら，未発表データ）。

図5-13 局所的な寒冷刺激によるエネルギー消費亢進と褐色脂肪組織
室温25℃の部屋で身体の7ヵ所を15℃で冷却すると，検出群でのみわずかにエネルギー消費量が上昇した。＊p＜0.05 vs. 0時間（米代ら，未発表データ）。

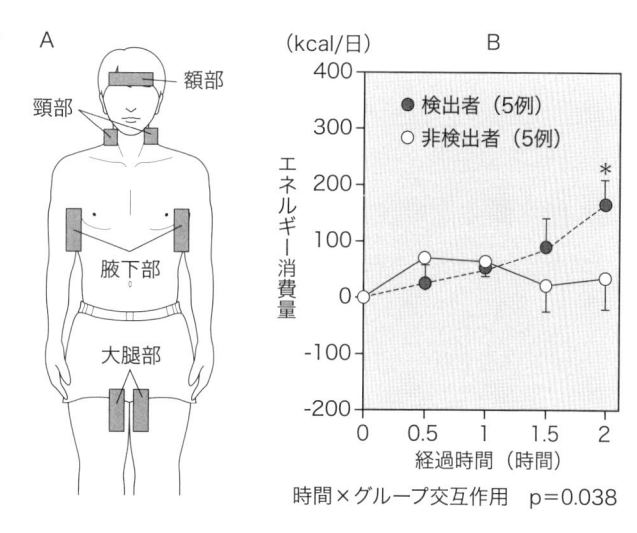

た結果である。室温27℃の温暖条件では両者のエネルギー消費量は同等であったが，19℃，2時間の寒冷刺激を行うと，両群ともに増加するが（**図5-12A**），その程度は検出者のほうがはるかに大きい（**図5-12B**）。さらに，この寒冷誘導熱産生量と褐色脂肪活性（SUV）の間には正の相関関係が認められた（**図5-12C**）[61]。寒冷刺激により褐色脂肪の活性化とエネルギー消費の増加が同時に起こることは，最近，欧米の研究者らも確認報告している[41, 55]。したがって，成人においても褐色脂肪が寒冷誘導熱産生に大きく寄与していると結論できる。なお，Cypessら[10]は，寒冷刺激によるエネルギー消費の増加と褐色脂肪の活性化は同時に確認できるが，エフェドリンの投与ではエネルギー消費は増加するが褐色脂肪の活性化は起こらなかったとしており興味深い。

図5-12では室温をさげて寒冷刺激が全身に及んでいるが，頸部や腋窩部，大腿部など，7ヵ所を

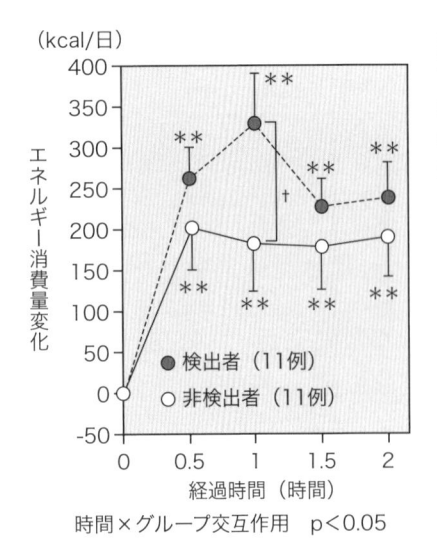

図5-14 食後熱産生における褐色脂肪組織の寄与
7.9 kcal/kg体重の食事を摂取した後のエネルギー消費量の増加は検出群のほうが常に高い傾向を示し，特に食後早期の熱産生が顕著に高値を示した．食事のエネルギー比はタンパク質11％，脂質38％，炭水化物51％．＊＊p＜0.01 vs. 0時間，†p＜0.05（文献1より引用）．

局所的に冷却する刺激を行っても，検出群のみでわずかなエネルギー消費の上昇がみられた（図5-13）（米代ら，未発表データ）．このように，全身を刺激しなくとも褐色脂肪を活性化することは可能と思われるが，より効果的な部位や条件は今後の検討課題である．

3）食後熱産生の一部にも褐色脂肪が寄与する

ラットやマウスにおいては，褐色脂肪が寒冷誘導熱産生のみならず，食事誘導熱産生にも寄与すると考えられている[5,14]．会田ら[1]は，最近，ヒトにおいても褐色脂肪が部分的に食事誘導熱産生に寄与することを示した（図5-14）．絶食・安静時と7.9 kcal/kg体重の試験食を摂取してから2時間後までのエネルギー消費量を測定したところ，非検出群に比べて検出群のほうが食後，特に比較的早期（1時間）の消費量が大きいことが明らかになった．このとき，血中グルコース，遊離脂肪酸，インスリンなどの応答には2群間で差はなかった．したがって，このエネルギー消費量（食後熱産生）の違いは，消化吸収効率などではなく褐色脂肪活性の差に起因すると思われる．

6. 肥満と褐色脂肪

上記のように，褐色脂肪はエネルギー消費の一成分である寒冷誘導熱産生や食事誘導熱産生に寄与していることが明らかになった．これら熱産生は自律的に調節されるエネルギー消費の一成分であるので，これが長期にわたって変化すると，体脂肪などの体内エネルギー蓄積に影響することは予想できる．実際に，実験動物では褐色脂肪の機能低下が肥満の一因となり[29]，それを活性化すると肥満が軽減することが証明されている[38,39]．以下，ヒトの肥満に対する褐色脂肪の関与について紹介する．

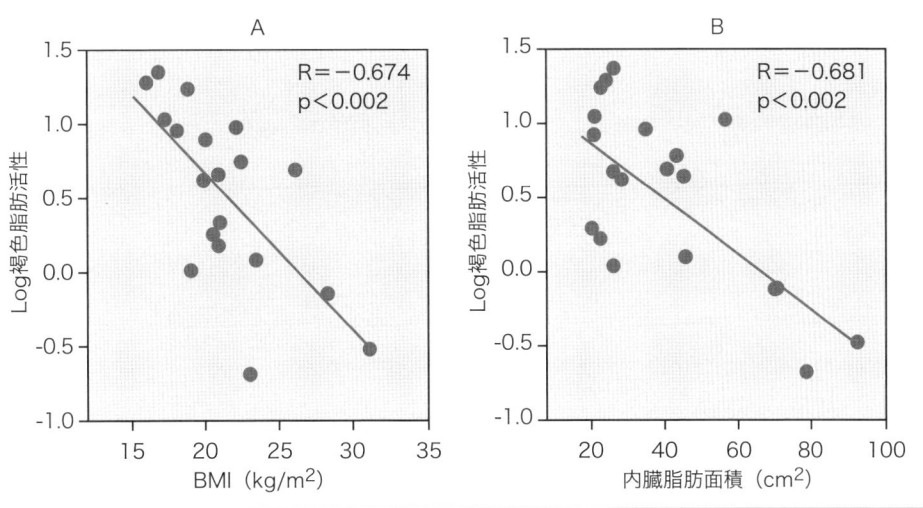

図5-15 肥満度と褐色脂肪活性の関係
A：BMIと褐色脂肪活性，B：内臓脂肪面積と褐色脂肪活性（文献48より引用）。

1）肥満度は褐色脂肪の活性と逆相関する

　ヒトの肥満と褐色脂肪の関係については，以前から示唆されていた。例えば，Oberkoflerら[37]は腹腔内脂肪組織のUCP1 mRNA発現量を測定し，肥満者のほうが非肥満者よりも発現レベルが低いことを報告している。しかし，より直接的な証拠はFDG-PET/CTによる褐色脂肪の再発見によって得られるようになった。図5-15は，健常者でのデータであるが，褐色脂肪活性が低いほどBMIが高く内臓脂肪面積も多いことを示している[48]。褐色脂肪活性と肥満度が逆相関するとの成績は，臨床例でも相次いで示されており[2, 11, 31, 43, 45]，さらに最近，褐色脂肪でのUCP1 mRNA発現量がBMIと逆相関することも報告された[33]。これらは，褐色脂肪のエネルギー消費活性が体脂肪調節の一端をになっていることを示唆している。

2）加齢に伴う肥満は褐色脂肪の低下が原因

　肥満度と褐色脂肪活性が逆相関するからといって，その因果関係を即断するわけにはいかない。特に，先に紹介したように，褐色脂肪は肥満度以外に年齢や季節など，内外の要因によって大きく変わるので，それぞれの要因の関与を慎重に判断する必要がある。そこでわれわれは，幅広い年齢（20～72歳）の健康な男女205名を対象に，冬季にかぎってFDG-PET/CTを行い，褐色脂肪を評価し，肥満関連指標との関係を年齢の影響を考慮しながら解析した[62]。

　まず単純に検出者と非検出者の比較を行ったところ，性別にかかわらず検出群のほうが，BMI，内臓脂肪面積などが低値となった（図5-16）。この結果は一見，褐色脂肪が体脂肪蓄積量を制御しているという仮説に合致するかのようである。しかし，検出群では平均年齢も低かったため，これが影響している可能性も考えられる。そこで次に，年齢別に詳細に解析したところ，加齢とともに

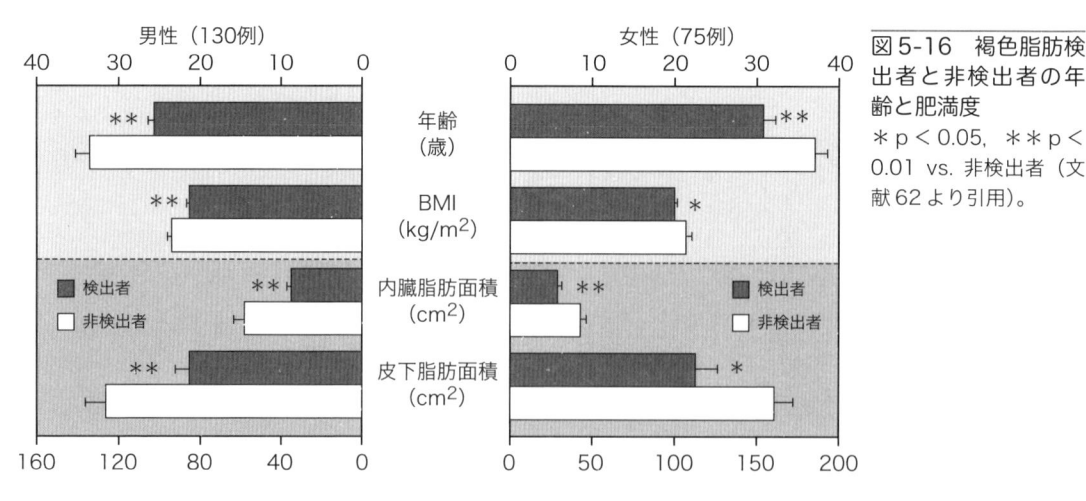

図5-16 褐色脂肪検出者と非検出者の年齢と肥満度
＊p＜0.05, ＊＊p＜0.01 vs. 非検出者（文献62より引用）。

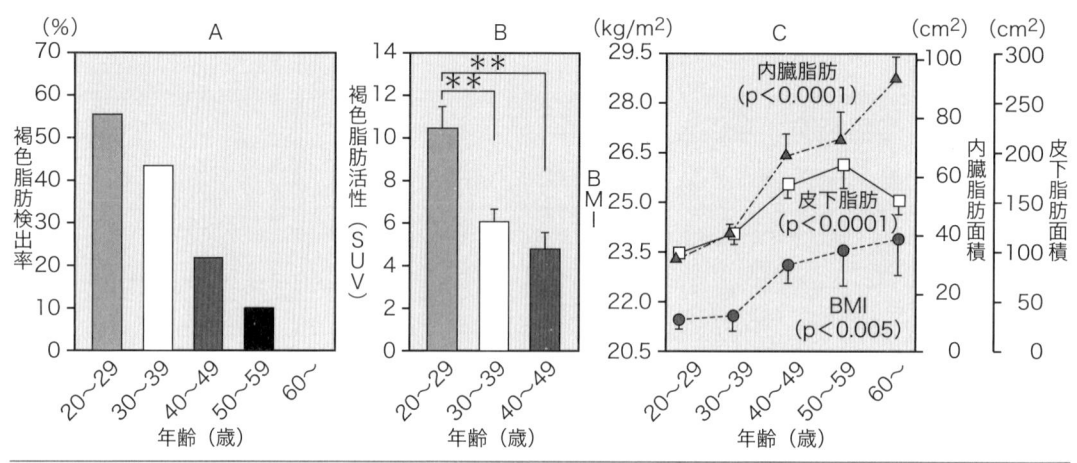

図5-17 加齢に伴う褐色脂肪の機能低下と肥満の進展
A：褐色脂肪率検出率の低下, B：褐色脂肪活性の低下, ＊＊p＜0.01, C：肥満の進展（文献62より引用）。

褐色脂肪の検出率と活性が徐々に低下し（図5-17A, B），鏡像的にBMIや腹部の内臓脂肪，皮下脂肪は増加した（図5-17C）。この加齢に伴う肥満度の変化を褐色脂肪検出群と非検出群に分けて集計すると，20歳代では2群間に差はみられなかったが，非検出群では加齢に伴いBMI，内臓脂肪などが増加するのに対し，検出群ではあまり変化せず，40歳代でも20歳代のスリムな体型を維持していた（図5-18）。

加齢に伴う肥満，いわゆる「中年太り」は一般的であるが，図5-18から，その一因が褐色脂肪の活性や量の低下によることが明らかになった。Chalfantら[7]は，同一対象者で一定期間の体脂肪蓄積量を調べる縦断的研究を行い，褐色脂肪検出者のほうが体脂肪蓄積量が少ないと報告しているが，期間の長短はあるものの，これも褐色脂肪の活性低下が続くと体脂肪が蓄積するとの考えに合致している。

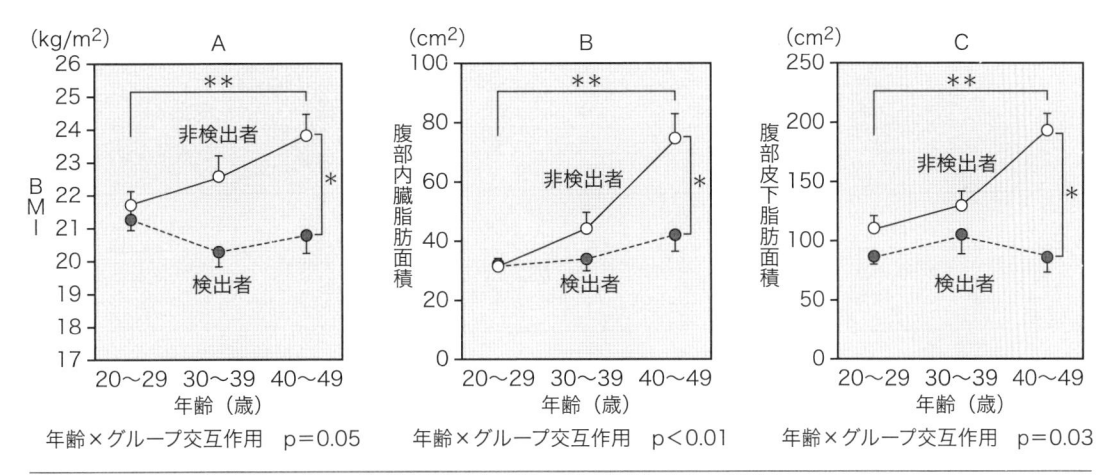

図5-18 加齢に伴うBMI（A），腹部内臓脂肪（B），皮下脂肪（C）の変化
褐色脂肪組織は加齢に伴う肥満の進展を抑制する。＊p＜0.05，＊＊p＜0.01（文献62より引用）。

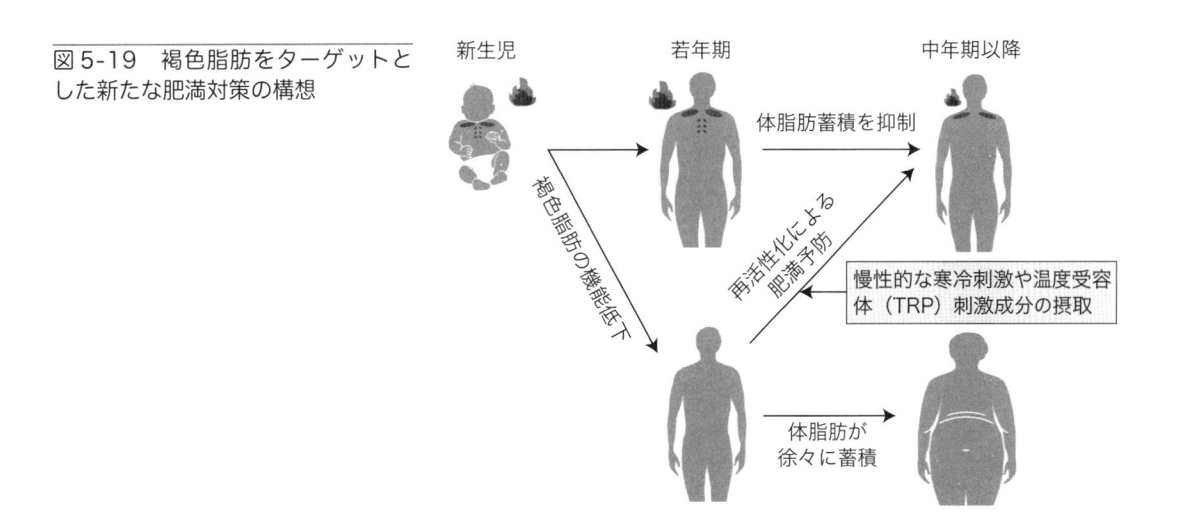

図5-19 褐色脂肪をターゲットとした新たな肥満対策の構想

7. ヒト褐色脂肪組織の活性化や増量による肥満予防の試み

　肥満の一因が褐色脂肪の活性や量の低下であるなら，それを再活性化・増量すれば肥満を予防・改善することができるはずである（**図5-19**）。事実，実験動物では慢性的な寒冷暴露やβ_3アドレナリン受容体作動薬投与などにより褐色脂肪を刺激し続けると，褐色脂肪が増生しエネルギー消費が継続的に増加して体脂肪が減少する[5]。それでは，成人になっていったん機能低下したヒト褐色脂肪でも，再活性化することはできるのだろうか。夏には褐色脂肪が検出されなかった人でも冬になれば検出されるようになることはすでに紹介したが，これは褐色脂肪の消長は一方向ではなく，条件次第で再び機能が高まる可逆的変化であるとことを示している。しかも，非検出者の肩にも刺激応答性の褐色脂肪細胞は存在しているし（第3項参照），非検出者の脂肪組織から採取した未分化細

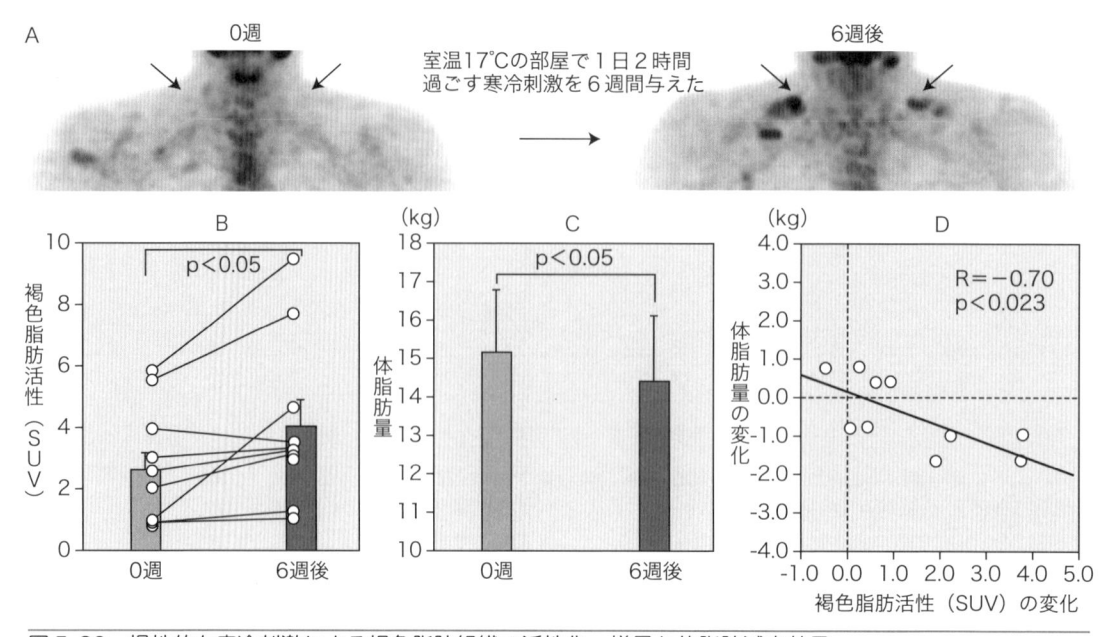

図5-20 慢性的な寒冷刺激による褐色脂肪組織の活性化・増量と体脂肪減少効果
A：FDG-PET/CT画像の典型例（同一人物），B：褐色脂肪活性の変化，C：体脂肪量の変化，D：褐色脂肪活性の変化量と体脂肪変化量の関係（米代ら，未発表データ）。

胞を in vitro で褐色脂肪細胞に分化させることも可能である[32]。したがって，適切な条件を整え，ある程度継続的に刺激を行えば，褐色脂肪を再活性化・増量できる可能性は高いと思われる。以下，われわれの試みを紹介する。

1）寒冷刺激を毎日続けると褐色脂肪が増える

褐色脂肪が活性化する最も効果的でかつ生理的な条件は寒冷刺激であり，長期間刺激を続け，いわゆる寒冷馴化の状態になると，褐色脂肪の細胞数そのものが増える。逆に白色脂肪は減少するが，このとき，通常は白色である脂肪組織中にUCP1を発現する褐色様の脂肪細胞が多数出現する。この細胞はベージュ細胞あるいはブライト細胞と呼ばれるが（第2章参照），これも熱産生に寄与するので，個体全体として熱産生能力が増強して寒冷環境での体温維持を可能にしている。これらはマウスなどでの知見であるが，同様の変化は程度は弱いものの，ヒトでも確認された（米代ら，未発表データ）。

褐色脂肪の非検出者と検出者でも活性ができるだけ弱い者9名を対象に，室温17℃の部屋にて薄着で1日合計2時間過ごす寒冷刺激を6週間実施した。その結果，褐色脂肪活性が顕著に上昇し（**図5-20A，B**），同時に体脂肪量が減少した（**図5-20C**）。しかも，褐色脂肪活性の上昇程度が大きい者ほど，体脂肪の減少も大きかった（**図5-20D**）。同時に寒冷誘導熱産生を測定したところ，活性の上昇と並行して上昇し，その変化量は互いに正の相関を示していた（**図5-21**）。一方，慢性寒冷

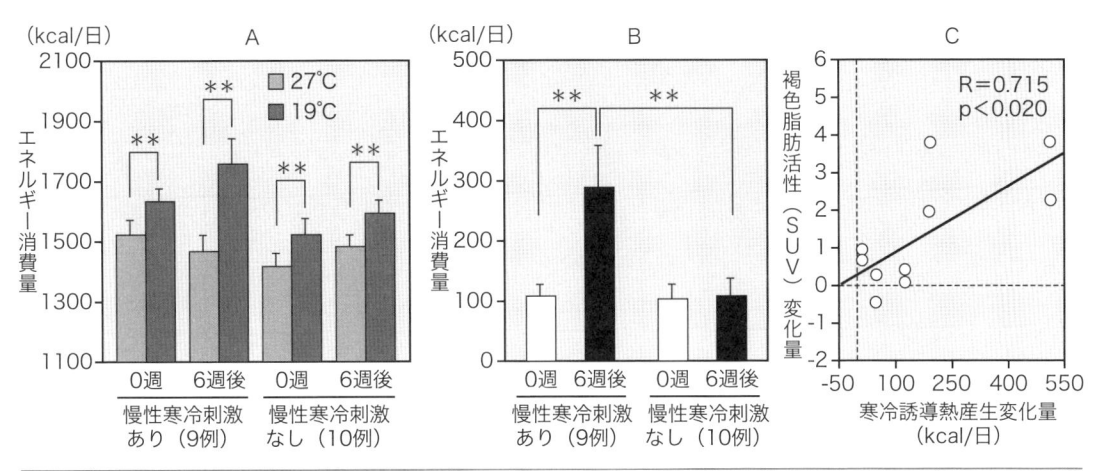

図5-21 褐色脂肪活性の変化と寒冷誘導熱産生効率の変化
A：慢性寒冷刺激による全身エネルギー消費量の変化，B：慢性寒冷刺激による寒冷誘導熱産生量の変化，C：褐色脂肪活性変化量と寒冷誘導熱産生変化量の関係。＊＊p＜0.01（米代ら，未発表データ）。

刺激を行わずに6週間を過ごした別の10名では，寒冷誘導熱産生量はほとんど変化しなかった（**図5-21B**）。これらの結果は，機能が低下した褐色脂肪であっても積極的な寒冷刺激を継続することによって，再活性化・増量することが可能で，それが体脂肪の減少をもたらすことを示している。

2）寒冷の代わりに香辛料成分で温度受容体（TRP）チャネルを刺激する

寒冷刺激が有効だからといって，それを継続するのは難しく，肥満対策として日常生活に取り入れることは無理であろう。では，寒冷の代わりになるような適当な刺激はないのだろうか。寒冷刺激の受容体は，温度受容体（TRP）チャネルであり，これへの刺激情報は感覚神経を介して脳へ伝えられ，交感神経を介して褐色脂肪を活性化させる（**図5-22**）（第3章参照）。しかし，TRPは温度以外にもさまざまな化学物質や痛み刺激によっても活性化される（Topics 13「TRPチャネルと食品成分」146ページ参照）。

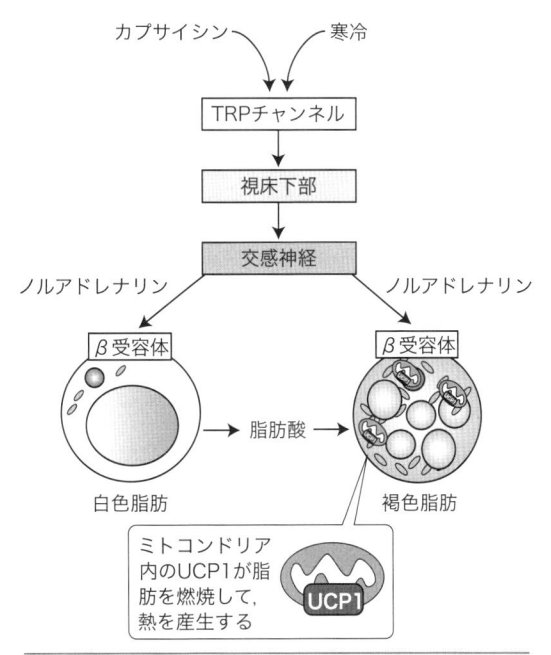

図5-22 TRPチャネルと交感神経を介した褐色脂肪組織の活性化機序

TRPには多くの分子種が知られているが，最初に発見されたのはトウガラシの辛味成分として知

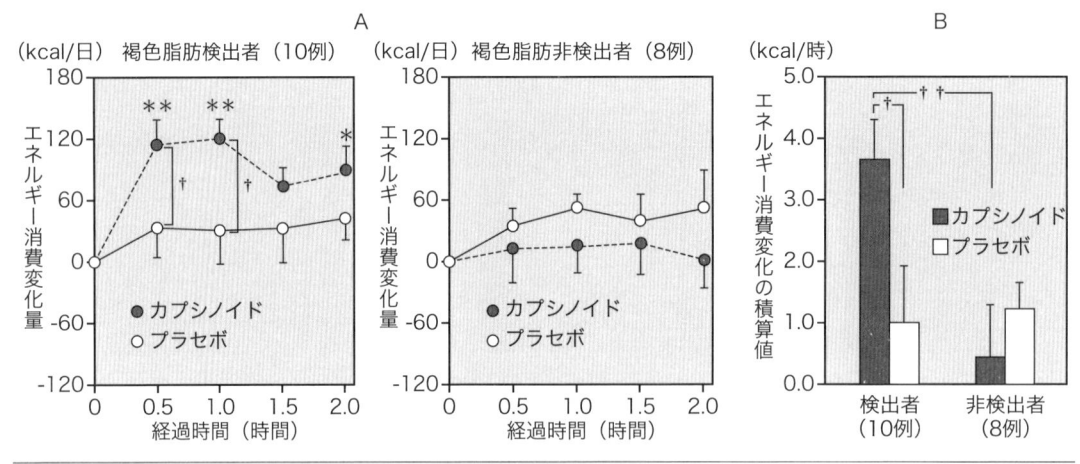

図5-23 カプシノイドの単回摂取による褐色脂肪熱産生の亢進
絶食,温暖条件下でカプシノイド9 mg経口摂取によるエネルギー消費量の変化を調べた。A:カプシノイド9 mgまたは0 mg(プラセボ)を摂取する前後のエネルギー消費量,B:カプシノイド誘導熱産生。時間×褐色脂肪×カプシノイド 交互作用p = 0.048,＊p < 0.05,＊＊p < 0.01 vs. 0時間,†p < 0.05,††p < 0.01(文献60より引用)。

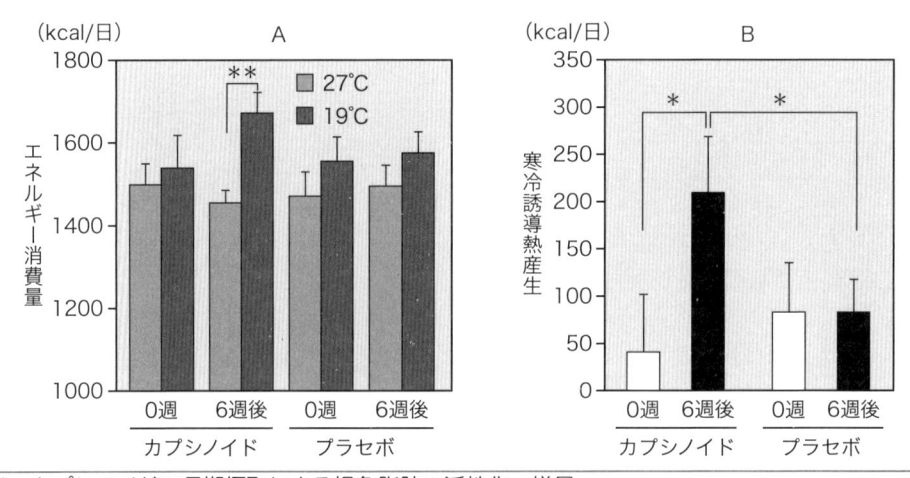

図5-24 カプシノイドの長期摂取による褐色脂肪の活性化・増量
A:急性刺激に対するエネルギー消費量の応答,B:カプシノイドの長期摂取による寒冷誘導熱産生量の変化。褐色脂肪非検出者7名を対象に,カプシノイド9 mg/日または0 mg/日(プラセボ)を約6週間摂取させた前後の寒冷誘導熱産生量を測定した(米代ら,未発表データ)。

られるカプサイシンの受容機構であった(現在はTRPV1と名づけられている)[53]。ラットやマウスにカプサイシンやその類縁体カプシノイド[58]を与えると,寒冷刺激と同様に交感神経と褐色脂肪の活性化,UCP1 mRNA発現増加,エネルギー消費の亢進が起こり,長期間にわたると体脂肪が減少する[28, 35, 40]。これらの効果はTRPV1ノックアウトマウスではみられないので,TRPV1の刺激によることは明白である。また,ヒトにおいてもカプサイシンやカプシノイドが脂肪燃焼や熱産生を高め,長期摂取により内臓脂肪減少効果をもたらすことが報告されている[15, 34, 51, 63]。これらの知見を総合すると,寒冷刺激の代わりにカプサイシンやカプシノイドを摂取すれば,ヒトでも褐色脂肪の

活性化・増量が起こることが期待できよう。

　実際に，カプシノイドカプセルを摂取した直後のエネルギー消費量の変化を調べたところ，褐色脂肪検出群では有意なエネルギー消費の亢進がみられたが，非検出群では変化がみられなかった（**図** 5-23）[60]。さらに，非検出群を対象にカプシノイドを毎日摂取させ，6週間後に寒冷誘導熱産生を測定したところ，カプシノイド摂取で上昇し，プラセボ摂取後には変化しなかった（**図** 5-24）。これらの結果は，慢性寒冷刺激の効果（**図** 5-20，**図** 5-21）と基本的には同じであり，カプシノイドの継続摂取により，非検出者の褐色脂肪が活性化・増量したことを示している。

　カプサイシン受容体であるTRPV1は，カプシノイド以外にも類似の構造をもつパラドールやショーガオールなどによっても活性化される。そこで，これらを豊富に含むショウガ科植物種子の抽出物[27,47]についても単回および慢性の摂取効果を検討をしたところ，カプシノイド摂取と同様の結果が得られた。

　このように，TRPV1のアゴニスト活性を有する香辛料成分を経口摂取することにより，褐色脂肪を刺激・増量し，エネルギー消費量を高めることができることが示された。TRPにはほかにも，メントール（ハッカ，ミント含有）やアリルイソチオシアネート（ワサビ含有），シナモアルデヒド（シナモン含有）で活性化される分子種があるので[13]，これらの成分もヒト褐色脂肪の刺激物質になりえるかもしれない。今後の展開が期待される。

おわりに

　従来，ヒト成人には褐色脂肪はほとんどないか，あったとしても痕跡程度で生理的な意義はないとされてきた。しかしFDG-PET/CTの発達により，成人でも褐色脂肪の検出とその活性評価が可能になった。これを契機にヒト褐色脂肪に関する研究は大幅に進展し，ヒトにおいてもエネルギー消費や肥満度の調節に寄与する重要な組織であることが明らかになった。さらに，寒冷刺激やTRP刺激を継続的に行うことによって褐色脂肪を活性化・増生できることも示された（**図** 5-19）。今後，遺伝因子を含めた褐色脂肪の活性を制御する機構がさらに解明され，活性化・増生法の進展と併せて，肥満や糖尿病，メタボリックシンドローム，ひいては動脈硬化性疾患の予防に役立つことを期待したい。

参考文献

1) 会田さゆり，米代武司，波多野卓也 他：成人における食事誘導熱産生に対する褐色脂肪の寄与. 肥満研究, 17: 41-48, 2011.
2) Au-Yong ITH, Thorn N, Ganatra R, et al.: Brown adipose tissue and seasonal variation in people. Diabetes, 58: 2583-2587, 2009.
3) Baba S, Jacene HA, Engles JM, et al.: CT Hounsfield units of brown adipose tissue increase with activation: preclinical and clinical studies. J Nucl Med, 51: 246-250, 2010.
4) Bredella MA, Fazeli PK, Freedman LM, et al.: Young women with cold-activated brown adipose tissue have higher bone mineral density and lower Pref-1 than women without brown adipose tissue: a study in women with anorexia nervosa, women recovered from anorexia nervosa, and normal-weight women. J Clin Endocrinol Metab, 97: E584-E590, 2012.
5) Cannon B, Nedergaard J: Brown adipose tissue: function and physiological significance. Physiol Rev, 84: 277-359, 2004.

6) Cassard AM, Bouillaud F, Mattei MG, et al.: Human uncoupling protein gene: structure, comparison with rat gene, and assignment to the long arm of chromosome 4. J Cell Biochem, 43: 255-264, 1990.
7) Chalfant JS, Smith ML, Hu HH, et al.: Inverse association between brown adipose tissue activation and white adipose tissue accumulation in successfully treated pediatric malignancy. Am J Clin Nutr, 95: 1144-1149, 2012.
8) Cohade C, Mourtzikos KA, Wahl RL: "USA-Fat": prevalence is related to ambient outdoor temperature-evaluation with ^{18}F-FDG PET/CT. J Nucl Med, 44: 1267-1270, 2003.
9) Cohade C, Osman M, Pannu HK, et al.: Uptake in supraclavicular area fat ("USA-Fat"): description on ^{18}F-FDG PET/CT. J Nucl Med, 44: 170-176, 2003.
10) Cypess AM, Chen YC, Sze C, et al.: Cold but not sympathomimetics activates human brown adipose tissue *in vivo*. Proc Natl Acad Sci U S A, 4, [Epub ahead of print], 2012.
11) Cypess AM, Lehman S, Williams G, et al.: Identification and importance of brown adipose tissue in adult humans. N Engl J Med, 360: 1509-1517, 2009.
12) Drubach LA, Palmer EL 3rd, Connolly LP, et al.: Pediatric brown adipose tissue: detection, epidemiology, and differences from adults. J Pediatr, 159: 939-944, 2011.
13) Dulloo AG: The search for compounds that stimulate thermogenesis in obesity management: from pharmaceuticals to functional food ingredients. Obes Rev, 12: 866-883, 2011.
14) Feldmann HM, Golozoubova V, Cannon B, et al.: UCP1 ablation induces obesity and abolishes diet-induced thermogenesis in mice exempt from thermal stress by living at thermoneutrality. Cell Metab, 9: 203-209, 2009.
15) Galgani JE, Ravussin E: Effect of dihydrocapsiate on resting metabolic rate in humans. Am J Clin Nutr, 92: 1089-1093, 2011.
16) Garruti G, Ricquier D: Analysis of uncoupling protein and its mRNA in adipose tissue deposits of adult humans. Int J Obes Relat Metab Disord, 16: 383-390, 1992.
17) Gilsanz V, Chung SA, Jackson H, et al.: Functional brown adipose tissue is related to muscle volume in children and adolescents. J Pediatr, 158: 722-726, 2011.
18) Gilsanz V, Smith ML, Goodarzian F, et al.: Changes in brown adipose tissue in boys and girls during childhood and puberty. J Pediatr, 160: 604-609, 2012.
19) Heaton JM: The distribution of brown adipose tissue in the human. J Anat, 112: 35-39, 1972.
20) Huang YC, Chen TB, Hsu CC, et al.: The relationship between brown adipose tissue activity and neoplastic status: an ([18])F-FDG PET/CT study in the tropics. Lipids Health Dis, 10: 238, 2011.
21) Hu HH, Chung SA, Nayak KS, et al.: Differential computed tomographic attenuation of metabolically active and inactive adipose tissues: preliminary findings. J Comput Assist Tomogr, 35: 65-71, 2011.
22) Hu HH, Smith DL Jr, Nayak KS, et al.: Identification of brown adipose tissue in mice with fat-water IDEAL-MRI. J Magn Reson Imaging, 31: 1195-2202, 2010.
23) Hu HH, Tovar JP, Pavlova Z, et al.: Unequivocal identification of brown adipose tissue in a human infant. J Magn Reson Imaging, 35: 938-942, 2012.
24) Inokuma K, Ogura-Okamatsu Y, Toda C, et al.: Uncoupling protein 1 is necessary for norepinephrine-induced glucose utilization in brown adipose tissue. Diabetes, 54: 1385-1391, 2005.
25) 伊藤俊夫：褐色脂肪組織．In：清水　眞, 小川和郎 編, 人体組織学2. 結合組織・皮膚とその付属器, 朝倉書店, 東京, pp. 81-105, 1984.
26) Ito T, Tanuma Y, Yamada M, et al.: Morphological studies on brown adipose tissue in the bat and in humans of various ages. Arch Histol Cytol, 54: 1-39, 1991.
27) Iwami M, Mahmoud FA, Shimizu Y, et al.: Extract of grains of paradise and its active principle 6-paradol trigger thermogenesis of brown adipose tissue in rats. Auton Neurosci, 161: 63-67, 2011.
28) Kawada T, Watanabe T, Takaishi T, et al.: Capsaicin-induced beta-adrenergic action on energy metabolism in rats: influence of capsaicin on oxygen consumption, the respiratory quotient, and substrate utilization. Proc Soc Exp Biol Med, 83: 250-256, 1986.
29) Kontani Y, Wang Y, Kimura K, et al.: UCP1 deficiency increases susceptibility to diet-induced obesity with age. Aging Cell, 4: 147-155, 2005.
30) Lean ME, James WP, Jennings G, et al.: Brown adipose tissue in patients with phaeochromocytoma. Int J Obes, 10: 219-227, 1986.
31) Lee P, Greenfield JR, Ho KK, et al.: A critical appraisal of the prevalence and metabolic significance of brown adipose tissue in adult humans. Am J Physiol Endocrinol Metab, 299: E601-E606, 2010.
32) Lee P, Swarbrick MM, Zhao JT, et al.: Inducible brown adipogenesis of supraclavicular fat in adult humans. Endocrinology, 152: 3597-3602, 2011.
33) Lee P, Zhao JT, Swarbrick MM, et al.: High prevalence of brown adipose tissue in adult humans. J Clin Endocrinol Metab, 96: 2450-2455, 2011.
34) Lejeune MPGM, Kovacs EMR, Westerterp-Plantenga MS: Effect of capsaicin on substrate oxidation and weight maintenance after modest body-weight loss in human subjects. Br J Nutr, 90: 651-659, 2003.
35) Luo XJ, Peng J, Li YJ: Recent advances in the study on capsaicinoids and capsinoids. Eur J Pharmacol, 650: 1-7, 2011.

36) 松村吉浩, 佐々木惣一郎, Han S 他：FDG-PET/CT によるヒト褐色脂肪の代謝活性と量の評価. 肥満研究 (印刷中).
37) Oberkofler H, Dallinger G, Liu YM, et al.: Uncoupling protein gene: quantification of expression levels in adipose tissues of obese and non-obese humans. J Lipid Res, 38: 2125-2133, 1997.
38) Omachi A, Ishioka K, Uozumi A, et al.: Beta3-adrenoceptor agonist AJ-9677 reduces body fat in obese beagles. Res Vet Sci, 83: 5-11, 2007.
39) Omachi A, Matsushita Y, Kimura K, et al.: Role of uncoupling protein 1 in the anti-obesity effect of beta3-adrenergic agonist in the dog. Res Vet Sci, 85: 214-219, 2008.
40) Ono K, Tsukamoto-Yasui M, Hara-Kimura Y, et al.: Intragastric administration of capsiate, a transient receptor potential channel agonist, triggers thermogenic sympathetic responses. J Appl Physiol, 110: 789-798, 2011.
41) Orava J, Nuutila P, Lidell ME, et al.: Different metabolic responses of human brown adipose tissue to activation by cold and insulin. Cell Metab, 14: 272-279, 2011.
42) Ouellet V, Labbé SM, Blondin DP, et al.: Brown adipose tissue oxidative metabolism contributes to energy expenditure during acute cold exposure in humans. J Clin Invest, 122: 545-552, 2012.
43) Ouellet V, Routhier-Labadie A, Bellemare W, et al.: Outdoor temperature, age, sex, body mass index, and diabetic status determine the prevalence, mass, and glucose-uptake activity of ^{18}F-FDG-detected BAT in humans. J Clin Endocrinol Metab, 96: 192-199, 2011.
44) Pace L, Nicolai E, D'Amico D, et al.: Determinants of physiologic ^{18}F-FDG uptake in brown adipose tissue in sequential PET/CT examinations. Mol Imaging Biol, 13: 1029-1035, 2011.
45) Pfannenberg C, Werner MK, Ripkens S, et al.: Impact of age on the relationships of brown adipose tissue with sex and adiposity in humans. Diabetes, 59: 1789-1793, 2010.
46) Ricquier D, Nechad M, Mory G: Ultrastructural and biochemical characterization of human brown adipose tissue in pheochromocytoma. J Clin Endocrinol Metab, 54: 803-807, 1982.
47) Riera CE, Menozzi-Smarrito C, Coutre le J, et al.: Compounds from Sichuan and Melegueta peppers activate, covalently and non-covalently, TRPA1 and TRPV1 channels. Br J Pharmacol, 157: 1398-1409, 2009.
48) Saito M, Okamatsu-Ogura Y, Matsushita M, et al.: High incidence of metabolically active brown adipose tissue in healthy adult humans: effects of cold exposure and adiposity. Diabetes, 58: 1526-1531, 2009.
49) Sasaki N, Uchida E, Niiyama M, et al.: Anti-obesity effects of selective agonists to the beta 3-adrenergic receptor in dogs. II. Recruitment of thermogenic brown adipocytes and reduction of adiposity after chronic treatment with a beta 3-adrenergic agonist. J Vet Med Sci, 60: 465-469, 1998.
50) Shimizu Y, Nikami H, Saito M: Sympathetic activation of glucose utilization in brown adipose tissue in rats. J Biochem, 110: 688-692, 1991.
51) Snitker S, Fujishima Y, Shen H, et al.: Effects of novel capsinoid treatment on fatness and energy metabolism in humans: possible pharmacogenetic implications. Am J Clin Nutr, 89: 45-50, 2009.
52) Symonds ME, Henderson K, Elvidge L, et al.: Thermal imaging to assess age-related changes of skin temperature within the supraclavicular region co-locating with brown adipose tissue in healthy children. J Pediatr, 161: 892-898, 2012.
53) 富永真琴：生体はいかに温度をセンスするか－TRP チャネル温度受容体－. 日本生理学雑誌, 65 (4・5): 130-137, 2003.
54) van Marken Lichtenbelt WD, Vanhommerig JW, Smulders NM, et al.: Cold-activated brown adipose tissue in healthy men. N Engl J Med, 360: 1500-1508, 2009.
55) Vijgen GH, Bouvy ND, Teule GJ, et al.: Brown adipose tissue in morbidly obese subjects. PLoS One, 6: e17247, 2011.
56) Virtanen KA, Lidell ME, Orava J, et al.: Functional brown adipose tissue in healthy adults. N Engl J Med, 360: 1518-1525, 2009.
57) Wang Q, Zhang M, Ning G, et al.: Brown adipose tissue in humans is activated by elevated plasma catecholamines levels and is inversely related to central obesity. PLoS One, 6: e21006, 2011.
58) Yazawa S, Suetome N, Okamoto K, et al.: Content of capsaicinoids and capsaicinoid-like substances in fruit of pepper (*Capsicum annuum L.*) hybrids made with "CH-19 Sweet" as a parent. J Jpn Soc Hort Sci, 58: 601-607, 1989.
59) Yilmaz Y, Ones T, Purnak T, et al.: Association between the presence of brown adipose tissue and non-alcoholic fatty liver disease in adult humans. Aliment Pharmacol Ther, 34: 318-323, 2011.
60) Yoneshiro T, Aita S, Kawai Y, et al.: Nonpungent capsaicin analogs (capsinoids) increase energy expenditure through the activation of brown adipose tissue in humans. Am J Clin Nutr, 95: 845-850, 2012.
61) Yoneshiro T, Aita S, Matsushita M, et al.: Brown adipose tissue, whole-body energy expenditure, and thermogenesis in healthy adult men. Obesity (Silver Spring), 19: 13-16, 2011.
62) Yoneshiro T, Aita S, Matsushita M, et al.: Age-related decrease in cold-activated brown adipose tissue and accumulation of body fat in healthy humans. Obesity (Silver Spring) 19: 1755-1760, 2011.
63) Yoshioka M, St-Pierre S, Suzuki M, et al.: Effects of red pepper added to high-fat and high-carbohydrate meals on energy metabolism and substrate utilization in Japanese women. Br J Nutr, 80: 503-510, 1998.
64) Zingaretti MC, Crosta F, Vitali A, et al.: The presence of UCP1 demonstrates that metabolically active adipose tissue in the neck of adult humans truly represents brown adipose tissue. FASEB J, 23: 3113-3120, 2009.

（米代武司, 斉藤昌之）

【Topics 11】

ヒト褐色脂肪組織と一塩基多型

　遺伝子の塩基配列の大半は動物種により同一である。しかし，塩基配列には一塩基多型（SNP）と呼ばれる個人差がある。SNPは遺伝子の塩基が本来の配列でない塩基に置き換わる塩基置換のうち，ある集団（例えば日本人）で1％以上の頻度で起こるものをいう。SNPは顔や体格の違いのみならず，薬への感受性や疾患への罹患しやすさの違いの原因となる。したがって，SNPの解明は薬の副作用の回避や効率的な治療を得ようとする医療（オーダーメイド医療）に役立つと期待されている。

　褐色脂肪における熱産生をになうUCP1と，その制御に重要なβ₃アドレナリン受容体（β3AR）の遺伝子にもSNPがある[6,10]。特にUCP1-3826 A/Gやβ3AR 64Trp/Argについては肥満や減量療法効果とのかかわりについて多くの検証がされてきた。しかし，これらのSNPが褐色脂肪に及ぼす影響は不明のままだったので，以下の検討を試みた。FDG-PET/CTで評価した199名の褐色脂肪活性とUCP1-3826 A/Gとβ3AR 64Trp/Argの関係を調べたところ，UCP1-3826にGが2つ入っている群（G/G群）とβ3AR 64にArgが1つ以上入っている群（Argアレル群）は，40歳代以降の検出率がわずかに低い傾向を示した（図1A，B）。両SNPの塩基置換数（GとArgの合計数）を求めて2群に分け，検出率を比較すると，塩基置換が多い群（2～4個群）は少ない群（0～1個群）に比べて，40歳代以降の検出率が顕著に低値を示した（図1C）。UCP1-3826 A/Gとβ3AR 64Trp/Argはそれぞれ単独ではごくわずかな影響しかないが，複数重なることで加齢に伴う褐色脂肪の機能低下を早めることが明らかになった。

　次にこれらのSNPのエネルギー消費や肥満（第5章参照）に対する影響を調べたところ，0～1個群のほうがより効率的に寒冷誘導熱産生を起こすこと（図2A），2～4個群は，より顕著に加齢に伴う内臓脂肪蓄積を示すこと（図2B）が判明した。この結果は両SNPが単独または相乗的に，エネルギー消費[4,5]や減量療法の効果[3]に影響を及ぼすというこれまでの報告ともよく一致する。

　しかし，両SNPの肥満に対する影響についてはこれまでに多くの議論があり[2,9]，肯定的な報告もある一方で否定的な報告も少なくなかった。これらの結果が一致しない原因は，加齢に伴う肥満進展という現象に焦点をあてていなかったためかもしれない。実際，両SNPの肥満への影響を認めた報告ほど

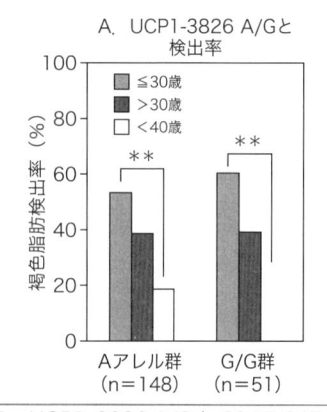

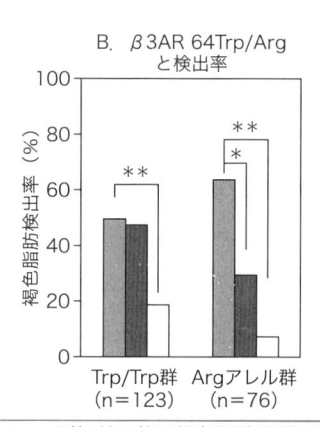

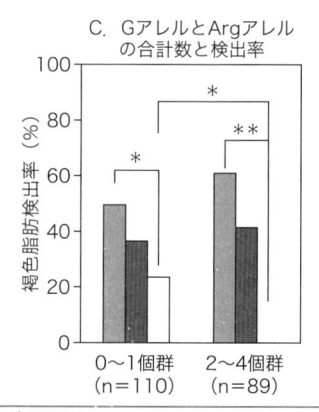

図1　UCP1-3826 A/Gとβ3AR 64Trp/Argが加齢に伴う褐色脂肪退縮に及ぼす影響
Aアレル群：UCP1 A/AおよびA/Gの対象者，Argアレル群：β3AR 64 Trp/ArgおよびArg/Argの対象者。＊$p < 0.05$，＊＊$p < 0.01$（文献11より引用）。

【Topics 11】

図2 UCP1-3826 A/G とβ3AR 64Trp/Arg が寒冷誘導熱産生と内臓脂肪蓄積に及ぼす影響
A：GアレルとArgアレルの合計数とエネルギー消費（米代ら未発表データ）。B：GアレルとArgアレルの合計数と内臓脂肪面積（文献11より引用）。＊p＜0.05，＊＊p＜0.01，＊＊＊p＜0.001。

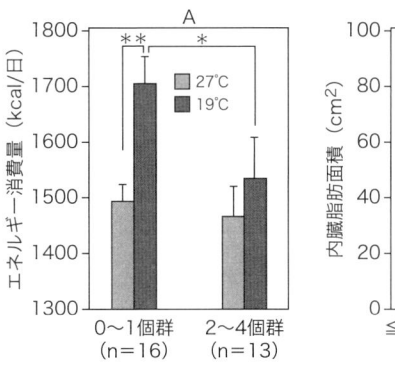

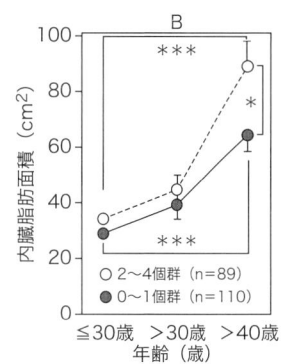

対象者の年齢は高く[2]，認めない報告ほど低い[9]。この事実は，両SNPが褐色脂肪活性を低下させやすくすることで肥満に影響すると考えると納得できる。日常生活のなかで褐色脂肪が行うエネルギー消費量は多めに見積もっても1日あたり20 kcal程度と思われるが，1年あたりで計算すると7,300 kcalになり，これは体脂肪としてはせいぜい1 kg程度にしか相当しない。つまり，褐色脂肪が機能低下してもすぐに太ることはなく，数年から十数年かけてじわじわと太ってくるのである（第5章参照）。したがって，UCP1とβ3ARのSNPが褐色脂肪の機能低下を早めても，それによる肥満は中年ころまでは明確には現われてこない可能性が高い。われわれの検討でもSNPによる肥満度の差は若年ではみられず，中年以降でみられた（図2B）。今後，両SNPと肥満の関係を再検討する際には，統計学的手法により強制的に年齢補正をするのではなく，年齢依存的なSNPの影響を調べる必要があるであろう。

UCP1-3826 A/Gは，UCP1遺伝子のプロモーター活性を低下させ[8]，脂肪組織におけるUCP1発現を低下させる[1]。β3AR 64Trp/Argは，β₃アドレナリン受容体のノルアドレナリンに対する応答性を低下させる[7]。以上を総合すると，UCP1-3826 A/GとβAR 64Trp/Argは，加齢に伴う褐色脂肪の機能低下を早め，エネルギー消費を低下させ，肥満のリスクとなると考えられた。

褐色脂肪の活性化や分化誘導にはほかにも多くの分子がかかわっているので，これら分子の遺伝子のSNPの影響についても検討が待たれる。

参考文献
1) Esterbauer H, Oberkofler H, Liu YM, et al.: Uncoupling protein-1 mRNA expression in obese human subjects: the role of sequence variations at the uncoupling protein-1 gene locus. J Lipid Res, 39: 834-844, 1998.
2) Heilbronn LK, Kind KL, Pancewicz E, et al.: Association of -3826 G variant in uncoupling protein-1 with increased BMI in overweight Australian women. Diabetologia, 43: 242-244, 2000.
3) Kogure A, Yoshida T, Sakane N, et al.: Synergic effect of polymorphisms in uncoupling protein 1 and beta3-adrenergic receptor genes on weight loss in obese Japanese. Diabetologia, 41: 1399, 1998.
4) Nagai N, Sakane N, Fujishita A, et al.: The -3826 A → G variant of the uncoupling protein-1 gene diminishes thermogenesis during acute cold exposure in healthy children. Obes Res Clin Pract, 1: 99-107, 2007.
5) Nagai N, Sakane N, Ueno LM, et al.: The -3826 A → G variant of the uncoupling protein-1 gene diminishes postprandial thermogenesis after a high fat meal in healthy boys. J Clin Endocrinol Metab, 88: 5661-5667, 2003.
6) Oppert JM, Vohl MC, Chagnon M, et al.: DNA polymorphism in the uncoupling protein (UCP) gene and human body fat. Int J Obes, 18: 526-531, 1994.
7) Piétri-Rouxel F, St John Manning B, Gros J, et al.: The biochemical effect of the naturally occurring Trp64 → Arg mutation on human beta3-adrenoceptor activity. Eur J Biochem, 247: 1174-1179, 1997.
8) Rose G, Crocco P, D'Aquila P, et al.: Two variants located in the upstream enhancer region of human UCP1 gene affect gene expression and are correlated with human longevity. Exp Gerontol, 46: 897-904, 2011.
9) Urhammer SA, Hansen T, Borch-Johnsen K, et al.: Studies of the synergistic effect of the Trp/Arg64 polymorphism of the beta3-adrenergic receptor gene and the -3826 A → G variant of the uncoupling protein-1 gene on features of obesity and insulin resistance in a population-based sample of 379 young Danish subjects. J Clin Endocrinol Metab, 85: 3151-3154, 2000.
10) Walston J, Silver K, Bogardus C, et al.: Time of onset of non-insulin-dependent diabetes mellitus and genetic variation in the beta 3-adrenergic-receptor gene. N Engl J Med, 333: 343-347, 1995.
11) Yoneshiro T, Ogawa T, Okamoto N, et al.: Impact of UCP1 and β3AR gene polymorphisms on age-related changes in brown adipose tissue and adiposity in humans. Int J Obesity, online publication, 1-6, 2012.

（米代武司）

【Topics 12】

漢方薬と褐色脂肪組織

　従来，漢方医学は西洋医学のやや日陰のような存在であったが，最近，両者の棲み分けが行われるようになり，確実に漢方医学の存在感が増してきた。その証拠に，現在，全国80の医学部・医科大学すべてで漢方医学の講義が実施されており，多くの漢方薬は保険が適用される。特に，慢性疾患や不定愁訴が得意分野である。2000年以上の長い歴史で抗肥満作用を有するものがいくつか知られているが，なかでも防風通聖散（ぼうふうつうしょうさん）がBATと関連がありそうである。

　防風通聖散は，18種の生薬（自然界の物質でヒトに何らかの薬効を有するもの。大部分が植物由来だが，動物・鉱物由来もある）からなり，特にBATには麻黄（まおう），連翹（れんぎょう），荊芥（けいがい），甘草（かんぞう）が影響を示すと考えられている[3]。すなわち，麻黄はエフェドリンを含み，交感神経終末からノルアドレナリンの分泌を促し，BATにおいてはcAMPを介した熱産生を生じさせ，後者の3つの生薬はいずれもcAMPを分解するホスホジエステラーゼを阻害するカフェイン様成分を含む（図1）[1]ので，cAMPの活性化が持続することになる。

　こうして，防風通聖散を投与すると，BATが活性化しエネルギー消費が増大して体重や体脂肪が減少する，という報告がヒトでも動物でも少なからず存在する[2,4]。例えば，40～50歳代の肥満女性にダイエット（1,200 kcal）と350 kcal相当の運動に加えて，防風通聖散を7.5 g/日を投与すると，偽薬群と比べて体重の減少と基礎代謝量が有意に高値を示し（図2），矢久保ら[2]の結果からも，BAT活性の亢進が寄与していることが強く示唆された。

　防風通聖散の副作用はごく小さく，抗肥満薬としても大いに期待される。

参考文献

1) 坂根直樹, 吉田俊秀, 梅川常和 他：防風通聖散の抗肥満作用機序解明に関する基礎的研究. 肥満研究, 1: 122-125, 1995.
2) 矢久保修嗣, 木下優子, 安藝竜彦 他：背部褐色脂肪組織にみられる防風通聖散の熱産生作用. 和漢医薬学雑誌, 24 (Suppl): 63, 2007.
3) 吉田俊秀, 日置智津子：肥満治療としての漢方薬の作用機序-防風通聖散を中心に. 医学のあゆみ, 202: 1005-1009, 2002.
4) Yoshida T, Sakane N, Wakabayashi Y, et al.: Thermogenic, anti-obesity effects of Bofu-tsusho-san in MSG-obese mice. Int J Obes Relat Metab Disord, 19: 717-722, 1995.

（大野秀樹，斎藤大蔵，渡辺憲治）

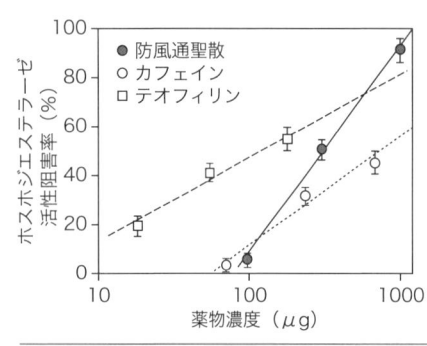

図1　防風通聖散，カフェインとテオフィリンがホスホジエステラーゼ阻害活性に及ぼす影響（文献1より引用）

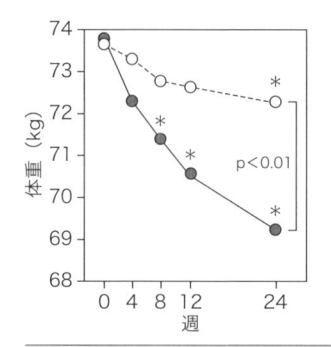

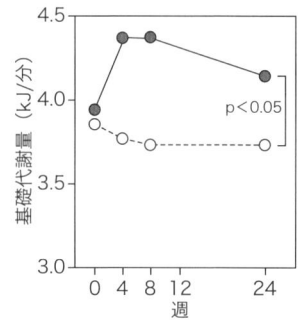

図2　肥満女性患者の体重と基礎代謝量に及ぼす防風通聖散の影響
50名の女性肥満患者を防風通聖散群と偽薬投与群の2群に分け，6ヵ月間1,200 kcal減量食と350 kcalの運動量を負荷した。防風通聖散投与群では基礎代謝をさげることなく偽薬群より有意に体重を減少させることができた。●：防風通聖散（n = 25），○：偽薬（n = 25），＊p＜0.01（vs. 治療前）（文献3より引用）。

燃える褐色脂肪の不思議

第6章

褐色脂肪組織と食事と運動

1. 褐色脂肪を活性化・増量して肥満を防ぐには？

1）エネルギーの消費形態

　ヒト成人のエネルギー消費の形態は，大きく4種類に分けられる（図6-1）。約60％を占める安静時代謝のほか，個人差の激しい運動による熱産生（約30％），食品摂取による体熱産生（約10％），さらに気温変化など環境変化への適応に伴う熱産生（収支0％）である[12]。食品を摂取したとき，その食品由来の温度以上に体温が上昇するという現象は，誰しも日常的に経験している。この現象を科学的な視点ではじめて観察したのは，栄養学の父と呼ばれるフランスの化学者Antoine-Laurent de Lavoisierであった。その後1890年代にいたって，この現象はドイツの生理学者Max Rubnerによって実験的に裏づけられた。彼は，ヒトや動物が食品を摂取したとき，必ず体熱産生が増加し，かつ，この増加は脂質や炭水化物を食べたときよりも，タンパク質を食べた後に常に高いことを観察し，三大栄養素の「特異動的作用（specific dynamic action : SDA）」と名づけた。現在，このような食品摂取に伴う体熱産生の現象は，味覚刺激などの感覚神経を介する経路などを含む，より広い概念でとらえられ，「食事誘導（性）熱産生」と呼ばれている（後述）。

　肥満発症においては，エネルギーの過剰摂取と消費低下の両要因が深く関与する。とりわけ「食事誘導（性）熱産生」にも関与する褐色脂肪組織（BAT）の機能不全は，エネルギー消費の低下を

図6-1　体重維持時におけるエネルギーの消費形態とその割合（1日あたり2,500 kcal消費する体重70 kgの男性の場合）（文献37より引用）

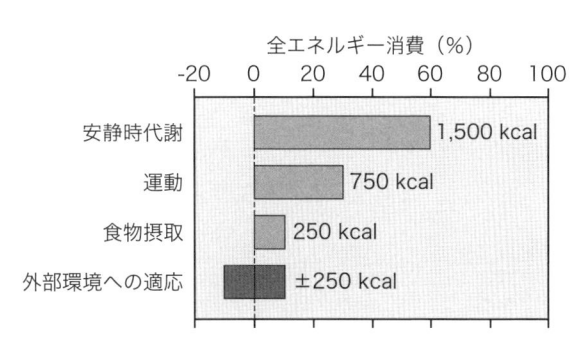

全エネルギー消費（％）

安静時代謝	1,500 kcal
運動	750 kcal
食物摂取	250 kcal
外部環境への適応	±250 kcal

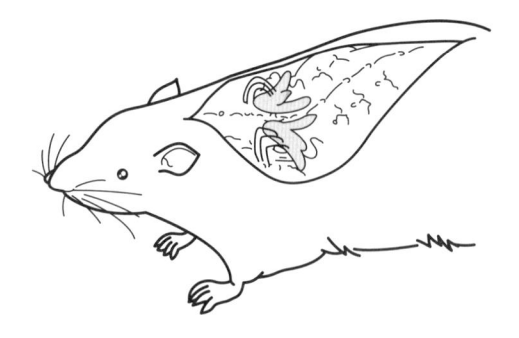

図6-2 ラット肩甲骨間BATにおける交感神経の分布（文献25より改変）

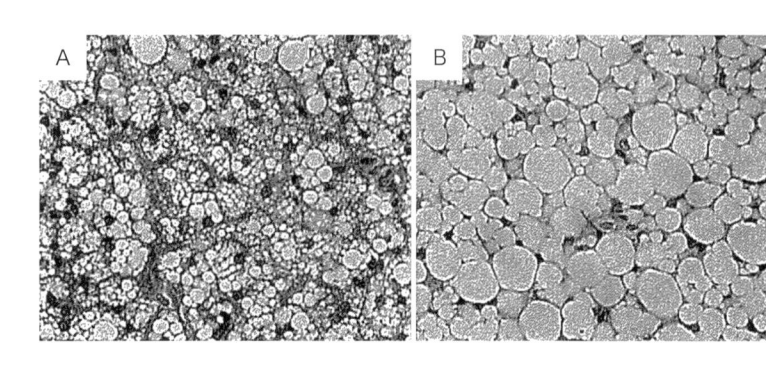

図6-3 交感神経切除による褐色脂肪細胞の構造変化
ラット肩甲骨間BATの一側に分布する交感神経を外科的に切除（B），4週間後対側の対照組織と比較（A）。Bは神経切除によりBATの機能が低下し白色様脂肪細胞に変化している（文献41より引用）。

もたらし，加齢との関連が強く示唆されている。これは，いわゆる「中年太り」の主要因とも考えられてきている。したがって，BATを活性化して体熱産生によるエネルギー消費を促すとともに，BAT自身を増加させ，基礎的エネルギー消費能力を高めることが，ヒトが本来有している抗肥満能力を引き出すことに繋がる。

2）褐色脂肪（BAT）の活性化と増量

　BATは白色脂肪とは異なり，交感神経が豊富に分布している（**図6-2**）。ノルアドレナリン含量でみると，組織1gあたり約1μgにもなり，交感神経が豊富に分布する心臓の値に匹敵するという。白色脂肪組織ではBATの数パーセント程度といわれている。BATに分布する神経を外科的に切除すると，BATのノルアドレナリン含量が極端に低下するとともに，寒冷刺激によるBATでの脂肪分解が抑制されることや，組織学的にも褐色脂肪細胞特有の細胞内脂肪の多房性の構造が減少して単房性の脂肪滴構造へと変化することも知られている（**図6-3**）。さらに，ウサギではBATで除神経を行うと，低体温を引き起こし死亡するという。このことからもBATの活性化や機能維持には，交感神経の役割がいかに大きいかがうかがえる。例えば，持続的な寒冷刺激を行いBATでの交感神経活動を高めると，一過性の体熱産生能力が向上するとともに，BATを構成する褐色脂肪細胞中の機能性タンパク質UCP1や熱産生にかかわるタンパク質の発現も高まる。それと同時に褐色脂肪細胞の増加（増殖）も観察され，BAT全体での体熱産生能力が向上する。このことは，BATの活性化

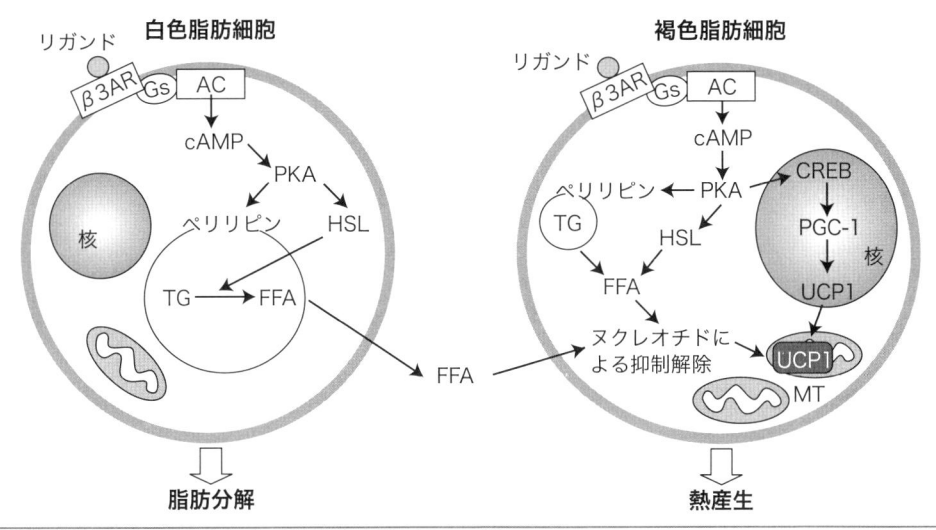

◆ 第6章 褐色脂肪組織と食事と運動 ◆

図6-4 交感神経-β_3受容体による熱産生亢進メカニズム
β_3AR：β_3アドレナリン受容体，Gs：Gタンパク質，AC：アデニレートシクラーゼ，PKA：プロテインキナーゼA，HSL：ホルモン感受性リパーゼ，CREB：cAMP応答配列結合タンパク質，PGC-1：ペルオキシソーム増殖因子活性化受容体γコアクチベーター-1，UCP1：脱共役タンパク質1，MT：ミトコンドリア，リガンド：アドレナリン/ノルアドレナリン，β_3アドレナリンアゴニストなど．

には，交感神経を活性化する手立てが有効であることを意味している．BATに対する抑制系としての副交感神経系の支配については，迷走神経，舌咽神経などの可能性があるが，いまのところ解剖学的にも生理学的にも証拠が見当たらず，直接支配はないとされている[25]．

BATに分布する交感神経の終末からは，主にノルアドレナリンが分泌される．褐色脂肪細胞

表6-1　BATの機能に与える諸因子

1. 寒冷刺激
2. アドレナリン受容体アゴニスト
3. 食事性感覚刺激因子
   ・味覚刺激物質
   ・嗅覚刺激物質
   ・温覚，痛覚刺激物質
   ・咀嚼
4. 食事性栄養因子
   ・脂肪酸，油脂

の細胞膜上にはαおよびβタイプのアドレナリン作動性受容体が存在し，神経終末から分泌されたノルアドレナリンの作用を細胞内に伝えている．体熱産生を直接支配しているのは，主にβ_3アドレナリン受容体を介した作用である（図6-4）．したがって，β_3アドレナリン受容体を刺激するアゴニストは，BATでの脂肪分解の促進と熱産生の活性化作用，増殖をもたらすことから肥満防止に有効であるとされてきた．マウスやラットを用いた動物実験では期待された効果が実証されたが，ヒトでの十分な有効性はいまだ見出されていない．褐色脂肪を活性化，増殖して肥満を防ぐヒトで有効な手立ては，現在のところ寒冷暴露などによる交感神経系の活性化が必要であり，アドレナリン受容体以外の交感神経活動に付随する何らかの因子が存在するのであろう．BATの活動に影響する交感神経を刺激するには，幸い寒冷刺激のみならず，食事摂取に伴う種々の因子が存在することも明らかになってきている（表6-1）．次項では食事由来因子について解説する．

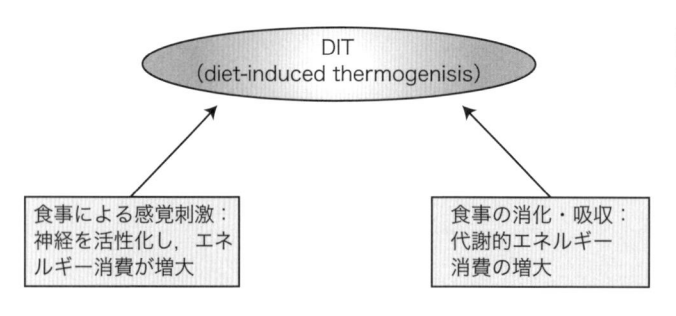

図6-5 DIT (diet-induced thermogenesis) の基本的構成要素

2. 食事摂取と褐色脂肪組織（食事誘導熱産生）：食事の量，内容，リズムの影響は？

1）食品摂取に伴う体熱産生

　ヒトは食品を摂取する際，その"食品自体の温度"に由来する熱量以上に，体温の上昇を体験している。以前は特異動的作用と呼ばれていたが，現在では，このような食後に体温が上昇してエネルギーが消費される現象は，食事誘導（性）熱産生（diet-induced thermogenesis：DIT）といわれている。DIT は基本的に2つの構成要素からなり立っている（図6-5）。1つは，口腔内や視覚などの感覚神経を介するエネルギー代謝の上昇であり，もう1つは，食品の消化・吸収による上昇である。

　前者には食事摂取に伴う多様な因子がからむ。PETやMRIなどの近年の測定技術の目覚しい進展による精密なエネルギー代謝像の解析が可能となった結果，従来から知られているエネルギー性食品成分のみならず，匂いや味などの"非エネルギー性食品成分"が"感覚（神経）刺激"を介して，DITの発現亢進に大きく関係していることが明らかになってきた。第1章に詳述されているように，とりわけヒト成人の DIT における BAT のエネルギー代謝の実態とその生理的意義が明らかにされつつある。また，BAT と食品摂取とのかかわりについても詳細な解析が行われつつある。ここでは，食事の量や内容，さらには体内リズムとの関係をみていく。

2）食事の摂取量，カロリー総量

　正常な実験動物の食事の摂取量やカロリー総量を極端に増加させることは意外と難しい。しかし，1976年，Sclafani ら[41]はヒトが日常的に摂取しているような美味しい食品（今日のいわゆる「カフェテリア食」MEMO 6-1 参照）を用いて，ラットのエネルギー摂取総量を増大させることに成功した。さらに，Rothwell ら[37]は，このカフェテリア食を用いて実験を行った結果，生体に過剰なカロリー摂取が負荷された場合，その「摂取カロリーの増加量」以上に，「消費カロリーの比率」が増加すること，すなわち，生体は「過剰に負荷されたカロリーを消去する方向に適応的に生体内の代謝を活性化させる」という現象を見出し，この現象を「regulatory DIT」と名づけた。さらに彼ら

は，その機構がそれまでに報告されていた"寒冷刺激下での適応的熱産生（非ふるえ熱産生）"機構に類似していることを指摘し，過剰なエネルギーを大量に消費する場としてBATが適応的に発達する可能性を主張した[37]。

しかし，その後，この「regulatory DIT」については，存在自体が論議の的となった[17]。例えば，LeBlancら[17]は，前述のカフェテリア食と同じような実験食を用いたにもかかわらず，摂取エネルギーに対する消費エネルギーの割合は約75％と常に一定で，消費エネルギーの"比率"自体はほとんど増加しないことを示した。この結果は，「regulatory DIT」の存在を否定するものであり，BATに影響するのは"カロリーの過剰"ではなく，カフェテリア食特有の"栄養素，食品成分組成"，特に脂肪の量と質に起因すると推察した。

結局，これらの「regulatory DIT」に関する研究結果の矛盾は，Moore[26]によっても指摘されているように，各研究グループが"過食"を引き起こすために用いたカフェテリア食中のさまざまな栄養素，食品成分の組成が一定していなかったこと，すなわち食品・栄養学研究上最も基本的かつ不可欠な"栄養素，食品成分の特定"が行われていなかったことに起因するものと考えられる。

またごく最近，会田ら[1]は，市販栄養調整食品を用いてヒトにおけるDITにはBATが寄与すること，およびそれには交感神経活動の亢進が関与する可能性を明確に示した。すなわち，試験食摂取1時間後のエネルギー消費量は，BAT検出群では非検出群に比べ約2倍と顕著な差が観察された。このとき，血中のグルコースや遊離脂肪酸，インスリンの応答に2群間で差がないので試験食の消化・吸収の差ではないと考えられた。これは，神経系の寄与を強く示唆している。

したがって，現在「DIT」に関する研究においては，単に摂取総カロリーの問題というよりは，むしろ後述するような各栄養素，食品成分の機能から感覚刺激の作用にいたるまでの「広義の摂食行動」にかかわるすべての因子のBATへの"個別的"な影響を考える必要がある。

3）食事の回数，咀嚼と食事誘導熱産生

小分けして食べるより，まとめて食べると太りやすいといわれる。なぜ同じ量を小分けして食べると太りにくいのであろうか。前出のLeBlancら[15]は，イヌを用いて500 gの食事を1回で食べた場合と，4回に分けて食べた場合のDITを比較した。その結果，小分けして食べたほうが，およそ2倍DITが多くなる結果を得た（図6-6）。同じ量なら小分けして食べたほうが，エネルギー消費が

MEMO 6-1

【カフェテリア食】

ミルクチョコレート，チョコレートチップクッキー，サラミ，チーズ，バナナ，マシュマロ，ピーナツバターなどを"自由に選択摂取"できる食餌のこと。初期には，スーパーマーケット食とも呼ばれた。脂肪や砂糖が豊富な，ヒトが食べて美味しい食品である。

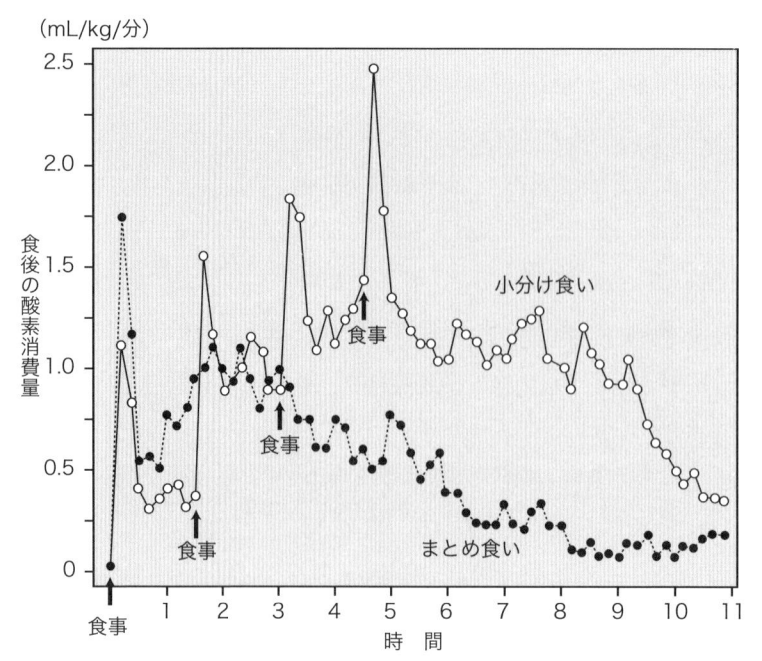

図6-6 小分け食いとまとめ食いのエネルギー消費の比較
500 gの食事を1回で食べた場合（まとめ食い）と，4回に分けて食べた場合（小分け食い）のDITを比較したイヌのデータ。測定した総DITは，4回に分けて食べたほうがおよそ2倍も大きい（文献15より引用）。

多くなり太りにくくなるのである。逆に，まとめ食いは太りやすい。これは，力士が効率よく体重を増加させるのと符合している。力士のエネルギー摂取量は，関取で1日8,000〜9,000 kcal，また幕下や序二段だとその半分程度だという。同世代の男性の摂取量2,500 kcalと比べると2〜3倍多い。摂取量からすれば，完全な肥満条件である。力士は十分な睡眠をとった後，朝食抜きで午前中稽古し，昼に朝食兼昼食のちゃんこ鍋で多くのカロリーやタンパク質を摂取し，その後1時間程度昼寝をする。さらに稽古し，夕食をしっかりとる。2食制である。この繰り返しが，皮下脂肪と筋肉を武器とする理想的な体型をつくり出すのである。

肥満者は，多くの場合早食いである。早食いは，明らかに咀嚼回数が少ない。咀嚼により賦活化されるヒスタミン・ニューロン系は，食欲抑制，末梢での脂肪分解，さらにエネルギー代謝亢進といった作用により，体脂肪の蓄積を減らす作用があることが知られている。肥満マウスの脳内のヒスタミン濃度を増加させると，摂食量の減少に加え，体脂肪量の減少やUCPを介したエネルギー消費の亢進にも有効である[20]。咀嚼法を有効に利用すれば，満腹感を感じながら食欲を抑えることができ，しかも内臓脂肪分解を亢進させるとともに，末梢でのエネルギー消費を促進させる。その意味でも，咀嚼は減量だけでなく，減量した体重の長期維持にも効果的である[34]。

4) タンパク質

食事摂取後，基礎代謝よりも増加するエネルギーの消費量は，食事の"質と量"によって大きく異なり，摂取エネルギー量に対する比率で示すと，タンパク質の場合約30％と特に高く，糖質，脂

◆ 第6章 褐色脂肪組織と食事と運動 ◆

図6-7 ヒトにおける種々の糖質摂取後の体熱産生量
投与量は単糖混合の場合には各糖を1 g/kg，それ以外では2 g/kg。フルクトース＋グルコースの場合，女性のデータはない。マルトースの場合，男性のデータはない（文献18より引用）。

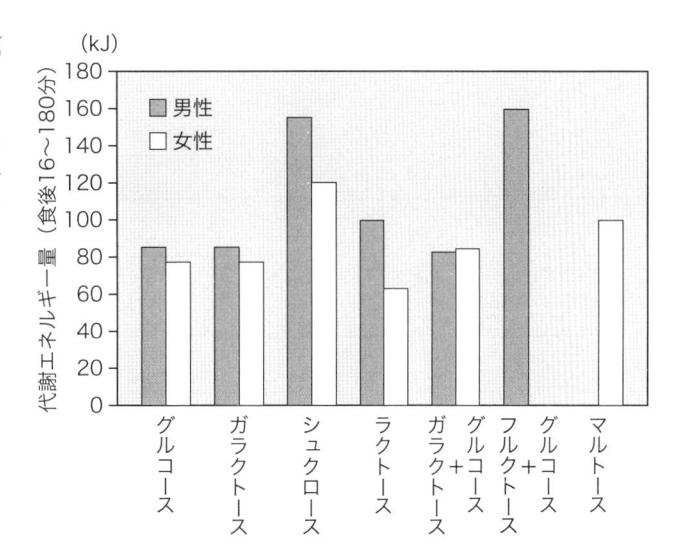

質では約7％で，日本人の通常の食事では約8％である。これらのいわゆる「特異動的作用」のなかで，特に"タンパク質"摂取により引き起こされる現象の存在は，古くから比較的よく知られていた。しかしながら，後述する"糖質"の場合に比べると，詳細な機構に関してはいまだ不明な部分が多く残されている。その最も大きな原因は，この系が「内分泌系因子」と「神経系因子」との両方に関与する実に複雑な作用機構をもつ点にあると考えられる。例えば，タンパク質摂取による体熱産生は，小腸上部のCCK（コレチストキニン）をはじめとする消化管ホルモンや求心性神経系などのモニターシステムの介在のもとに，「インスリン」と「グルカゴン」双方が協同的に作動し，さらに視床下部腹内側核などの「自律神経系」も関与して，肝臓のグリコーゲン代謝を強く亢進させ，その結果としてエネルギー代謝の増大，すなわち「特異動的作用」が引き起こされるという非常に複雑なものである，との報告がある[44]。しかしながら，タンパク質摂取による体熱産生にBATが関与しているかどうかはまだ明らかではない。

5）糖 質

砂糖などの糖質の摂取に伴う体熱産生の発現機構については，交感神経活動との関連から，Youngらにより精力的に検討が行われてきた。彼らの研究によると，糖質の摂取により，まず血中グルコース濃度の上昇が引き起こされ，それに伴い膵臓からのインスリン分泌が促進される。このグルコースとインスリンの両方がシグナルとして視床下部腹内側核に作用し，その結果，交感神経活動が亢進され，体熱産生の増大がもたらされるという[14]。また，ラットに糖質を与えると交感神経活動の生化学的指標であるノルアドレナリン代謝回転がBATで高まることも知られている[39,51]。

しかし一方では，この熱産生能は糖質の起源により大きく異なり，ヒトの場合，二糖類ではシュクロース，単糖類ではシュクロースの構成糖であるフルクトースが高い熱産生能を有するとの報告

135

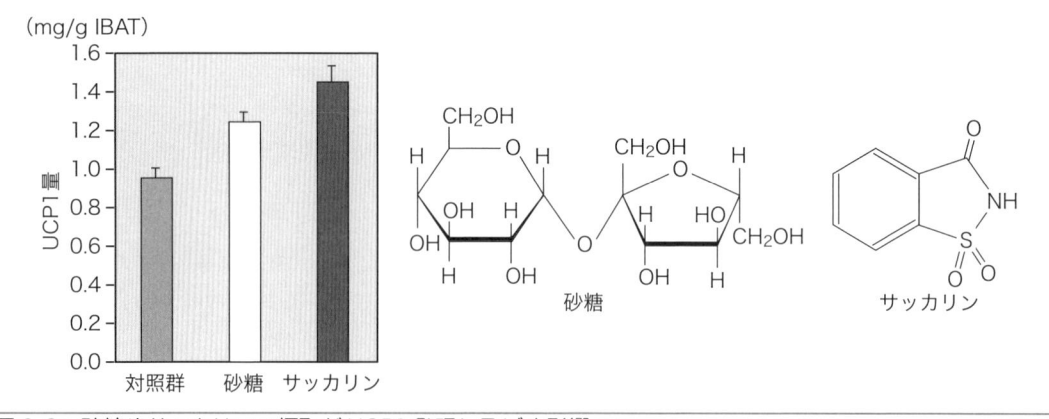

図6-8 砂糖やサッカリンの摂取がUCP1発現に及ぼす影響

がある（**図6-7**）[18]。ヒト小腸では，グルコース-6-ホスファターゼが欠如しているので，摂取されたフルクトースはグルコースに変換されることなく血液中に取り込まれる[27]。しかし，フルクトースは中枢を介する交感神経系に直接的な作用をもたないこと[30]から，フルクトース自体がシグナルとして機能している可能性は少ないと考えられる。ただ，吸収されたフルクトースが肝臓での脂質合成を増大させる現象はよく知られている[29]。したがって，このようなフルクトースの"代謝上での特殊性"が，一種のシグナルとなり体熱産生の亢進をもたらしている可能性が考えられる。また，われわれは，まったくカロリーのない人工甘味料であるサッカリンが，シュクロースと同様にラットBATでのUCP1発現を増強することを見出しており（**図6-8**）[9]，この現象も後に述べる味覚（感覚）刺激とそれに引き続く頭相刺激が，体熱産生の機序に深くかかわっていることを示唆している。

6）脂　肪

　生化学的な分類からすると，脂肪は脂質の一種であり，ほかの脂質であるコレステロールやリン脂質などとは構造的，機能的に異なる。また，食事からとる脂質としては，ほかの脂質に比べ圧倒的に脂肪の摂取量が多い。脂肪は，中性脂肪や油脂とも呼ばれる。日本人での理想的な脂肪の摂取量は50〜70 gで，摂取する全体のエネルギーに対する比率（脂肪エネルギー比という）は20〜25％以内とされているが，現在約27％でやや高い。欧米では，30％を超える。逆に脂肪エネルギー比が15％以下だと脳出血の増加や短命になるという疫学的な調査結果がある。また，脂肪を構成する脂肪酸の種類も，飽和脂肪酸，一価不飽和脂肪酸，多価不飽和脂肪酸を3：4：3の比率でとることが望ましいとされている。飽和脂肪酸は，肉やバターなど比較的動物由来のものに多く，一価不飽和脂肪酸はオリーブ油やダイズ油などの植物油に，また多価不飽和脂肪酸はイワシ，サバやサンマなどのいわゆる青魚に多く含まれている。いずれにしろ，脂肪酸の種類の点からも，いろいろな種類の食品をとることが好ましい。

図6-9 尿中カテコールアミン量およびBAT中のUCP1発現量

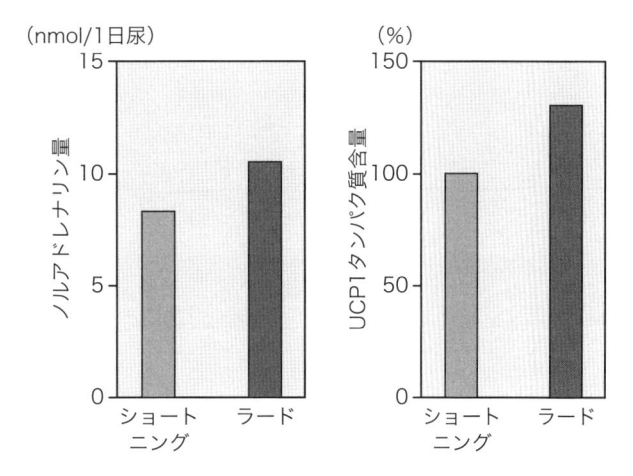

　食事性の脂肪に由来する体熱産生の亢進も，その現象面は古くからとらえられているものの，発現機構については不明な点が多い。ラットを用いた実験では，基本食に脂肪を添加すると交感神経活動が高まることから，脂肪摂取による体熱産生の亢進は，主に"交感神経系"が関与しているものと推察される。また，この現象は，脂肪の消化吸収を阻害するコレスチラミン処理により消失することから，脂肪摂取による体熱産生亢進のシグナルは，脂肪の消化により生成する脂肪酸，あるいはそれにより分泌刺激される消化管ホルモンであろうと考えられている[6]。

　しかしながら，同じ脂肪でも構成脂肪酸の異なるもの，例えば魚油（高度不飽和脂肪酸含量が高い）とショートニング（飽和脂肪酸含量が高い）（**MEMO 6-2**参照）では，交感神経活動の指標となる尿中カテコールアミン量やBAT中のUCP1発現量が異なることも知られている（**図6-9**）[8,32]。また，口腔内には遊離脂肪酸の受容体が複数存在し，そこでの脂肪酸認識は受容細胞の脱分極，さらには交感神経系を介して脂肪の消化に関与する臓器の機能を活性化する[3,24]。このような脂肪の口腔内認識機構は，脂肪の嗜好性制御にも関係することも知られていることから[35]，後に述べる脂肪の感覚刺激とそれに引き続く頭相刺激が食事性の脂肪に由来する体熱産生の発現機序に深くかかわっていることが推察される。

MEMO 6-2

【ショートニング】

　19世紀末アメリカで，ラード（ブタの脂）の代用品として生まれた。『サクサクさせる，ポロポロにする』という意味をもつ。植物，動物油脂などの液状油脂を原料とし，それらを加工して固形油脂としたもので，パンや焼き菓子に利用されている。動脈硬化を助長するといわれているトランス酸を含むことが問題視されているが，最近ではパーム油を原料とするトランス酸フリーのショートニングも開発されている。

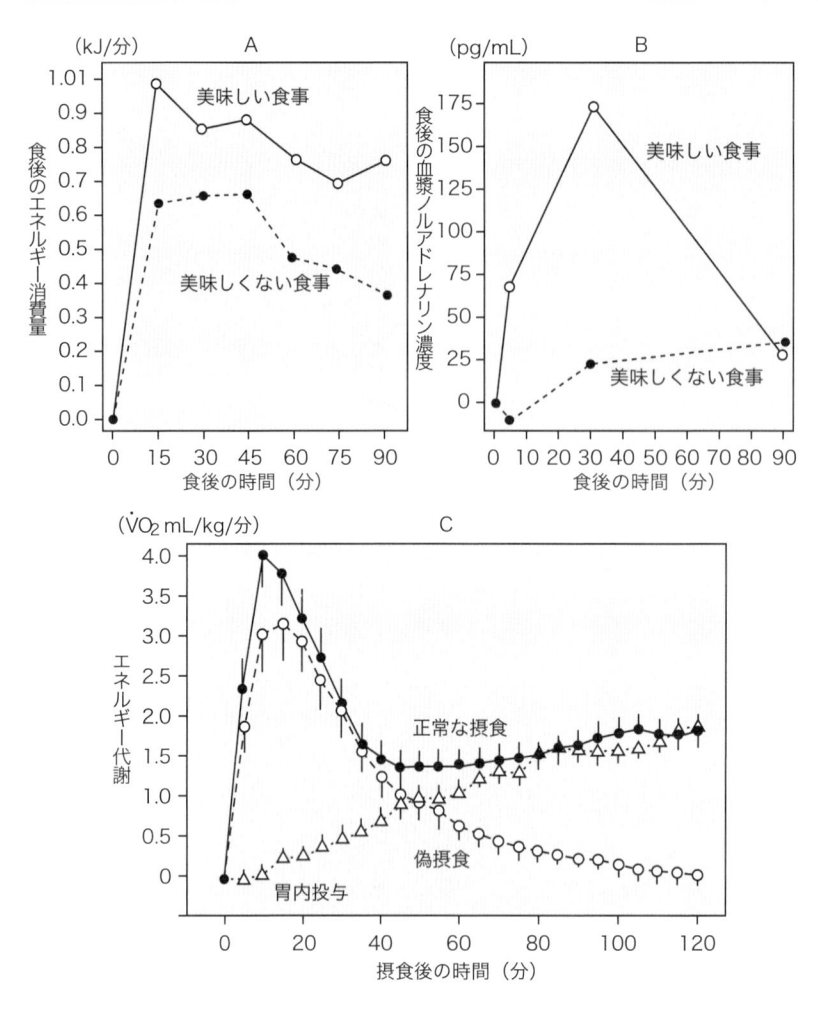

図6-10 DIT発現にかかわる食事の"美味しさ"の要因
A, B：ヒトのDITに対する美味しい食事と美味しくない食事の相違（A：エネルギー消費, B：血中ノルアドレナリン濃度）。美味しい食事（710 kcal）は，パルメザンフォンデュー，ミートボールスパゲッティ，エクレア，ソフトドリンクからなる。美味しくない食事は，それらのものをすべてミキサーで混ぜて均一にし，さらに乾燥してビスケット状にしたもの。C：イヌのDITに及ぼす食事影響の検討。イヌの食道を手術して口から食べたものを食道から外に排出できるようにした（偽摂食）。また，口を介さずに胃に直接食物を入れる（胃内投与）ことができるようにして行った。偽摂食では，神経的な興奮によるエネルギー代謝の上昇があり，胃内投与では消化吸収によるエネルギー代謝の上昇がみられた。正常な摂食によるエネルギー代謝の上昇は，摂食行為に伴う神経的な興奮による上昇と，消化吸収による上昇の2つの成分からなることがわかる（文献15, 36より引用）。

3. 香辛料，嗅覚・味覚刺激で美味しく食べることはBAT誘導に有効である

1）食品の美味しさと感覚刺激

　一般的に摂食行動は，いわゆる栄養素の生体内取り込みのみならず，その行動に付随する味覚・嗅覚・体性感覚への刺激，摂食の喜び，満足感など，さまざまな「感覚（神経）刺激（sensory stimulation）」を伴う。近年，これらの感覚刺激から発生するシグナルが，食物摂取，消化吸収，さらにホルモン分泌の調節にいたるまで広く生理現象に関与している可能性が明らかになりつつある[23]。このように，食品成分が神経系を刺激し，生体調節機構に影響する重要な"シグナル"として機能するという認識は，従来ほとんどなかった。さらに，食品中の「非栄養素」因子も，体熱産生にとって非常に重要な役割をになっていることが明らかにされている[36]。例えば，LeBlancらは，ヒトとイヌを用いた実験で，食餌の「美味しさ（palatability）」がシグナルとなり中枢神経系に作用する，いわゆる「頭相（cephalic phase）刺激」がカテコールアミン作動性の体熱産生を惹起す

化合物の種類	化合物名	構造式	植物名
アミド類	カプサイシン	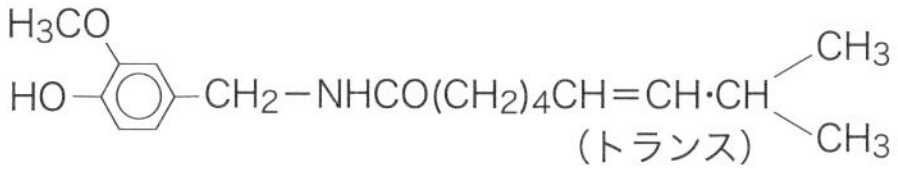 H$_3$CO-C$_6$H$_3$(OH)-CH$_2$-NHCO(CH$_2$)$_4$CH=CH·CH(CH$_3$)$_2$（トランス）	トウガラシ
	ピペリン	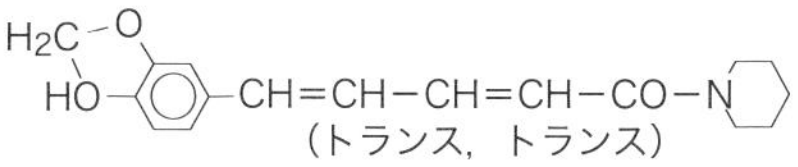 H$_2$C-O-C$_6$H$_3$(OH)-CH=CH-CH=CH-CO-N（環）（トランス, トランス）	コショウ
	α-サンショオール	CH$_3$CH=CHCH=CHCH=CH-CH$_2$CH$_2$CH=CHCONHCH$_2$·CH(CH$_3$)$_2$（トランス, トランス, シス, トランス）	サンショウ
バニリルケトン類	ジンゲロン	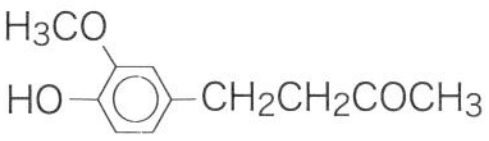 H$_3$CO-C$_6$H$_3$(OH)-CH$_2$CH$_2$COCH$_3$	ショウガ
	[6]-ショーガオール	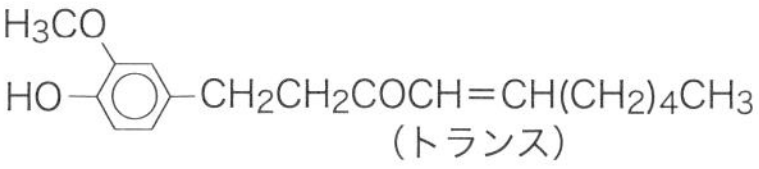 H$_3$CO-C$_6$H$_3$(OH)-CH$_2$CH$_2$COCH=CH(CH$_2$)$_4$CH$_3$（トランス）	ショウガ
	[6]-ジンゲロール	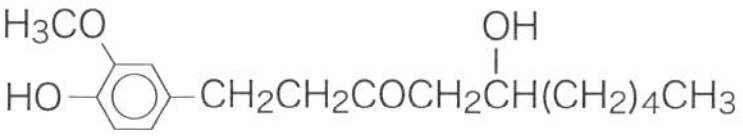 H$_3$CO-C$_6$H$_3$(OH)-CH$_2$CH$_2$COCH$_2$CH(OH)(CH$_2$)$_4$CH$_3$	ショウガ
イソチオシアネート類	アリールカラシ油	CH$_2$=CHCH$_2$HCS	タロカラシ, サンショウ, ダイコン
サルファイド類	ジアリルジサルファイド	CH$_2$=CHCH$_2$SSCH$_2$CH=CH$_2$	ネギ, ニンニク
	ジアリルサルファイド	CH$_2$=CHCH$_2$SCH$_2$CH=CH$_2$	タマネギ
	ジプロピルジサルファイド	CH$_3$CH$_2$CH$_2$SSCH$_2$CH$_2$CH$_3$	タマネギ

図6-11 主な香辛料の辛味成分の名称と化学構造

ることを明らかにした（図6-10）[2, 16]。彼らはさらに，この「頭相刺激」こそ，前述のカフェテリア食による体熱産生亢進の主要な因子ではないかと指摘している[37]。

2）香辛料と感覚刺激

われわれは，食品の美味しさを増強する因子として香辛料（図6-11）に着目した。トウガラシの辛味成分（カプサイシン）やショウガの辛味成分（ショウガオール）をはじめとする"香辛料辛味成分"が引き起こす体熱産生促進作用，すなわち「辛味成分誘発性体熱産生」の発現機序について詳細に検討を行った。その結果，口腔内や消化管，さらには体内に吸収された"辛味成分"が神経系に作用して交感神経活動を活性化し，副腎からのカテコールアミンの分泌を惹起し，それにより生体内でのエネルギー代謝の亢進が引き起こされることが明らかとなった（図6-12）[7, 11, 46]。その作用機序の一部には，交感神経活動を介したBATの活性化と機能増強の現象が認められた。

香辛料辛味成分以外でも上記の交感神経系-副腎の経路を活性化してカテコールアミンの穏やかな分泌を促すことによるBATの増強作用をもつものがある。例えば，エキストラバージンオリーブオ

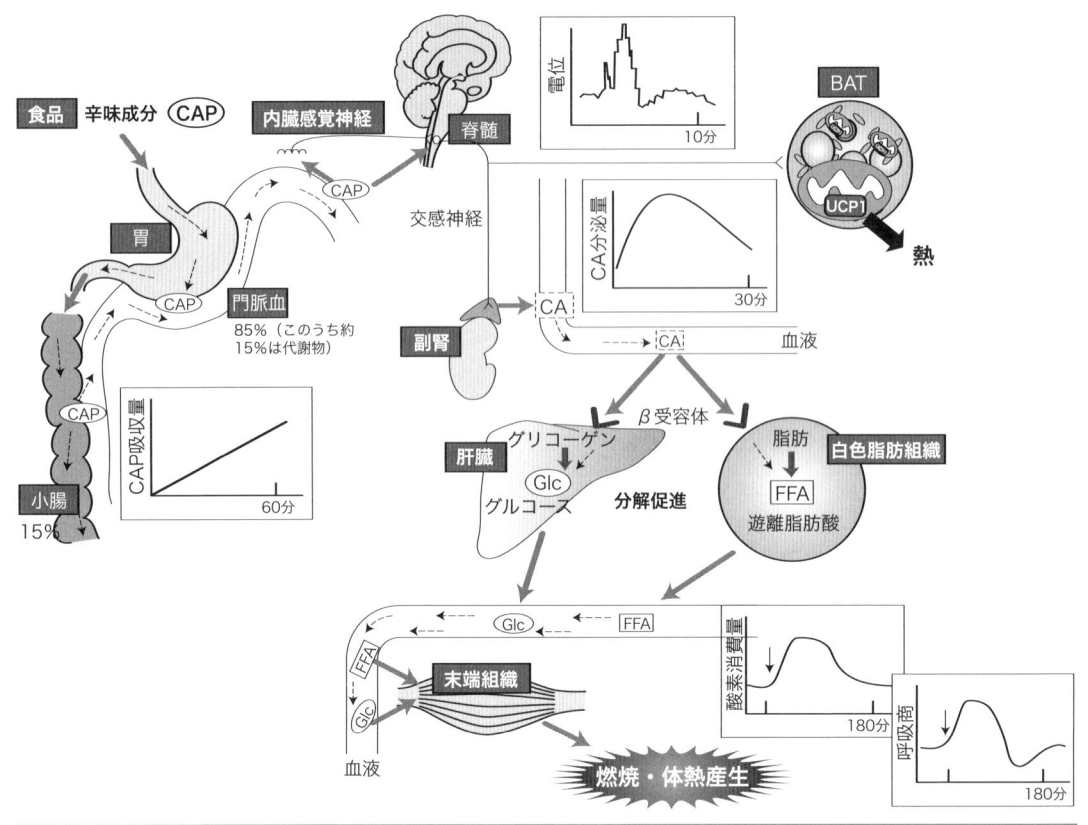

図6-12　辛味成分誘発性体熱産生の発現機序
CA：カテコールアミン。

図6-13　オリウロペインの構造式

イルに含まれるオリウロペインという化合物（**図6-13**）は，ラットを用いた動物実験で，28日間の摂食によりUCP1の発現が有意に高まり，BATの機能が増強すること，さらに体重減少，脂肪組織重量の低下がもたらされることが報告されている[33]。この化合物は，ポリフェノールの一種であり，オリーブ果実の一番搾りのエキストラバージンオリーブオイルや少し酸度（遊離脂肪酸の含量）が高いバージンオリーブオイルに多く含まれる苦味のもとである。地中海沿岸地方では，紀元前から「毎朝スプーン1杯のオリーブオイルが健康をつくる」という言い伝えがあるそうであるが，適度な刺激成分と現代人がもっととるべき脂肪酸であるオレイン酸を豊富に含むエキストラバージン

図6-14 TRPチャネルの模式図（A）と細胞膜内での存在様式（6回膜貫通）（B）
4量体となってイオンチャネルをつくる（P：空隙）。
(http://www.uni-leipzig.de/~pharma/main/research/schaefer/index.html より引用)

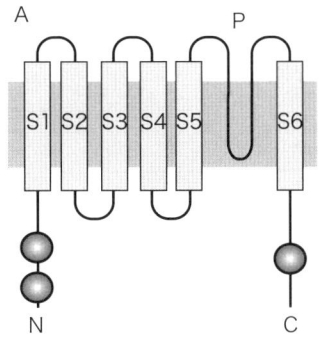

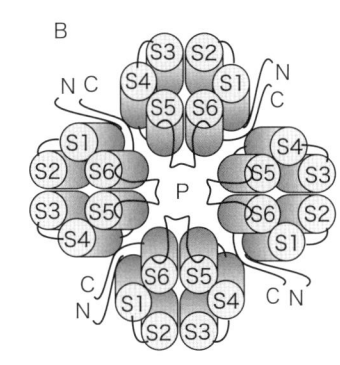

表6-2 食品由来のBATおよびUCP1の活性化や誘導をもたらす化合物

食品名（機能性成分）	推定作用機序	文献
脂肪酸	UCP1 プロトンコンダクタンス活性化	5
ビタミンA（all-trans retinoic acid）	UCP1 プロトンコンダクタンス活性化	45
甘味成分（シュクロース）	交感神経活性化	9
甘味料（サッカリン）	交感神経活性化	9
カラシ辛味成分（アリルイソチオシアネート）	交感神経活性化	9, 33
トウガラシ辛味成分（カプサイシン）	交感神経活性化	9
トウガラシ非辛味成分（カプシエイト）	交感神経活性化	21
ショウガ成分（パラドール）	交感神経活性化	45
コーヒー（カフェイン）	交感神経活性化	13
オリーブ由来ポリフェノール（オリウロペイン）	交感神経活性化	3, 32
グレープフルーツ香気成分（リモネン）	交感神経活性化	28, 42
アロニアベリー（アロニアアントシアニン）	交感神経活性化	22
海藻カロテノイド（フコキサンチン）	不明	19
魚油（EPA，DHA）	交感神経活性化，PPARs，UCP1 プロトンコンダクタンス活性化？	8, 10, 38
機能性油脂（共役リノール酸：CLA）	PPARs？，UCP1 プロトンコンダクタンス活性化？	47

プロトンコンダクタンス（水素イオン伝導率）の活性化：ミトコンドリア内膜に局在するUCP1を修飾して，プロトン，すなわち水素イオン（H$^+$）を流れやすくすること。熱産生を増加させる。

オリーブオイルは，適量であれば健康維持・増進のための理にかなった食品の1つといえる。

また最近，Saitoら[40, 50]は，ヒトでのBATを活性化する最も有効で生理的な条件として寒冷暴露を見出している（第4章参照）。この経路は，温度受容体（transient receptor potential：TRP）チャネル（図6-14）→感覚神経→視床下部→交感神経→βアドレナリン受容体→BAT活性化であることが推察される。これも一種の「頭相刺激」であると考えられる。斉藤らはさらにこの経路の着想から，TRPチャネルの1種であるTRPV1の食品成分由来のアゴニストに着目した。興味深いことに，トウガラシ由来の非辛味成分であるカプシノイドやショウガ由来のパラドールがヒトのBATを活性化し，エネルギー消費を増加させることを示した[43]。これらの結果は，食品成分によるTRPチャネルの持続的刺激が，BATの発現・機能維持さらには増強にきわめて有効で簡易な手段となりう

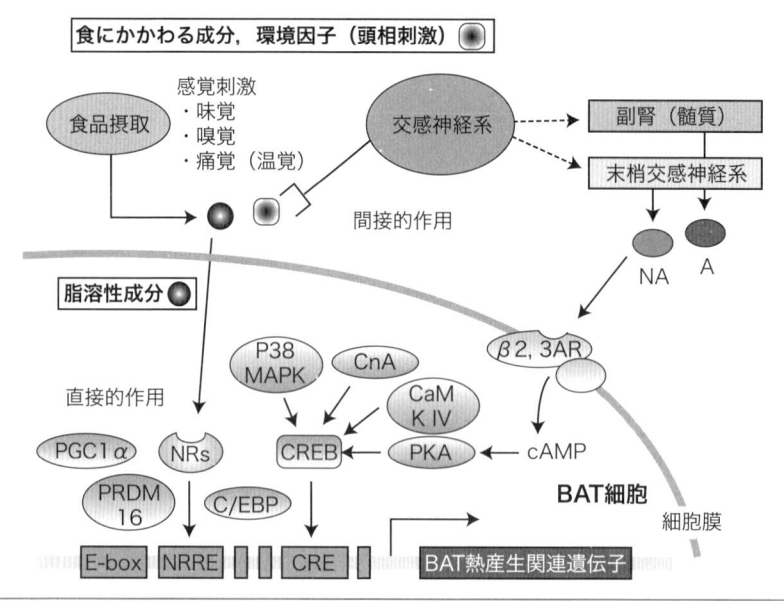

図6-15 「感覚刺激」→「頭相刺激」→「交感神経活性化」の経路を介してBATを活性化，さらには増強しうるものであり，新たな肥満症戦略イメージ

ることを示唆している。

これまで報告されている食品由来のBATおよびUCP1の活性化や誘導をもたらす化合物を**表6-2**にまとめた。これらの多くのものは，「感覚刺激」→「頭相刺激」→「交感神経活性化」の経路を介してBATを活性化，さらには増強しうるものであり，新たな肥満症戦略として食品のみならず医薬品開発の面からも今後の展開が大いに期待される（**図6-15**）。

4. 運動や寒冷刺激以外の生活環境は有効か？

運動は，その種類によりBATに対する影響が異なる。動物を用いた実験では，ラットを室温下でトレッドミル走行（1日1回90分，週5日，9週間）（MEMO 6-3参照）をさせると，BAT量やUCP1の発現が顕著に減少する[49]。ところが，興味深いことに，35～36℃の水温（ふるえ熱産生を起こさない条件）でマウスを遊泳（1日1時間，週5日，6週間の条件）させるとBAT機能が亢進した[31]。若いマウス（2ヵ月齢）と老齢マウス（26ヵ月齢）で同じ水泳を付加した場合，若いマウスは，BATのミトコンドリアタンパク量が約2.3倍に，またUCPタンパク量は約2.9倍に増加した。また，老齢マウスもBATミトコンドリア含量は約1.7倍に，UCPタンパク量は約2.5倍に増加したという。さらに，同様

> **MEMO 6-3**
> 【トレッドミル】
> 床が傾斜をつけたベルトコンベヤーになっている装置。動物をそのベルトコンベヤーに乗せて強制的に運動させる。

図6-16 BAT誘導に有効な運動は，ランニングか水泳か？

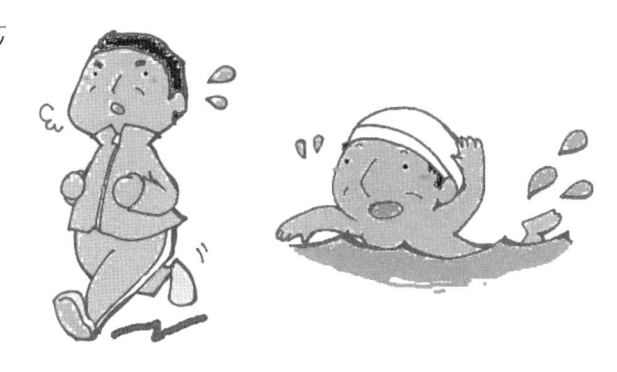

な条件下で肥満マウスを遊泳させても，BATの増生とUCPの増加も認められた[31]。したがって，トレッドミルのよう運動がBATの機能を低下させるのは，必要以上に体温の上昇を高めるためであろう。体温上昇によってBATの機能低下がもたらされる現象は，適応的な生理機能といえる。ヒトを含む恒温動物には，置かれた環境に適応して体温を一定に保つセットポイント，すなわちサーモニュートラルの温度域がある（第3章参照）。ヒトでは27℃であり，これ以上の温度にさらされると汗で熱の損失を高め，逆に27℃以下だと筋運動（およそ1,200 W以上）あるいはふるえ熱産生（およそ500 W以上）により熱産生を高めるといわれている。また，水泳により水に浸ること自体がストレス刺激となって交感神経活動を適度に高めているのかもしれない。これらのことから，水泳運動は，運動自体で発生する熱を効率よくまわりの水に逃し体温をあげないようにするとともに，適度なストレス性の交感神経活動の上昇をもたらして，BATを活性化する有効な運動といえるかもしれない（図6-16）。今後，ヒトでの検証が大いに期待される。

　生活環境要因として最も強くBATの活性化や増強する因子は，寒冷刺激である。その詳細は，第1章で詳細に述べられている。寒冷刺激以外の生活環境要因でBATに影響する因子としては，脳下垂体ホルモンの1つであるプロラクチンの抑制作用を介する日照時間との報告[48]があるが，この現象は実際には気温変動が影響しているとも考えられ，詳細はまだ明らかではない。

　その他の生活環境要因としては，拘束ストレスがある。反復拘束ストレスが非ふるえ熱産生を促進する。このときBAT中のUCP1 mRNAやタンパク活性の上昇がみられるという[4]。拘束ストレスは寒冷刺激と同様の経路により，BATを活性化していると考えられる。したがって，日常生活における適度なストレスや緊張感は，体重や健康の維持のためには必要なのかもしれない。

参考文献

1) 会田さゆり, 米代武司, 波多野卓也 他：成人における食後熱産生に対する褐色脂肪の寄与. 肥満研究,17: 41-48, 2011.
2) Diamond P, Brondel L, LeBlanc J: Palatability and postprandial thermogenesis in dogs. Am J Physiol, 248: E75-E79, 1985.
3) Fukuwatari T, Kawada T, Tsuruta M, et al.: Expression of the putative membrane fatty acid transportewr (FAT) in taste buds of the circumvallate pappillae in rats. FEBS Lett, 414: 461-464, 1997.
4) Gao B, Kikuchi-Utumi K, Ohinata H, et al.: Repeated immobilization stress increases uncoupling protein 1 expression and

5) Jezek P, Freisleben HJ: Fatty acid binding site of the mitochondrial uncoupling protein. Demonstration of its existence by EPR spectroscopy of 5-DOXYL-stearic acid. FEBS Lett, 343: 22-26, 1994.
6) Kaufman LN, Young JB, Landsberg L, et al.: Effect of protein on sympathetic nervous system activity in the rat. Evidence for nutrient-specific responses. J Clin Invest, 77: 551-558, 1986.
7) Kawada T, Hagihara K, Iwai K: Effects of capsaisin on lipid metabolism in rats fed a high fat diet. J Nutr, 116: 1272-1278, 1986.
8) Kawada T, Kayahashi S, Hida Y, et al.: Fish (Bonito) oil supplementation enhances the expression of uncoupling protein in brown adipose tissue of rat. J Agric Food Chem, 46: 1225-1227, 1998.
9) Kawada T, Sakabe S, Aoki N, et al.: Intake of Sweeteners and pungent ingredients increases the thermogenin content in brown adipose tissue of rat. J Agric Food Chem, 39: 651-654, 1991.
10) Kawada T, Sakamoto T, Kim MJ, et al.: Dietary factors for brown fat activation. Brown Adipose Tissue 2011 Update シンポジウム 褐色脂肪研究の新展開 要旨集, p.38, 2011.
11) Kawada T, Watanabe T, Takaishi T, et al.: Capsaicin-induced beta-adrenergic action on energy metabolism in rats: influence of capsaicin on oxygen consumption, the respiratory quotient, and substrate utilization. Proc Soc Exp Biol Med, 183: 250-256, 1986.
12) Kleiber M: The Fireof Life, An Introductionto Animal Energetics, revised ed. NewYork, Krieger, 1975.
13) Kogure A, Sakane N, Takakura Y, et al.: Effects of caffeine on the uncoupling protein family in obese yellow KK mice. Clin Exp Pharmacol Physiol, 29: 391-394, 2002.
14) Landsberg L, Young JB: The role of the sympathoadrenal system in modulating energy expenditure. Clin Endocrinol Metab, 13: 475-499, 1984.
15) LeBlanc J: Diet and Obesity, Japan Scientific Societies Press, Tokyo, pp. 61-69, 1988.
16) LeBlanc J, Brondel L: Role of palatability on meal-induced thermogenesis in human subjects. Am J Physiol, 248: E333-E336, 1985.
17) LeBlanc J, Lupien D, Diamond P, et al.: Thermogenesis in response to various intakes of palatable food. Can J Physiol Pharmacol, 64: 976-982, 1986.
18) Macdonald I: Differences in dietary-induced thermogenesis following the ingestion of various carbohydrates. Ann Nutr Metab, 28: 226-230, 1984.
19) Maeda H, Hosokawa M, Sashima T, et al.: Fucoxanthin from edible seaweed, Undaria pinnatifida, shows antiobesity effect through UCP1 expression in white adipose tissues. Biochem Biophys Res Commun, 332: 392-397, 2005.
20) Masaki T, Yoshimatsu H, Chiba S, et al.: Central infusion of histamine reduces fat accumulation and upregulates UCP family in leptin-resistant obese mice. Diabetes, 50: 376-384, 2001.
21) Masuda Y, Haramizu S, Oki K, et al.: Upregulation of uncoupling proteins by oral administration of capsiate, a nonpungent capsaicin analog. J Appl Physiol, 95: 2408-2415, 2003.
22) 松本 剛, 三輪隆博, 中西頼子 他：アロニアの代謝促進能とその活性本体, 日本農芸化学会2011年度大会要旨集, p. 66, 2011.
23) Mattes RD: Physiologic responses to sensory stimulation by food - nutritional implications. J Am Diet Assoc, 97: 406-413, 1997.
24) Mattes RD: Is there a fatty acid taste? Annu Rev Nutr, 29: 305-327, 2009.
25) 箕越靖彦：主要臓器の神経支配：褐色脂肪組織, In: 嶋津 孝, 斉藤昌之 編, 神経と代謝調節, 朝倉書店, 東京, pp. 105-114, 1988.
26) Moore BJ: The cafeteria diet--an inappropriate tool for studies of thermogenesis. J Nutr, 117: 227-231, 1987.
27) 武藤泰敏：消化・吸収. 東京, 第一出版, p. 222, 1976.
28) Nagai K, Niijima A, Shen J, et al.: Naso-oropharyngeal factors affecting brown fat thermogenesis. Brown Adipose Tissue 2011 Update シンポジウム 褐色脂肪研究の新展開 要旨集, p. 36, 2011.
29) 中沢 淳, 森正 敬 訳 (Newsholme EA): 動物の代謝調節, 改訂版. 講談社, 東京, p. 268, 1977.
30) Niijima A: Effect of glucose and other hexoses on efferent discharges of brown adipose tissue nerves. Am J Physiol Regu Physiol, 251: R240-R242, 1986.
31) Oh-ishi S, Kizaki T, Toshinai K, et al.: Swimming training improves brown-adipose-tissue activity in young and old mice. Mechanisms of Agening and Develoment, 89: 67-78, 1996.
32) Oi-Kano Y, Kawada T, Watanabe T, et al.: Extra virgin olive oil increases uncoupling protein 1 content in brown adipose tissue, and enhances noradrenaline and adrenaline secretion in rats. J Nutr Biochem, 18: 685-692, 2007.
33) Oi-Kano Y, Kawada T, Watanabe T, et al.: Oleuropein, a phenolic compound in extra virgin olive oil, increases uncoupling protein 1 content in brown adipose tissue and enhances noradrenaline and adrenaline secretions in rats. J Nutr Sci Vitaminol,

54: 363-370, 2008.
34) 大隈和喜：咀嚼法, In: 坂田利家 編, 肥満症治療マニュアル. 医歯薬出版, 東京, pp. 103-111, 1996,
35) Pepino MY, Love-Gregory L, Klein S, et al.: The fatty acid translocase gene CD36 and lingual lipase influence oral sensitivity to fat in obese subjects. J Lipid Res, 53: 561-566, 2009.
36) Power ML, Schulkin J: Anticipatory physiological regulation in feeding biology: cephalic phase responses. Appetite, 50: 194-206, 2008.
37) Rothwell NJ, Stock MJ: A role for brown adipose tissue in diet-induced thermogenesis. Nature, 281: 31-35, 1979.
38) Sadurskis A, Dicker A, Cannon B, et al.: Polyunsaturated fatty acids recruit brown adipose tissue: increased UCP content and NST capacity. Am J Physiol, 269: E351-E360, 1995.
39) Saito M, Minokoshi Y, Shimazu T: Metabolic and sympathetic nerve activities of brown adipose tissue in tube-fed rats. Am J Physiol Endocrinol Metab, 257: E374-E378, 1989.
40) Saito M, Okamatsu-Ogura Y, Matsushita M, et al.: High incidence of metabolically active brown adipose tissue in healthy adult humans: effects of cold exposure and adiposity. Diabetes, 58: 1526-1531, 2009.
41) Sclafani A, Springer D: Dietary obesity in adult rats: similarities to hypothalamic and human obesity syndromes. Physiol Behav, 17: 461-471, 1976.
42) Shen J, Niijima A, Tanida M, et al.: Olfactory stimulation with scent of grapefruit oil affects autonomic nerves, lipolysis and appetite in rats. Neurosci Lett, 380: 289-294, 2005.
43) 杉田　淳, 米代武司, 会田さゆり 他：天国の種抽出物のエネルギー代謝亢進効果と褐色脂肪の寄与. 第31回日本肥満学会抄録集, p. 152, 2010.
44) 田中武彦：タンパク質栄養. 赤堀四郎, 中川八郎 編, 講談社, 東京, p. 126, 1978,
45) Tomás P, Jimenez-Jimenez J, Zaragoza P, et al.: Activation by retinoids of the uncoupling protein UCP1. Biochim Biophys Acta, 1658: 157-164, 2004.
46) Watanabe T, Kawada T, Kurosawa M, et al.: Adrenal sympathetic efferent nerve and catecholamine secretion excitation caused by capsaicin in rats. Am J Physiol, 255: E23-E27, 1988.
47) Wendel AA, Purushotham A, Liu L-F, et al.: Conjugated linoleic acid induces uncoupling protein 1 in white adipose tissue of ob/ob mice. Lipids, 44: 975-982, 2009.
48) Yahata T, Kuroshima A: Inhibitory role of prolactin in brown adipose tissue thermogenic activity. Jpn J Biometeor, 31: 63-67, 1994.
49) Yamashita H, Yamamoto M, Sato Y, et al.: Effect of running training on uncoupling protein mRNA expression in rat brown adipose tissue. Int J Biometorol, 37: 61-64, 1993.
50) Yoneshiro TA, Aita S, Matsushita M, et al.: Brown adipose tissue, whole-body energy expenditure, and thermogenesis in healthy adult men. Obesity, 19: 13-16, 2011.
51) Young JB, Saville E, Rothwell NJ, et al.: Effect of diet and cold exposure on norepinephrine turnover in brown adipose tissue of the rat. J Clin Invest, 69: 1061-1071, 1982.

（河田照雄）

【Topics 13】

TRPチャネルと食品成分

　熱い，温かい，冷たい，寒いという温度感覚は，transient receptor potential（TRP）チャネルによって感受される．長時間の暑熱または寒冷暴露，短時間でも著しい高温または低温は生命を脅かすため，TRPチャネルは非常に重要な役割をになっている．私たちは環境温度の変化に対し意識的・無意識的に，体温を一定に保つための対応を行っており，その反応の1つが褐色脂肪での熱産生である．ここでは食品成分を用いたTRP刺激による褐色脂肪の活性化について述べる．

　TRPチャネルはカルシウムイオンチャネルの一種で，カプサイシンの受容体として発見され[1]，その後，TRPV1と名づけられた．TRPチャネルにはほかにもTRPV2，TRPV3，TRPV4，TRPM8，TRPA1などいくつものサブタイプが存在し，脳，脊髄，感覚神経，皮膚，肺，胃，腸，肝臓など，全身に広く発現しており，それぞれ異なる温度帯の受容をになっている[4]．

　TRPV1はカプサイシンだけでなく酸（低pH）や機械刺激，熱（43℃以上）によっても活性化される複数の有効刺激をもつ受容体であり[4]，辛さ，痛み，温度の受容機構であると考えられている．ほかのサブタイプも同様で，例えば，TRPM8は25～28℃以下の低温やミント・ハッカ含有成分であるメントールで活性化する（**表1**）．ハッカ飴を舐めると冷感が鼻やのどを抜けるのはメントール受容機構が冷温受容機構と同一だからであろう．

表1　TRPチャネル刺激による褐色脂肪の活性化と食品成分

TRPチャネル名	受容体刺激による褐色脂肪の活性化 マウス	ヒト	チャネルを刺激できる食品成分
TRPV1	○	○	カプサイシン（唐辛子），カプシノイド（CH-19甘），アリシン（ニンニク），パラドール（ショウガ科植物種子）
TRPM8	○	?	メントール（ミント，ハッカ）

　褐色脂肪は寒冷刺激により活性化を起こす．このとき寒冷刺激はTRPチャンネルによって受容されている（**図5-22**）．したがって，この反応のトリガーである寒冷をTRP刺激性を有する食品成分に置き換えても褐色脂肪の活性化が起こると予想された．実際，マウスやラットでは，TRPV1やTRPM8をカプサイシンやカプシノイド，メントールなどで刺激するとUCP1発現量が上昇し，エネルギー消費が上昇して，体脂肪が減る[2,3]．

　ヒトにおいても褐色脂肪の活性化・増量は肥満対策に有効であると思われる．もし，寒冷刺激をせずともTRP刺激成分を摂取することで褐色脂肪を活性化・増量することができれば，新たな，かつ現実的な肥満対策として役立つかもしれない（**図5-19**）．実際，われわれはカプシノイドやショウガ科植物抽出物（主成分パラドール）の慢性的な摂取がヒト褐色脂肪を活性化することを突き止めた（第5章参照）．しかし，若年健常者を対象としたので，肥満者に対してどの程度効果をもたらすかは今後の課題である．さらに**表1**の通り，TRPV1やTRPM8を活性化しそうな成分はほかにも複数あるので，今後これらすべての食品成分が検証対象となるであろう．

参考文献
1) Caterina MJ, Schumacher MA, Tominaga M, et al.: The capsaicin receptor: a heat-activated ion channel in the pain pathway. Nature, 23; 389 (6653): 816-824, 1997.
2) Masuda Y, Haramizu S, Oki K, et al.: Upregulation of uncoupling proteins by oral administration of capsiate, a non-pungent capsaicin analog. J Appl Physiol, 95: 2408-2415, 2003.
3) Ma S, Yu H, Zhao Z, et al.: Activation of the cold-sensing TRPM8 channel triggers UCP1-dependent thermogenesis and prevents obesity. J Mol Cell Biol, 4: 88-96, 2012.
4) 富永真琴：生体はいかに温度をセンスするか－TRPチャネル温度受容体－．日本生理学雑誌, 65: 130-137, 2003.
5) Tominaga M, Caterina MJ, Malmberg AB, et al.: The cloned capsaicin receptor integrates multiple pain-producing stimuli. Neuron, 21: 531-543, 1998.

（米代武司）

【Topics 14】

噛むことは，BATの活性化をはじめさまざまな効能をもつ

　ファストフードが主流の昨今，1945年の敗戦前までは1回の食事の咀嚼回数が約1,500回（卑弥呼の時代は約4,000回）あったのが600回前後まで減少している。噛むことの効能を詳細に記す紙幅がないので，代表的な標語を作成者の1人の著書から引用する[2]。

　「よく噛む」8大効果「卑弥呼の歯がいーぜ」：「ひ」‥肥満を防止，「み」‥味覚の発達，「こ」‥言葉の発音がはっきり，「の」‥脳の発達，「は」‥歯の病気予防，「が」‥がん予防，「い」‥胃腸の働きを促進，「ぜ」‥全身の体力向上と全力投球。さらに，齋藤[2]は認知症防止や視力改善も示し，特に1口で20回以上咀嚼すると分泌が増加する唾液の再石灰化作用（虫歯を防ぐ），抗菌作用，抗酸化作用などさまざまな効能から，「唾液は不老長寿の妙薬」と賞賛している。

　ここでは，とりわけ抗肥満作用と脳の活性化を強調したい。前者は，よく噛むことによって視床下部で神経ヒスタミンという生理活性物質が量産され，満腹中枢を刺激し，交感神経を介して白色脂肪組織の脂肪を分解し，直接的にも間接的にもBATを活性化する（図1）[3]。ヒスタミンは血液脳関門を通過できないが，その前駆アミノ酸のL-ヒスチジンを経口投与すると，脳内神経ヒスタミンが増加する。ヒスチジンは青背魚に豊富に存在する。後者は，噛むこと，特に硬いものを噛むことが脳の血流を増やし（図2）[1]，記憶の中枢である海馬を発達させる[2]ことからも容易に想像できる。つまり，よく噛むことは頭をよくする。できれば厚生労働省が提唱する「噛ミング30（カミングサンマル）」のように30回を目指したい。8大効果（プラスα）がゲットできる。

　さらにガムを噛むことで効果が激増する。齋藤[2]の方法〔①食事の前にガム1枚（好きなガム）を5～10分噛む（満腹中枢を刺激），②食事は1口30回噛む，③食後にキシリトールガムを5～10分噛む（口臭，虫歯，歯周病の予防）〕がオススメ。大リーガーの選手が試合中にガムを噛んでいるのは，「ぜ」の効果とともに，緊張感やストレスを解消する効能（扁桃体の抑制）がある。

参考文献
1) 小林義典：咬合・咀嚼が創る健康長寿. 日補綴会誌, 3: 189-219, 2011.
2) 齋藤 滋：よく噛んで食べる 忘れられた究極の健康法, NHK出版, 東京, p. 22, 2005.
3) 食と健康の情報室 : http://hikawa.takara-bune.net/hDietHistamin.html

〔大野秀樹，本田　梓，本田正樹〕

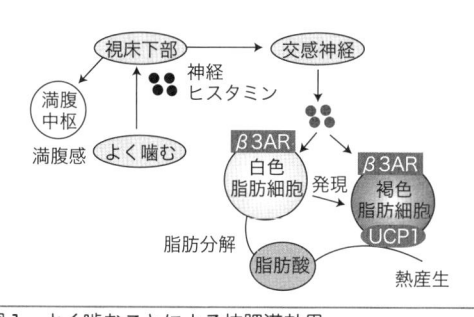

図1　よく噛むことによる抗肥満効果
β3AR：β3アドレナリン受容体，UCP1：脱共役タンパク質1（文献3より引用）。

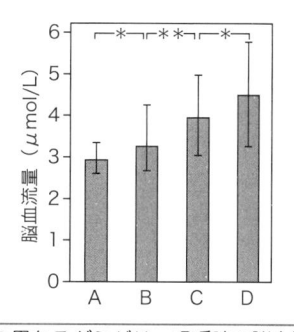

図2　硬さの異なるグミゼリー咀嚼時の脳血流の変化量
硬さの目安：A；ケーキ，B；ファストフード，C；硬めのご飯，D；ベーコンまたはブロッコリー。＊$p < 0.05$，＊＊$p < 0.01$（文献1より引用）。

【Topics 15】

アルコール摂取は褐色脂肪組織活性を亢進させるか

　褐色脂肪組織（BAT）は交感神経-β受容体-UCP1系によって，体温調節のための発熱作用と遊離脂肪酸のエネルギーを熱として散逸するエネルギー消費作用の生理的役割をになう。このようなBATでは飲酒（アルコール摂取）によってどのような変化が起こっているかを紹介する。

　慢性的に6ヵ月間アルコール溶液を任意に摂取したラットでは，BATの肥大（BATの重量と総タンパク質量の増加），酸化能の向上（BATミトコンドリアのシトクロム酸化酵素やコハク酸脱水素酵素の活性の上昇）および寒冷に対する耐性能が有意に高まることが報告されている[2]。この現象の少なくともその一部は，アルコール摂取に伴って交感神経末端から遊離されるノルアドレナリンや中脳と延髄の間にある縫線核から分泌されるセロトニン（5-Ht）レベルの亢進によるとされている[6,8]。また，マウスにアルコール（投与量0.5および2.0 g/kg体重）を腹腔内に与えると，投与後2〜4時間でBATのUCP1 mRNAの発現量が投与量にほぼ依存して高まり（up-regulation），その後次第にもどる（図1）[8]。

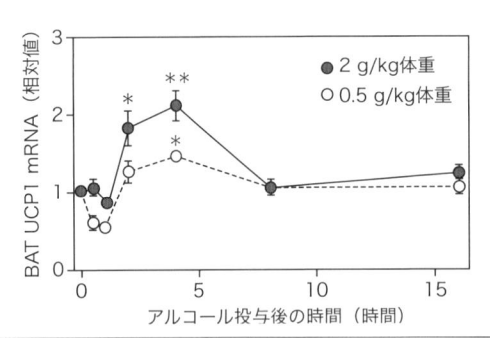

図1　アルコール投与後のマウスBAT UCP1 mRNA発現量の変化
平均値±標準誤差（文献8より改変）。

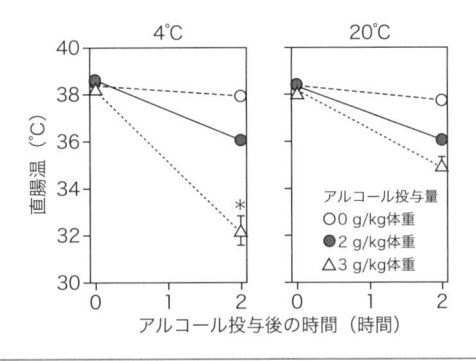

図2　ラット直腸温に及ぼすアルコール投与の影響
平均値±標準誤差。＊p＜0.05 vs. 20℃（文献3より改変）。

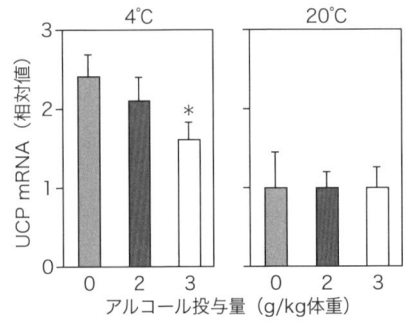

図3　ラット肩甲骨間BAT内UCP mRNA発現量に及ぼすアルコール投与の影響
平均値±標準誤差。＊p＜0.05 vs. EtOH-フリー（文献3より改変）。

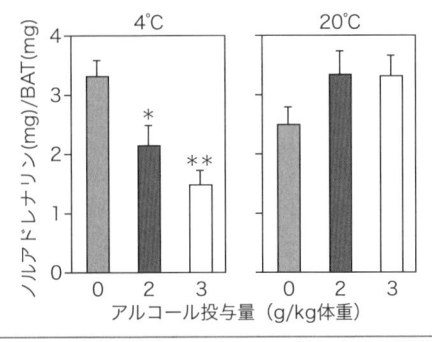

図4　ラット肩甲骨間BAT内ノルアドレナリン濃度に及ぼすアルコール投与の影響
平均値±標準誤差。＊p＜0.05，＊＊p＜0.01 vs. EtOH-フリー（文献3より改変）。

【Topics 15】

この現象の実体は十分に明らかにされていないが，アルコール摂取によって視床下部内体温調節中枢のセットポイントが変化することもその要因の1つと推定されている[8]。

一方，マウスを10日間10％アルコール溶液で飼育したときのBATの酸化能と熱産生を指標としたUCP濃度が有意に低下したとの報告もある[3]。また，ラットの置かれている環境温度（4℃と20℃）を変えてアルコール（2および3g/kg体重）を投与すると，4℃の環境下でアルコールの投与量が増えると直腸温が有意に低下する（図2）[3]。20℃の環境下でもアルコールの投与量が増すと直腸温はその程度は小さいが明らかに低下する[3]。この現象に類似した結果はヒトの場合でも認められている。さらに，BATのUCP mRNA発現量（図3）とノルアドレナリン濃度（図4）は4℃の環境温の条件ではアルコール投与量にほぼ比例して低下する。このような変化は20℃の環境下では認められない（図3，図4）。これらの結果より，アルコール摂取に伴う直腸温の低下作用はBATの熱産生と直接的な関係があるか明確でない[3]。

以上のように，アルコール摂取によるBATの熱産生とエネルギー消費に関してはまだ統一した見解が得られていない。

参考文献

1) Harada S, Tachiyashiki K, Imaizumi K: Effect of sex hormones on rat liver cytosolic alcohol dehydrogenase activity. J Nutr Sci Vitaminol, 44: 625-639, 1998.
2) Huttunen P, Kortelainen M-L: Chronic alcohol intake induces the oxidative capacity of brown adipose tissue in the rat. Pharmacol Biochem Behav, 29: 53-57, 1988.
3) Huttunen P, Sämpi M and Myllylä R: Ethanol-induced hypothermia and thermogenesis of brown adipose tissue in the rat. Alcohol, 15: 315-318, 1998.
4) 今泉和彦, 立屋敷かおる：飲酒と健康との関連－エタノールの代謝と吸収の栄養生理学, In: 中島義明, 木村一郎 編, 現代人間科学講座 第3巻, 朝倉書店, 東京, pp. 40-57, 2008.
5) Kortelainen M-L, Huttunen P, Hirvonen J: Histochemical and biochemical detection of alcohol dehydrogenase in rat brown adipose tissue. Alcohol, 8: 151-154, 1991.
6) Larue-Achagiotis C, Poussard A-M, Louis-Sylvestre J: Effect of interscapular brown adipose tissue denervation on body weight and feed efficiency in alcohol drinking rats. Physiol Behav, 46: 195-197, 1989.
7) Muralidhara D-V, Desautels M: Effects of ethanol consumption on brown adipose tissue thermogenic capacity in mice. Physiol Behav, 60: 639-644, 1996.
8) Yoshimoto K, Yasuhara M, Komura S, et al.: Effects of ethanol on the induction of uncoupling protein-1 (UCP1) mRNA in the mouse brown adipose tissue. Tohoku J Exp Med, 204: 45-51, 2004.
9) Young JB, Saville E, Rothwell NJ, et al.: Effect of diet and cold exposure on norepinephrine turnover in brown adipose tissue of the rat. J Clin Invest, 69: 1061-1071, 1982.

（白土　健，今泉和彦）

MEMO

アルコールを分解するアルコール脱水素酵素（alcohol dehydrogenase：ADH）の活性は肝臓，腎臓，心臓，肺，網膜，腸管などで認められている[5]。Kortelainenら[5]の報告によると，ラットのADHの比活性はBATに認められるが，白色脂肪組織（WAT）には認められない。BATのADH比活性は肝臓のそれの約40％程度と見積もることができる（図5）。また，MuralidharaとDesautels[7]の報告によると，BATのADHの比活性は，マウスを10％アルコール溶液で10日間飼育すると飼育前の値の約1/15（0.07倍）に低下する[6]。このような現象は肝臓ADHでは認められないことから，BATのADHにはアルコール摂取による特異的な活性の低下を惹起する機構があるかもしれない。ADHはアルコールの酸化以外に，ステロイド側鎖の酸化，レチネンの酸化，コレステロールから胆汁酸の生合成などの反応にかかわっていることから[1,4]，BATのADHはアルコールの酸化以外の機能的役割をになっている可能性もある。

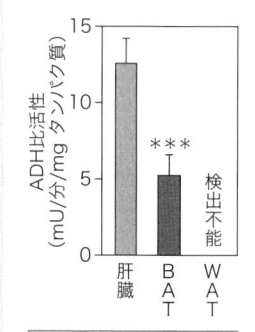

図5　ラットの肝臓・BAT・白色脂肪組織（WAT）のADH活性比
平均値±標準誤差。***　$p < 0.001$ vs. 肝臓（文献5より改変）。

【Topics 16】

水泳は褐色脂肪組織のグッド・ストレッサー

　南極の－30℃の屋外で，ノースリーブ姿でニコニコしている写真がある[7]。彼は，ドームふじ基地（標高3,810m）の－60～－80℃の世界での越冬を終えたばかりであり，きっとBATが発達していたに違いない。実際，北欧の野外作業者でBATの活性化が確認されている[1]。

　しかし，BATを活性化させるために人間を寒冷に暴露するのは，合理的なやり方とはいえないであろう。実は，水の高い熱伝導率（空気の約25倍）（表1）[5]を利用する手があるのである。すなわち，水泳である。われわれは，水温が体温よりも低ければ水泳トレーニングがBATを増大し，機能を亢進させることをラットやマウスで明らかにした。例えば，35～36℃という体温よりもわずかに低い水温でマウスに90分/回，5回/週，計6週間水泳トレーニングをさせた結果，BATが増大し，耐寒性が亢進した（図1）[2]。また，老化マウス[3]や肥満マウス[6]にも同様の効果が認められた。水泳は，運動能力の向上，耐寒性の亢進に加えて，免疫能も高め，一石三鳥のすぐれた運動である[2]。

　さらに，水のもう1つの特性である浮力（表1）[5]によって水中でほぼ無重力状態になれるので，高齢者やさまざまな障害を有する人でも実施が可能であり，ただ水に浸かっているだけでも，それなりの効果が得られる。実際，水中井戸端会議というのがカナダではあるそうだ。

　ごく最近，ヒトに対しても水に浸かるだけでBATが活性化し，メタボリックシンドロームの改善にも応用できる，という報告が一流の雑誌に複数掲載された[4]。水泳（水）は有望である。

参考文献
1) Huttunen P, Hirvonen J, Kinnula V: The occurrence of brown adipose tissue in outdoor workers. Eur J Appl Physiol, 46: 339-345, 1981.
2) Kizaki T, Haga S, Sakata I, et al.: Swimming training prevents generation of suppressor macropages during acute cold stress. Med Sci Sports Exerc, 32: 143-148, 2000.
3) Oh-ishi S, Kizaki T, Toshinai K, et al.: Swimming training improves brown-adipose-tissue activity in young and old mice. Mech Ageing Dev, 89: 67-78, 1996.
4) Ouellet V, Labbé SM, Blondin DP, et al.: Brown adipose tissue oxidative metabolism contributes to energy expenditure during acute cold exposure in humans. J Clin Invest, 122: 545-552, 2012.
5) 田口信教: In: 中野昭一 編, スポーツ医科学, 杏林書院, 東京, p. 672, 1999.
6) Ueno N, Oh-ishi S, Kizaki T, et al.: Effects of swimming training on brown-adipose-tissue activity in obese ob/ob mice: GDP binding and UCP m-RNA expression. Res Commun Mol Pathol Pharmacol, 95: 92-104, 1997.
7) 米山重人: In: 芳賀脩光, 大野秀樹 編, トレーニング生理学, 杏林書院, 東京, p. 242, 2003.

（大野秀樹，上野伸正，木崎節子）

表1　水泳の環境（文献5より引用）

1. 水は空気の820倍の密度をもつ
2. 水の熱の伝導率は空気の約25倍
3. 浮力を受け，体重を感じない無重力環境
4. 水圧がかかる
5. 湿度が100%
6. 屈折率が違う
7. 水の抵抗や振動を受ける
8. 呼吸に制限が加わる
9. 支点がない

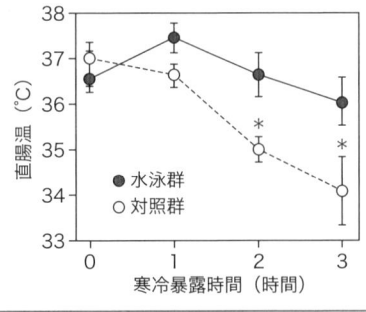

図1　急性寒冷暴露（5℃）のマウス直腸温への影響
平均値±標準誤差。＊p＜0.01 vs. 0時間（文献2より引用）。

【Topics 17】

スペースフライトは褐色脂肪組織を活性化するか

　宇宙滞在中は運動不足になりがちになり，生活習慣病の誘発が心配される。そのため，スペースフライトのBATへの影響を知りたいところである。われわれは，スペースフライトのシミュレーションモデルである後肢懸垂によりラットのBATが増大して機能も高まることを報告し[3]，実際のスペースフライトでも同様の現象が生じることが期待された。なお，後肢懸垂によるBATの変化は，一部低体温によっていることが認められた。

　幸い，14日間のスペースフライト（SLS-2）を行ったラットのBATを採取する機会が与えられ，その解析を実施した[2]。後肢懸垂と異なり，BAT重量は変化せず，タンパク質，DNA，RNA量も変動しなかった。一方，地球に帰還6時間後にはUCP mRNAが増加し，9日後にはその影響と思われるUCPタンパク量とUCP機能の指標となるミトコンドリアGDP結合能が増大した（図1）（このUCPは1を意味するが，当時はまだファミリーの存在が知られていなかった）。

　通常，寒冷刺激[4]や上記の後肢懸垂などのストレッサーへのBAT本体とUCPの応答は解離しない。このため，UCPの一連の変化は，スペースフライトそのものによるのではなく，帰還時のほぼ0G→2～3G→1Gという重力加速度の変動によるストレスが交感神経系を刺激して生じたことが強く示唆された。

　この謎を解くには，スペースフライト中のサンプリングが不可欠である。まだ一度しかなされていないが，帰還後の骨格筋浮腫はフライトによっていないことが明らかにされている[1]。BAT研究の立場からも，再び実施されることをぜひ期待したい。

参考文献
1) Riley DA, Ellis S, Slocum GR, et al.: In-flight and postflight changes in skeletal muscles of SLS-1 and SLS-2 space-flown rats. J Appl Pshiyol, 81: 133-144, 1996.
2) Yamashita H, Ohira Y, Nagaoka S, et al.: Responses of brown-adipose-tissue activity in the rat to 14 days of spaceflight. Pathophysiology, 3: 53-56, 1996.
3) Yamashita H, Ohira Y, Wakatsuki T, et al.: Responses of brown adipose tissue activity to unloading in rats. J Appl Physiol, 78: 384-387, 1995.
4) Zaninovich AA, Raíces M, Rebagliati I, et al.: Brown fat thermogenesis in cold-acclimated rats is not abolished by the suppression of thyroid function. Am J Physiol, 283: E496-E502, 2002.

（大野秀樹，石橋義永，大石修司）

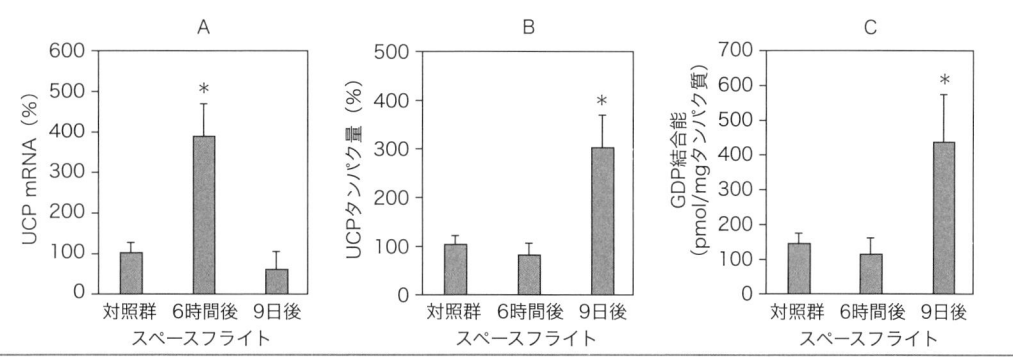

図1　対照ラットとスペースフライトラットBATのUCP mRNA（A），UCPタンパク（B）の相対値とGDP結合能（C）
平均値±標準誤差，n＝4。A，Bは対照群の値を100％とする。＊p＜0.05 vs. ＊なしの値（文献2より引用）。

【Topics 18】

楽しく遊んで運動すれば白色脂肪が褐色化する？

　運動は食事と並んで肥満対策の柱であるが，運動と褐色脂肪の関係については意外と知見が少ない．寒冷刺激やβ_3アドレナリン受容体刺激などを長期間続けると，褐色脂肪の増生・肥大が起こるが，同時に白色脂肪が萎縮するとともにUCP1陽性の褐色脂肪様の細胞（ベージュ細胞 beige cell あるいはブライト細胞 brite cell と呼ばれる）が出現し組織全体がやや赤みがかってくる（第1章，第2章参照）．

この現象は「白色脂肪の褐色化 browning of white fat」といわれており，典型的な褐色脂肪とは区別されるが，体脂肪の減少と密接に関係するとして多くの関心を集めている．ヒトでも FDG-PET/CT により検出される鎖骨上部の「褐色脂肪」はむしろベージュ細胞が主であると思われるが[1]，最近，白色脂肪の褐色化と運動との関係について，興味深い実験結果が相次いで報告された．

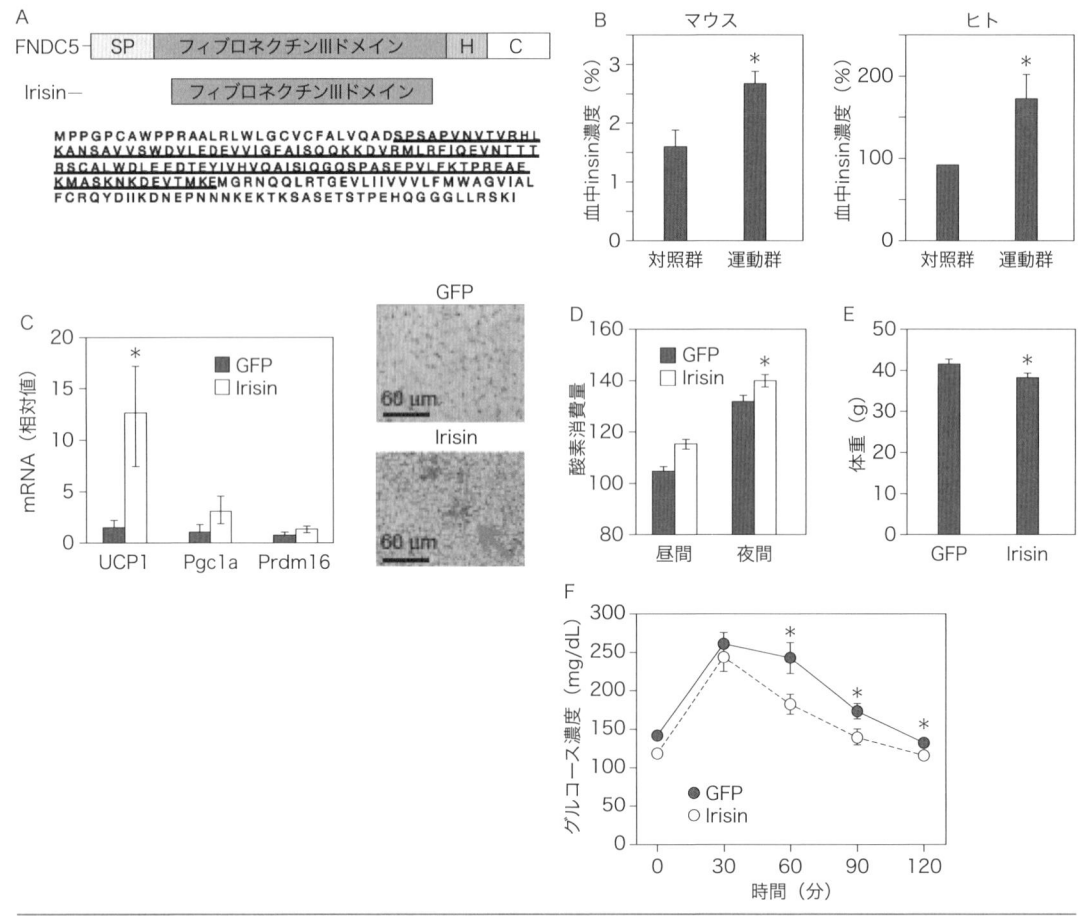

図1　運動骨格筋から分泌される分子 irisin とその作用
A：irisin 前駆体 FNDC5 と irisin のアミノ酸配列，B：マウスとヒトの血中 irisin 濃度が運動群で上昇している，C〜F：irisin と対照 GFP の投与効果，C：白色脂肪の褐色化，D：エネルギー消費，E：体重，F：糖負荷試験．

【Topics 18】

　1つは，持続運動した骨格筋から分泌される特殊なポリペプチドイリシン（irisin）が白色脂肪を褐色化するとのBostromらの論文である[2]。運動すると骨格筋のミトコンドリアが増えることはよく知られているが，これにかかわる転写共役因子がPGC-1αである。PGC-1αは褐色脂肪細胞ではUCP1をはじめとするミトコンドリアタンパク質の遺伝子発現を誘導するが（第2章，トピックス参照），彼らはPGC-1αを骨格筋にのみ過剰発現させたマウスを作製した。このマウスは，骨格筋のミトコンドリアが増えており，エネルギー消費が高く肥満や糖尿病に対して抵抗性であることが確認された。ここまでは予想通りであるが，さらに白色脂肪組織中に褐色脂肪細胞が多数出現していることが見出された。この結果は，白色脂肪を褐色化する何らかの情報・因子が骨格筋から発せられていることを示唆している。

　骨格筋から分泌される液性因子（マイオカインmyokine）の存在については，マイオスタチン（myostatin）が有名であるが，最近マイオネクチン（myonectin）も発見され[3]，いずれもインスリン感受性を高めるので，さまざまな運動の効果を説明する因子の1つであると思われる。しかし，これらの褐色脂肪組織への作用については不明であるし，新たな因子の存在も想定されていた。そこでBostromらは，このマウスの骨格筋の遺伝子発現パターンを網羅的に調べ，ミトコンドリアにかかわる分子に加えてFNDC5と呼ばれる膜タンパク質が増えており，これから112アミノ酸からなる新規のポリペプチドが切断・分泌されることを見出し，irisinと名づけた。このirisinは，培養脂肪細胞に添加するとUCP1の発現を誘導するのみならず，実際にマウスに投与すると，白色脂肪の褐色化，エネルギー消費増加，体重抑制，耐糖能改善など，運動と同様の効果が認められた。また，血中irisin濃度が，持続運動させたマウスや運動習慣のあるヒトでは高値であることも確認された。これらの結果は，運動の抗肥満効果は，骨格筋でのエネルギー消費のみならずirisinによる褐色脂肪の増加にも起因することを示している。なお，ヒトの肥満や糖尿病における血中irisin濃度の変化については，いくつかのグループから報告されているが，必ずしもコンセンサスにはいたっていないのが現状である。

　白色脂肪の褐色化には，運動に加えて日常生活をする環境も大切であるとの実験的研究成果も報告された。Caoら[4]は，マウスを通常のケージで飼育し輪回し運動を自発的に自由にさせた場合と，輪回し運動に加えて迷路，トンネルなどさまざまな遊び道具を備えた広いケージで飼育した場合とで比較し，後者のほうが白色脂肪の褐色化が強く起こり，体脂肪も少ないことを見出した。つまり，より豊かな環境で楽しく遊べるようにするとより効果的であるというわけである。いずれにせよ，両論文ともに運動生理学に新しい方向性を示唆するのみならず，肥満対策を考えるうえでも大変興味深い。

参考文献

1) Wu J, Bostrom P, Sparks LM, et al.: Beige adipocytes are a distinct type of thermogenic fat cell in mouse and human. Cell, 150: 1-11, 2012.
2) Bostrom P, Wu J, Jedrychowski MP, et al.: A PGC-a-dependent myokine that drives brown-fat-like development of white fat and thermogenesis. Nature, 481: 463-468, 2012.
3) Seldin MM, Peterson JM, Byerly MS, et al.: Myonectin (CTRP 15), a novel myokine that links skeletal muscle to systemic lipid homeostasis. J Biol Chem, 287: 11968-11980, 2012.
4) Cao L, Choi EY, Liu X, et al.: White to brown fat phenotypic switch induced by genetic and environmental activation of a hypothalamic-adipocyte axis. Cell Metab, 14: 324-338, 2011.

〈斉藤昌之〉

索引

【あ行】

アザラシ　90
味　132
アセチルコリン　62, 63
アドレナリン受容体　44
アポトーシス　43, 45
アリルイソチオシアネート　123
アルコール　148

一塩基多型　113, 126
一酸化窒素　100
遺伝子　32
イリシン　41, 153
飲酒　148
インスリン　42
　　——感受性　24
　　——抵抗性　43
イントロン　96

運動　46, 142

エキストラバージンオリーブオイル　139
エクソン　96
エネルギー消費　20, 116
エネルギー消費活性　114
エネルギー蓄積　116
エフェドリン　109
延髄縫線核　62

オリウロペイン　140
温度感受性ニューロン　59
温度受容器　57
温度受容体チャネル　121, 141, 146
温ニューロン　59

【か行】

外気温　113
海棲哺乳類　90
外側結合腕傍核　70
化学受容器　74
画像診断法　108
褐色細胞腫　102
褐色脂肪　129
　　——機能低下　127
　　——検出者　110, 114
　　——検出率　107
　　——再活性化　119
　　——細胞　30
　　——増量　119
　　——体積　106
　　——非検出者　110, 114
褐色脂肪組織　129
　　——活性　106
　　——活性化　143
　　——存在部位　81
褐色様脂肪細胞　120
活性酸素　100
カテコールアミン　40, 45, 56
カフェテリア食　21, 132, 133
カプサイシン　122, 139, 146
カプシノイド　122, 141, 146
噛ミング30　147
ガム　147
カモノハシ　91
加齢　81
加齢に伴う肥満　118
カロリー総量　132
感覚刺激　132, 138, 139
カンガルー　91
環境温度　82

汗腺　59
漢方薬　128
寒冷環境　45
寒冷刺激　11, 15, 130
寒冷暴露　56, 101
寒冷誘導熱産生　20, 114

季節　113
季節変動　113
キツネザル　88
ギャバ　63, 64
弓状核　73
筋芽細胞　52

クマ　89
グルコース　15
グルタミン酸　62, 63

げっ歯目　83
解熱剤　72
肩甲間　81
減量療法効果　126

高インスリン血症　44
交感神経　11, 15, 61, 103, 130
交感神経系　46
交感神経性刺激　104
交感神経プレモーターニューロン　62
後肢懸垂　151
恒常性の維持　59
甲状腺ホルモン受容体　50
香辛料　139
拘束ストレス　143
抗肥満　128, 130
コウモリ　88
骨格筋　59
骨髄　52
古典的な褐色脂肪細胞　33

【さ行】
サーモグラフィー　109

サーモニュートラル　143
サイトカイン　71
細胞周期　41
細胞増殖　41
細胞内情報伝達　32
細胞分裂　36, 41
鎖骨上部　110
サッカリン　136
殺菌作用　100
酸素消費量　80, 83

色素細胞刺激ホルモン　73
シクロオキシゲナーゼ　72
視索前野　59
視床下部背内側　65
シナモアルデヒド　123
脂肪　136
脂肪エネルギー比　136
脂肪酸　11, 14
脂肪滴　10
脂肪の口腔内認識機構　137
社会的敗北ストレス　76
重力加速度　151
シュクロース　135
寿命　99, 100
腫瘍壊死因子 α　43
ショウガ　139
ショウガオール　139, 123
ショートニング　137
食後熱産生　116
食事の回数　133
食事誘導（性）熱産生　20, 129, 132
食物の特異動的作用　20
進化系統樹　97
神経細胞　59
神経刺激　132, 138, 139
神経伝達　63
神経ヒスタミン　147
人工甘味料　136
人種差　113
新生仔期　82

新生児期　81
心因性発熱　77
深部体温　99
心理ストレス　76

水泳　46, 143, 150
ストレス刺激　143
ストレス性体温上昇　76
スペースフライト　151

生活習慣病　24
生息環境　82
生態　82
生体恒常性の維持　59
成長因子　42
脊髄後角　69
脊髄視床皮質路　69
摂食行動　133, 138
セロトニン　63
線維芽細胞成長因子　42
前駆細胞　31

走運動　46
早成性　82, 83
咀嚼　133, 134, 147

【た行】
体温調節　18
体温調節中枢　58
耐寒性　150
胎児　89
胎児期　83
体脂肪調節　117
体表温度　114
唾液　147
戦うか逃げるか　77
脱共役タンパク質　11, 98 → UCP
脱共役タンパク質1　62 → UCP1
脱抑制　64
単孔目　91
男女差　112

タンパク質　134
地域差　113
中性脂肪　13
中年太り　118
長寿遺伝子　99
鳥類　93

転写因子cAMP応答配列結合タンパク質　50

トウガラシ　139
頭相刺激　137, 138, 141
糖尿病　44
冬眠　86
冬眠動物　18, 81
特異動的作用　20, 129, 135
トレッドミル走行　142

【な行】
内臓脂肪蓄積　126
ナトリウム利尿ペプチド　51

匂い　132
日照時間　113, 143
ニューロペプチドY　73
ニューロン　59
尿中カテコールアミン　137
ニワトリ　93

ネクローシス　43
ネコ　85
熱産生　17, 30
熱伝導率　150

ノックアウトマウス　14
ノルアドレナリン　15, 62, 63, 127, 130
　──代謝回転　135

【は行】
白色脂肪組織　9, 10
ハチドリ　93

発生　36
発熱　19, 71
ハムスター　85, 86
パラドール　123, 141, 146
ハリネズミ　88
反芻動物　83
晩成性　82, 84

非栄養素因子　138
非エネルギー性食品成分　132
皮下脂肪　118
ヒスタミン・ニューロン系　134
ヒツジ　83
皮膚の血管　59
非ふるえ熱産生　18, 80
肥満　22, 24, 54, 72, 118, 129
肥満症戦略　142
肥満度　117
肥満予防　119

フィードバック　66
フィードフォワード　66
副交感神経系　131
副腎　139
ブタ　93
ブライト脂肪細胞　34, 39, 120
浮力　150
プリンヌクレオチド結合ドメイン　97
ふるえ　59
ふるえ熱産生　18, 86
フルクトース　135
プロスタグランジン E_2　59
プロスタグランジン E 合成酵素　72
プロモーター領域　50, 96
プロラクチン　143
分化　31

ベージュ脂肪細胞　34, 120
β アドレナリン受容体　15, 16, 103
β アドレナリン受容体作動薬　106
β アドレナリン作動性受容体　131

β_3 アドレナリン受容体　26, 62, 131
ペルオキシソーム増殖因子活性化受容体 γ　50
縫線核　62
防風通聖散　128
ホスホジエステラーゼ　128
哺乳類　30
ホモロジー　97
ホルモン　38
翻訳領域　96

【ま行】
麻黄　128
マクロファージ　56, 100
慢性寒冷刺激　123
満腹感　134

ミトコンドリア　12, 40, 153
ミトコンドリアタンパク量　142

ムシモール　63

メタボリックシンドローム　24
免疫組織化学　110
メントール　123

モルモット　83

【や行】
遊泳　142
有胎盤動物　91
有袋類　91
誘導型褐色脂肪細胞様脂肪細胞　34

【ら行】
ラット　84

力士　134
リス　86

レプチン　23, 72

【欧文】

altricial 82
apoptosis 43
BMI 117
BMP7 38
bone morphogenetic protein（BMP） 38
brite 脂肪細胞 34
CAAT enhancer binding protein（C/EBP） 37
cephalic phase 刺激 137, 138, 141
classical brown adipocytes 33
cold-induced thermogenesis：CIT 20, 114
CREB 50
CT 値 108
C-terminal binding protein 1（CtBP 1） 38
diet-induced thermogenesis（DIT） 20, 129, 132, 133
DNA アレイ解析 32
EP3 72
ES 細胞 54
extracellular regulated kinase 1/2（ERK1/2） 42
^{18}F-fluorodeoxyglucose（FDG） 103
　——集積 104
　——生理的集積 102
FDG-PET/CT 23, 102
fever 19
fibroblast growth factor（FGF） 42
fight or flight 77
forkhead box C2（FOXC2） 39
FTHA-PET/CT 107
GABA 63, 64
GDP 結合能 87
growth factor（GF） 42
Hoxc9 35
inducible brown-like adipocytes 34
insulin receptor substrate（IRS） 42
iPS 細胞 54
irisin 41, 153
mild uncoupling 99

MRI 108
mRNA 18
myogenic factor-5（Myf-5） 33, 52
necrosis 43
NPY 73
ob/ob マウス 23
p38 MAP キナーゼ 50
peroxisome proliferator-activated receptor（PPAR） 35, 50
PGC-1β 37
PGE$_2$ 59
pheochromocytoma 102
PPAR α 37
PPAR γ 36
PPAR γ-coactivator 1α（PGC-1α） 35, 37, 50, 153
PR-domain-containing 16（PRDM16） 37
precocial 82
prostaglandin-endoperoxide synthase 2（PGHS2） 39
regulatory DIT 132
SNP 113, 126
specific dynamic action（SDA） 20, 129
standardized uptake value（SUV） 106
Toll 様受容体 100
transient receptor potential（TRP）チャネル 121, 141, 146
TRPV1 123
tumour necrosis factor-α（TNF-α） 43
uncoupling protein（UCP） 11, 98
UCP タンパク量 142
UCP1 13, 33, 62, 98
UCP1 mRNA 143
UCP2 98
UCP3 98
uncoupling-to-survive 仮説 99
white adipose tissue 9
white fat 9
X 線 CT 108

ここまでわかった **燃える褐色脂肪の不思議**		(検印省略)
2013年6月21日 第1版 第1刷		

編 集	斉 藤 昌 之
	大 野 秀 樹
発行者	長 島 宏 之
発行所	有限会社 ナップ
	〒111-0056 東京都台東区小島1-7-13 NKビル
	TEL 03-5820-7522／FAX 03-5820-7523
	ホームページ http://www.nap-ltd.co.jp/
印 刷	三報社印刷株式会社

© 2013　Printed in Japan　　　　　　　　　　　　　ISBN978-4-905168-25-6

JCOPY 〈(社) 出版者著作権管理機構 委託出版物〉
本書の無断複写は著作権法上での例外を除き禁じられています．複写される場合は，そのつど事前に，(社) 出版者著作権管理機構（電話 03-3513-6969, FAX 03-3513-6979, e-mail: info@jcopy.or.jp) の許諾を得てください．